牙颌面畸形功能矫形

主　　编　赵美英　罗颂椒　陈扬熙

副 主 编　赵志河　白　丁　赖文莉

编　　者　（按姓氏笔画为序）

王　昕　白　丁　乔　鞠　李小兵　李　宇

张孟平　陈扬熙　杨　璞　罗颂椒　周　力

周　征　周继祥　赵美英　赵志河　黄　宁

赖文莉　谭理军

绘　　图　杨红梅

主编助理　谭理军

科学技术文献出版社
SCIENTIFIC AND TECHNICAL DOCUMENTATION PRESS

·北京·

图书在版编目（CIP）数据

牙颌面畸形功能矫形 / 赵美英，罗颂椒，陈扬熙主编. —北京：科学技术文献出版社，2016. 3
（2025. 1 重印）
ISBN 978-7-5189-1090-8

Ⅰ . ①牙… Ⅱ . ①赵… ②罗… ③陈… Ⅲ . ①口腔正畸学 Ⅳ . ① R783.5

中国版本图书馆 CIP 数据核字（2016）第 045889 号

牙颌面畸形功能矫形

策划编辑：薛士滨　　责任编辑：陈家显　　责任校对：唐　炜　　责任出版：张志平

出　版　者	科学技术文献出版社
地　　　址	北京市复兴路15号　邮编 100038
编　务　部	(010) 58882938，58882087（传真）
发　行　部	(010) 58882868，58882874（传真）
邮　购　部	(010) 58882873
官方网址	www.stdp.com.cn
发　行　者	科学技术文献出版社发行　全国各地新华书店经销
印　刷　者	北京虎彩文化传播有限公司
版　　　次	2016 年 3 月第 1 版　2025 年 1 月第 13 次印刷
开　　　本	889×1194　1/16
字　　　数	422千
印　　　张	16
书　　　号	ISBN 978-7-5189-1090-8
定　　　价	80.00元

序　一

随着我国的社会、经济和科学技术的快速发展，人们的卫生保健意识和水平的不断提高，牙颌面畸形的早期治疗和预防也愈加为人们所重视及需要，口腔正畸学作为口腔医学的一个重要学科得到了最为迅速的发展。有关口腔正畸学的教材和一批各具特色的专著相继出版，但集中论述"功能矫形"这一口腔正畸学中重要组成部分的专著极少。四川大学华西口腔医学院正畸学系编著的《牙颌面畸形功能矫形》一书的出版，反映了我国口腔正畸学这一领域的最新进展，为早期预防和避免严重牙颌畸形的形成及发展提供了理论指导及临床防治原则与措施。

该书本着理论联系实际、以临床应用为主的原则，较全面、系统、详细地介绍了功能矫形治疗的最新理论及研究成果，特别可贵的是，该书系根据对青春前期患者从事临床防治实践的经验和体会，对各种常用功能矫治器的设计原理、临床应用及操作技术作了详尽的介绍，因而既反映了国内外的最新研究成果又总结了各位著者有益的实践经验。牙颌面功能矫形是口腔正畸学中最具发展前景的领域，因此，本书是口腔正畸专业医师及研究生必读的佳作，也是广大口腔医务工作者有益的参考书，对我国正畸学临床矫治技术的推广、发展必将起到积极的推动作用。

在该书出版之际，谨致以衷心的祝贺。

王大章

2010 年 3 月

序　二

　　我国口腔正畸学临床治疗始于 20 世纪 40 年代后期,近年来,随着改革开放,口腔健康教育蓬勃发展,人民生活水平的提高,口腔正畸学已进入了一个飞速发展的新时期。我国人口众多,要求正畸治疗的患者以青少年占绝大多数,而早期功能矫形一直是预防和阻断牙颌畸形的重要手段,尽管国内正畸学在数十年的临床实践中积累了丰富的经验,但目前有关功能矫形治疗经验总结和介绍的专著极少,迫切需要一本最新的功能矫形理论和实践于一体的高质量的专著来指导广大口腔正畸医师及研究生的临床正畸实践。

　　四川大学华西口腔医学院口腔正畸科编著本书将满足这一要求。该书从实际出发,不仅有重点,深入浅出地介绍了口腔正畸学中功能矫形的原理、最新研究成果及治疗方法,而且总结了口腔正畸科 20 多年来的临床和教学经验以及最新系列研究成果。该书文字简练,图文并茂,实用性强,不失为一本值得向广大正畸专业医师、研究生、进修生及本科生推荐的临床参考书。该书的出版一定能对我国口腔正畸学的发展起到积极的推动和促进作用。

詹淑仪

2009 年 9 月

前　言

进入 21 世纪,口腔正畸学得到了迅速的发展,尤其是口腔基础研究,如分子生物力学研究、牙齿的再生等。口腔正畸学者先后编著了许多内容丰富、各具特色的口腔正畸学专著,但遗憾的是有关"功能矫形"的专著仍然稀少。自 1985 年在 Graber 的努力下以及美国正畸协会(AAO)的支持下,将国际正畸学领域权威性杂志《美国正畸学杂志》(American Journal of Orthodontics)正式改名为《美国正畸和牙面矫形学杂志》(American Journal of Orth and Dentalfacial Orthopedics)。这标志着牙面矫形成为正畸学的重要组成部分,表明我们不仅仅是纠正牙齿畸形的正畸医师,也预示了口腔正畸学今后的发展方向和牙颌面矫形医师时代的来临。

针对牙颌面矫形在口腔正畸中的重要作用,本着少而精,理论联系实际,以临床实用为主的原则,参考最近国内外的有关文献,结合我科的临床经验和研究成果,较全面、详细地介绍了功能矫形治疗的最新理论和研究方向,归纳了各种常用的功能矫治器的适应证和原理,以供口腔专业医师、研究生、本科生及广大口腔医务工作者参考。

全书仍分为十四章,原第二、第三章合并为一章,同时因近年来国际上 Herbst 矫治器被广泛应用,且疗效显著,将原第九章的其他功能矫治器中的 Herbst 矫治器列为单独的一章,其余章节顺序未作变动。

值得一提的是,有关功能矫形矫治Ⅱ类错𬌗双期和单期矫治的效果问题,国内外近期均有报道,我们认为这是正常的,任何发展都不免遇到争议,现代生物科学及科学技术的发展总是从不完善逐步走向完善。这就需要更深入、更细微的总结经验,不断地研究探索。总之,为了学科的发展,我们愿与广大同仁一起为功能矫形学的发展共同努力做出应有的贡献。由于我们的水平所限,难免有不足之处,敬请广大同仁提出宝贵的意见。

赵美英

2010 年 5 月

目　　录

第一章　功能矫形的发展简史

颌面功能矫形的发展是临床需要的结果。追溯错𬌗畸形的功能矫形发展至今日，与前人的努力是分不开的，为了继续深入的研究和发展，有必要回顾过去，展望未来。

一、早期的发展

功能矫治器的出现已有 200 多年的历史，早在 1726 年，法国的 Fauchard 第一个使用了一种功能调节矫治器（Regulating Appliances），用以开展牙弓达到"理想"的弓形。1771 年，英国的外科医生 Hunten 首次精确地分析了下颌的生长，随之著书立说，发表了有关人类牙齿的结构、形成、生长、功能和疾患，以及有关错𬌗矫治原理的文章。这些理论基础对功能矫形的发展起到早期的启蒙作用。

1. 18 世纪末，被美国正畸界尊称为"正畸之父"的 Kingsley（1829 年生于纽约的 Stockholm，享年 84 岁）。在 1879 年设计了一种典型的咬合跳跃（Jumping bite）式矫正器，引导下颌向前（图 1-1）。确立了下颌向前的治疗思想。1880 年发表文章，正式提出斜面导板矫治器治疗下颌后缩畸形，开展了功能矫形治疗的先河。同时，他还提出口外支抗矫治上颌前突。这一方法至今仍广泛应用于上颌前突的矫治。

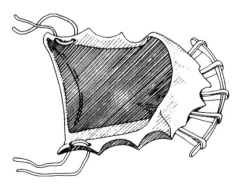

图 1-1　Kingsley 跳跃式咬合板

2. 1902 年，法国的 Robin 受 Kingsley 思想的启迪，设计了一种引导下颌合并双颌开展的简单矫治器，称之为"Monobloc Appliances"。他提出这是一种新的无固位装置的松动式矫治器，可使面部骨组织结构扩大和下颌重新定位，矫治牙颌畸形。他的初衷是防治舌下垂症（glossoptosis）以解除咽喉呼吸道不畅（Vitalfunction conftuent）。他认为 15 岁以前的儿童约有 3/4 的人有所谓的 Pierre Robin 综合征（即小下颌畸形和唇腭裂），而实际情况并非那样严重。但他的方法在法国和比利时被广泛的应用。如 Watry 医生就很推崇这种 monobloc 矫治技术。Watry（受 Rogers 的影响）认为该矫治器可以作为一种面部肌肉的训练器。当今广泛应用的 Bionator 矫治器，其设计原理就是用其改变舌的位置，无疑应归功于 Robin 的 monobloc 矫治技术。

3. 1908—1936 年，丹麦的 Andresen 医生和德国的牙周病及组织学专家 Häupl 医生，受 Kingsley Robin 的影响，并长期合作，进一步发展了功能矫形体系。

Andresen 最初是一位一般的牙医，他在正畸治疗后，用保持器时受 Kingsley 咬合跳跃矫治器的思想影响，激发一种灵感，于 1910 年设计了一种新的上颌保持腭板，可以用来扩大下牙弓。同时，他用这种腭板保持他女儿用固定矫治器矫治的 Ⅱ 类错𬌗，取得意想不到的效果。该矫治器用于其他患者同样取得成功。1927 年，Andresen 提升为教授同时担任 Oslo（奥斯陆，挪威首都）牙科学校正畸科主任，与他的同事 Häupl 一起发展 Andresen 矫治技术，形成 Andresen-Häupl Activator 体系（图 1-2）。1936 年，他们发表《功能性颌骨矫形学》专著提出 "Functional Jaw Orthopedic" 以区别 "Dentafacial Orthodontic"，形成所谓挪威系统 "Norwegian system"。此书于 1953 年在慕尼黑发行第五版对欧洲的功能矫形的开展有较大影响。

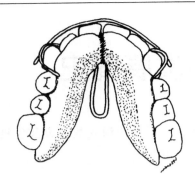

**图 1-2　1936 年 Andresen-Häupl
Activator 矫治器的原始外形**

　　所谓挪威系统的基本思想,即颌面的构成不是简单的"正常理想概念"(natural ideal norm concept),也不是生物统计学的平均值(biometric mean)所能反映的,而个体变异是正常现象(individual variation is normal),提了"个体化的功能和美观是最适宜的"(individualized functional and esthetic optimum),与 Angle 的不拔牙原则不同,主张对一些病例应拔牙矫治。提出该系统的矫治目的不仅是达到正常,而是要使患者终身有健康的牙周功能。并总结了功能矫治器的 23 条优点,他们认为 Häupl Activator 矫治器是使"肌肉与 Activator 融为一体"相互影响、相互作用。该矫治器是一种被动式矫治器,对面部结构产生间歇性肌压力,调控患者面部肌肉和舌肌。矫治器设计的关键是改变下颌的位置和患者的咀嚼型,使下颌适应于新的位置和使牙齿重新定位,改变下颌的生长方向。

　　早在 1883 年,Roux 首次提出自然力和功能刺激可影响形态的假说,至 1892—1895 年,Roux 和合作者 Wolff 两位学者共同提出"骨的可塑性"理论,使 Andresen 和 Häupl 更加认识到功能与形态密切相关,功能可使骨内部结构和形态发生改变,他们还观察到该矫治器有"振动骨质"(shaking bone substance)的作用,增加成骨细胞活动,导致骨的形成增加。

　　Andresen 矫治器戴入口中反射性的引起咀嚼肌收缩是在磨牙区𬌗打开 2～4 mm 的情况下产生的,矫治器于夜间戴用。Schwarz 认为矫治器应持续戴用,关于𬌗打开和下颌前伸量的问题,引起许多学者的兴趣,进行了大量的研究,如 Harvold, Selmer-Olsen, Herren 以及 Ahlgren 等。Harvold 建议增加打开𬌗的距离为的是激活咀嚼肌的活动,Herren 提出矫治对牙周组织产生间歇性刺激力对牙周组织的创伤起保护作用,Ahlgren 利用肌电对 Activator 的治疗反应进行研究,发现在夜间使用肌肉活动未增加,同时发现白天使用可增加疗效。因而随着 Activator 矫治器治疗认识的提高和兴趣的增长,同时也发现矫治器的不足,因而有许多在 Activator 矫治器基础上的改良型产生。如 Bimler 矫治器,Kinetor 矫治器,以及目前广泛应用的 Bionator 矫治器和 Fränkel 矫治器等。

　　1939 年,在波恩召开欧洲正畸学大会专门讨论功能矫形治疗的发展及疗效评估。

二、近代的发展

　　1. 1948—1951 年前后,德国的 Bimler 针对 Activator 矫治器仅夜间使用而设计 Bimler 矫正器。该矫治器除吃饭和活动外,白天和夜晚均可使用。最初设计如(图 1-3),他是利用欧洲的功能技术与美国钢丝结合构成,以后发展演变形成有两块接触上后牙舌面和腭部的塑胶基托及覆盖下切牙的塑胶帽,与唇舌弓相连接,即 Bimler 矫治器,也称口腔适应矫治器(Oral adaptor)(图 1-4)。

　　2. 1951 年,Stockfisch 设计了 Kinetor 矫治器。该矫治器的特点是将功能矫治器与扩大螺旋簧相结合。可以对上、下牙弓进行侧向扩大(图

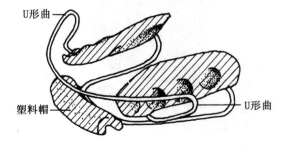

**图 1-3　1948 年 Bimler 的原始矫治器两侧有
U 形曲,前方有塑胶帽盖住下前方**

1-5)。两块塑胶板靠前庭丝相连,并阻挡颊肌的压力以利扩大牙弓。在𬌗面上放置一个很小的带韧

性的管或弹性的板,可使矫治器在三维方向发挥作用。

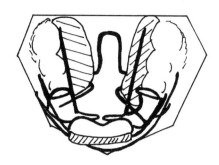

图 1-4 Bimler 矫治器

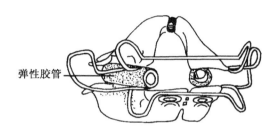

弹性胶管

图 1-5 1951 年 Stockfisch 设计的 Kinetor 矫治器

(1)螺旋扩大簧可水平向开展。

(2)在弹性管上可垂直向的进行咀嚼运动。

(3)在矢状向可使下颌重新定位。由于以上的特点,Kinetor 矫治器在技能功效上得到进一步发展,对颌面功能矫形产生了重大的影响。

由于颌面矫形技术和概念不断发展,在 20 世纪 50 年代初由 Haupl,Grossmam,Clarkson 合著一本《功能颌骨矫形》手册,详述了牙齿的发育、错牙合病因和功能矫形的诊断治疗计划,还讨论了矫治方法、系列拔牙、组织反应,以及外科正畸等。为功能矫形的发展奠定了基础。

3. 1960 年,Balters 也针对 Activator 矫治器体积大和仅晚间使用的不足之处,设计了体积小,白天、夜晚均能使用的 Bionator 矫治器。他特别强调舌的位置,认为舌的位置异常是引起错牙合的原因之一,认为前牙切对切的关系是最有利的生理关系,还注意到唇的闭合可以刺激口周肌并可使咀嚼肌功能协调,舌的位置、下颌的位置和呼吸功能的改善,可使矫治后的效果比较稳定。Balters 改进的 Bionator 矫治器可以矫治多种骨性错牙合,如安氏 Ⅱ 类、Ⅲ 类开牙合和深覆牙合。亦是当今最常用的 Activator 改良型之一。

当 Bionator 第一次介绍给公众时,遭到许多医生的拒绝,认为是空想,经过实践逐渐被人们接受。1979 年,Witzig 将矫治器与螺旋扩大器相结合。扩大器一般放置于双尖牙区,下颌可以逐步前伸。矫治器如此改良,对深覆盖患者特别有效;对年龄较大的患者亦能承受下颌稍许的前移。Bionator 对颅下颌关节紊乱症特别有效,下颌轻微前移,颞下颌关节的疼痛可以缓解,炎症可以减轻。

4. 1967 年,德国医生 Fränkel 在前人的基础上,研制改进创立了 Fränkel 功能调节器(Function Regulator or Fränkel appliance,FR)。Fränkel 矫正器主要是由颊屏和唇挡构成,其特点是颊屏离开牙弓,阻挡唇颊肌的压力,使牙弓扩大。颊屏的边缘延伸至前庭沟底刺激骨膜下骨质增生使牙槽基骨弓扩大。他将颊屏和唇挡视为一种肌肉训练器,成为与牙弓形态相适应的"功能性基质",隔除对牙弓发育具有潜在抑制影响的颊肌和口周软组织。使牙槽骨扩大牙弓整体向颊侧移动。还可解决不良的姿势行为型,建立正常的口腔功能间隙(详见第二章)。他认为 FR 的最佳矫治时间是替牙期牙齿正萌出之际。经过大量的临床实践和研究。尤其是动物实验研究,取得丰硕的成果,证实了 FR 的矫治的疗效和机制。许多头影和模型的测量研究,已证实了牙弓的显著性扩大和矢状不调的改善,是传统的固定矫治器所不能达到的。另外,功能矫治器还可以很好地引导生长,调控面部生长方向,建立良好的功能形态型。可以避免固定矫治器引起医源性创伤、牙根及齿槽的吸收、牙面的龋坏、不良的口腔卫生和颞下颌关节紊乱,功能矫治器的应用还可减少固定矫治的戴用时间。矫治器的制作简便,材料低廉,椅旁时间短,这些优点无疑便于临床和基层单位的开展。1967—1987 年,Fränkel 先后在欧洲,美、英等国发表文章讲学并展示病例,曾4次访问美国,受到美国正畸学界的热烈欢迎和高度评价。打破了美国正畸学界对功能矫治器的偏见。1985 年,美国正畸学著名学者 Graber 编著了《牙面功能矫形与功能矫治器》一书。1997 年,发行了该书的第二版,进一步推动了功能矫形学的发展。

三、现代的发展趋势

进入 21 世纪,功能矫形治疗已经成为早期治疗的主要手段之一,在国内外口腔正畸临床上得到了更加广泛的开展、应用和深入研究。目前,在临床最常应用的功能矫治器包括:Herbst、Jasper Jumper、Twin-block、Bionator、FR-2 以及各类头帽肌激动器、磁力功能矫治器等,均取得了明显的临床效果。Pancherz 应用 Herbst 矫治器不但对青春期的青少年而且对年轻的成年人Ⅱ类错𬌗也取得了良好的疗效;2004 年,Panchery 就垂直向不同高低角的Ⅱ类患者治疗变化进行对比研究,发现髁突、关节窝的生长量和生长方向以及对 TMJ 的有效性改变,虽然在矢状上产生暂时性的有利影响,但高角患者的髁突的生长和 TMJ 的有效改变比低角患者的方向更向后,结果提示:Herbst 矫形治疗可以暂时刺激髁突的生长,高角患者的生长方向更向后;临床意义表现为在对Ⅱ类患者功能矫治促进下颌生长的作用中,高角患者可能比低角患者表现更为有效的治疗,这对以往功能矫治中高角患者可能是禁忌证的结论有所启示,其机制值得进一步研究。2006 年,Bock 和 Panchery 在对Ⅱ类错𬌗前突和后缩面形(前者 SNA 83°~90°,SNB 80°~84°;后者 SNA 72°~76°,SNB 68°~72°)的患者应用 Herbst 治疗后对比分析得出,治疗对两种面形均有效,但后缩面形的下颌生长远期效果不如前突面形,𬌗的复发性更多。

2005 年,Cevidanes 通过 MRI 三维影像定量分析 FR 矫治Ⅱ类错𬌗后的颅颌面变化,发现下颌垂直大小的增加,下颌支相对后鼻上颌复合体和中颅底凹更向前。2000 年,Voudouris 对 Twin-block 和 Herbst 矫治后 TMJ 的改建机制进行了探讨,展示了盘后垫的代谢泵和粘弹性组织作用力是髁突、关节窝生长改建的重要因素。

然而,近期亦有一些学者对功能矫治能否促进下颌生长和临床疗效提出了质疑,如 Tulloch、Proffit 和 Phillips 关于早期Ⅱ类功能矫形疗效的临床随机试验以及国内学者们系统评价(双期和单期矫治Ⅱ类错𬌗儿童的临床随机对照试验、系统评价)的结果表明:现有的证据中,双期和单期矫治疗效没有差别,仍需要更多的临床随机对照试验来指导临床决策。但 2006 年 Cozza 等根据 1996—2005 年 704 篇文献选出 22 篇系统评价,其中 4 篇 RCT、18 篇 CCT,分析后,就"功能矫治器是否有效? 功能矫治器能否使Ⅱ类患者下颌生长更多? 功能矫治器对下颌长度疗效是否有一定的临床疗效?"等问题做出说明:22 篇文章中 2/3 的病例下颌的总长度有明显的临床增长;Herbst 矫治器显示最大的有效系数(0.28 mm/月,即下颌在治疗期间)、Twin-block 次之(0.23 mm/月)。总之,有关Ⅱ类错𬌗功能矫治的 RCT 系统评价正如 Davendeliler 所说,RCT 虽然是很有价值的疗效评估手段,但仍还存在许多变异性问题,功能矫形的机制需要进一步在生长和遗传学的领域上进行探讨研究。

自 20 世纪 50 年代,沃森(Tames Watson)和克里克(Francis Crick)发现 DAN 结构,拉开了分子生物学的序幕,人类迎来了生物学领域内信息大爆炸的时代,最近一系列的人类基因组研究已明确有 17 000 个基因与颅面发育有关。鉴于这种现状,为了更加明确功能矫形的适应证和矫形治疗的时机,我们还需用先进的分子学手段进行探讨,了解生长因子和信息蛋白对颅面生长的调控以及生长对下颌髁突软骨的调控;在疗效分析上,我们要从不同的视角、不同的手段上考虑个体多样性的生物学功能和审美学需求;在治疗手段上,还需应用分子元件去诊断与生长有关的问题,精确地确定每个患者的发育状况,通过了解具有或缺失关键的多样性的生长因子和信息分子综合制定矫治计划。针对这种情况,四川大学华西口腔医学院正畸学系罗颂椒等通过一系列研究发现在功能矫形力的作用下,前伸肌,特别是翼外肌功能活动增强,刺激了髁突软骨向上、向后生长,使下颌升支增长,下颌的综合长度增加。翼外肌肌小节增长,肌细胞内的有氧代谢增强、糖原颗粒、胰岛素含量增加,K^+-Na^+ ATP 酶、$Ca^{2+}-Mg^{2+}$ ATP 酶活性及 mRNA 增加,翼外肌细胞膜上乙酰胆碱受体的结合容量增加,为肌肉的功能活动提供了物质基础。同时颞下颌关节的双板区血供增加,盘后垫活动增加,通过旁分泌和自分泌髁突软骨局部调控生长的激素(胰岛素、生长激素、雌二醇、睾丸酮、甲状旁腺素)和生长因子(IGF-1、TGF-β含量及受体)增加,使髁突软骨细胞的生长量和生长率增加。髁突软骨作为继发性软骨对各种因子(发 FGF-2、IGF-1)的作用及敏感性有自我的特点,这种非遗传预定的生长特性使遗传工程学采用相应的关键生长因子像"分子弹丸"似

的作为局部介入的方法提供了可能;同时,我们通过了解渐成因素和表观遗传因素,可以转向调控基因和对其他的形态形成因素进行改进,从而对特殊的生长不调可以精确地应用矫形的方法或合并系统和局部的干预去进行治疗。

总之,正畸学的发展紧密结合了当代发育分子生物学、遗传分子学以及表观遗传学,已进入到与生长有关的错𬌗及颌骨畸形研究和治疗的新世纪。

（赵美英）

参 考 文 献

1 Bock N, Pancherz H. Herbst treatment of Class Ⅱ division 1 malocclusions in retrognathic and prognathic facial types. Angle Orthod, 2006 Nov, 76(6):930~941

2 Cevidanes LH, Franco AA, Gerig G, Proffit WR, Slice DE, Enlow DH, Yamashita HK, Kim YJ, Scanavini MA, Vigorito JW. Assessment of mandibular growth and response to orthopedic treatment with 3-dimensional magnetic resonance images. Am J Orthod Dentofacial Orthop, 2005, Jul, 128(1):16~26

3 Cozza P, Baccetti T, Franchi L, De Toffol L, McNamara JA Jr. Mandibular changes produced by functional appliances in Class Ⅱ malocclusion: a systematic review. Am J Orthod Dentofacial Orthop, 2006 May, 129(5):599. e1~12; discussion e1~6

4 Delatte M, Von den Hoff JW, Kuijpers-Jagtman AM. Regulatory effects of FGF-2 on the growth of mandibular condyles and femoral heads from newborn rats. Arch Oral Biol, 2005 Nov, 50(11):959~969

5 GH Sperber. New Insights in Facial Development. Seminars in Orthodontics, 2006, 12(1):4~10

6 Graber TM et al. Dentofacial Orthopedics With Functional Appliances. C. V. Mosby Co, 1997

7 John C. Voudouris, Mladen M. Kuftinec. Improved clinical use of Twin-block and Herbst as a result of radiating viscoelastic tissue forces on the condyle and fossa in treatment and long-term retention: Growth relativity. Am J Orthod Dentofacial Orthop. March, 2000, 117 (3): 247~266

8 M. Delatte, J. W. Von den Hoff, A. M. Kuijpers-Jagtman. Regulatory effects of FGF-2 on the growth of mandibular condyles and femoral heads from newborn rats. Archives

of Oral Biology, 50(11), November, 2005, 959~969

9 Moss ML. Genetics, epigenetics, and causation. Am J Orthod, 1981 Oct, 80(4):366~375

10 Pancherz H, Michailidou C. Temporomandibular joint growth changes in hyperdivergent and hypodivergent Herbst subjects. A long-term roentgenographic cephalometric study. Am J Orthod Dentofacial Orthop, 2004 Aug, 126(2):153~161; quiz 254~255

11 R. Hinton, D. Carlson. Regulation of Growth in Mandibular Condylar Cartilage. Seminars in Orthodontics, 2005, 11(4): 209~218

12 Tulloch JF, Proffict WR, Phillips C. Outcomes in a 2-phase randomized clinical trial of early Class Ⅱ treatment. Am J Orthod Dentofacial Orthop, 2004 Jun, 125 (6):657~667

13 von Bremen J, Bock N, Ruf S. Is Herbst-multibracket appliance treatment more efficient in adolescents than in adults? Angle Orthod, 2009 Jan, 79(1):173~177

14 Witzig JW. Maxillofacial Orthopendics: a clinical approach for the growing child. Quintessence Publishing Co, 1984

15 Yuan X, Lin Z, Luo S, Ji G, Yuan C, Wu Y. Effects of different mangnitudes of cyclic stretch on Na^+-K^+-ATPase in skeletal muscle cells in vitro. J Cell Physiol, 2007 Aug, 212(2):509~518

16 陈开云,罗颂椒. 前伸青春期大鼠下颌后翼外肌细胞膜乙酰胆碱受体特性变化的研究. 华西口腔医学杂志, 2003, 21(5):400~402

17 车晓霞,罗颂椒,李小玉. 周期性牵张面颌致成肌细胞内 Ca^{2+} 浓度变化的研究. 口腔医学, 2005, 25(6): 321~323

18　车晓霞,曾宏,罗颂椒. 周期性牵引体外培养面颌成肌细胞肌浆网 Ca^{2+}-Mg^{2+}-ATP 酶活性及其 mRNA 变化的研究. 华西口腔医学杂志,2004,22(4):281～283

19　高辉,肖丹娜,罗颂椒,李小玉,林珠. 张应力对面颌肌细胞烟碱样乙酰胆碱受体基因表达影响的体外研究. 实用口腔医学杂志,2005,21(5):625～628

20　黄宁,罗颂椒. 功能矫形前伸下颌后大鼠翼外肌胰岛素分布的免疫组织化学研究. 华西口腔医学杂志,2001,19(5):322～324

21　黄宁,罗颂椒,杨红梅. 生长激素对兔下颌髁突软骨细胞增殖活性及分泌功能的影响. 华西口腔医学杂志,2004,22(5):370

22　宋锦璘,罗颂椒,樊瑜波,赵志河,郭欣. 静张应力对大鼠髁突软骨细胞增殖效应调节研究. 华西口腔医学杂志,2003,21(1):57

第二章 颅颌面生长控制与功能矫形治疗

一、颅面生长概论

人类的颅颌面分为颅部和面部两部分,在从猿到人约 600 万年的演化历程中,随着人类直立行走,颅脑在量和质上呈发展趋势,而颌面处于退化的状态,形态逐渐变小,人类颜面部发生了两大变化:即形成颅底曲和面部旋转。虽为脑部发育提供了保证,但这两个变化构成了现代人类面部各种错𬌗畸形发生的结构基础。由于上、下颌骨是面部的主要构成部分,其生长发育与面部的生长发育密切相关。因此,了解上、下颌骨的生长发育状况可以帮助我们深入了解和掌握面部发育规律,预防和治疗人类面部各种错𬌗畸形。

颅面部按照头尾生长梯度原则(cephalocaudal gradient of growth)进行生长,颅脑的生长较早完成,处于主导地位,直接影响了面部生长的诸多方面。颅面骨骼的生长机制主要包括生长改建和生长移动,这两种不同的生长过程,同时进行达到不同的组织结构、形态和功能的平衡。生长改建主要为骨塑建和骨重建:骨塑建通过成骨漂移和破骨漂移形成及维持骨组织的外部形状;骨重建是把网状骨转换为具有相应的生物力学功能的板层骨。颅面骨骼的生长移动主要通过骨移位完成。所谓骨移位(displacement)是指整个骨块作为一个单位所产生的物理性移动,移位的动力来自不同骨生长的推动力时,称为继发性骨移位;当骨块本身增生长大时,产生的物理性移动称为原发性骨移位。这两种主要的生长运动方式不仅仅是一个重要的生长概念,同时,在所有方面,不受用什么矫治器或其他临床措施,都有很大的临床意义。在生长的调控过程中,其每一种生长方式可用于不同的临床措施,如头帽是多方向和量的移位运动,随着骨和软组织的改建对整体及局部的移位进行调节;牙周膜是固定矫治器牙移动时牙槽骨改建的调节器;功能矫治器作用则是移位和改建的结合。

在骨的形成过程中,生长中心(growth center)与生长区(growth sites)是有着本质的区别的,前者受遗传控制,独立生长。多数学者研究证实,髁突和骨缝不是生长中心而是生长区,这为进行矫形治疗,改变面部生长奠定了理论基础。

(一)颅底曲的形成和面部的旋转

在人类的演化过程中,直立行走、颅脑增大和颌骨变小引发了颅面部的两大变化:颅底曲的形成和面部旋转。人类直立行走后,头部直立于脊柱的平衡位置,颅底中部成为支撑头部的平衡点,由于围绕颅底中部结构(如脑桥、丘脑等)的大脑不断增大,脑量不断增加,额骨向前生长,额叶不断向前增大,形成颅底曲(图 2-1)。有学者经头影测量分析后发现,Ⅱ类错𬌗的形成可能与颅底曲度偏大有关,而Ⅲ类错𬌗的形成与颅底曲度偏小有关。

由于前颅底与上颌骨直接对应,是一个骨壁的两面,在颅底曲度变化的同时,面部为了适应脑的增大与颅底曲的形成,鼻上颌复合体发生适应性垂直向后下旋转,颌骨垂直向生长成为人类面部发育的一个重要特征。同绝大多数哺乳动物的三角形上颌骨相比,人类的上颌骨呈四边形。在人类的演化过程中,颌骨的发育呈进行性退化,向后下旋转,牙弓变短;为了维持咀嚼功能,上颌骨旋转形成窦腔(图 2-2)使𬌗平面下降,上颌骨的位置发生功能性的改变,从而更好地发挥嗅觉、视觉和听觉功能。以上也是人类面部各种错𬌗畸形发生的结构基础,而颌骨的垂直向旋转是否是不同面部生长型和呼吸暂停综合征的演化背景,这些都值得我们在临床诊断中进行探索和思考。

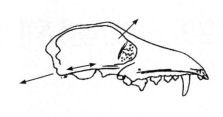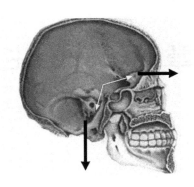

图 2-1　人类与动物的颅底曲

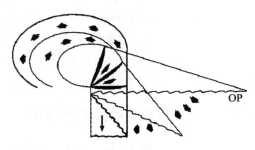

图 2-2　面部的旋转

（二）鼻上颌复合体的生长

鼻上颌复合体的生长在 18 岁左右基本完成，完成顺序依次为宽-长-高。在生长过程中，鼻中隔软骨对上颌骨的生长起到了一定的引导作用，而上颌结节的生长和膜内成骨（即上颌骨周围骨缝的生长和上颌窦及周边各个窦腔的增大），使上颌骨各个部分在三维空间不断生长扩大，同时伴有腭顶的下降、牙槽的升高。腭中缝的生长可以增加鼻上颌复合体的宽度，但随着年龄增大，逐渐骨化。因此，临床快速扩弓的时机及效果受到腭中缝骨化时间的影响。1982 年，Melsen 认为腭中缝，水平向生长持续到 16 岁（女）、18 岁（男），25 岁时基本融合，并强调青春期是最适宜快速扩弓的时期。

上颌骨的生长移位主要通过自身的主动生长（即原发性移位）和颅底生长的推动（即继发性移位），使上颌骨向前向下生长。乳牙列期上颌的继发性移位是上颌骨生长的重要机制之一，随着中枢神经生长的完成，其重要性减弱。但在 7～15 岁期间，上颌仍有约 1/3 的前移量归于被动性移位，因此，早期前方牵引治疗骨性Ⅲ类错𬌗是临床治疗的原则之一。

（三）下颌骨的生长

出生前下颌骨为左右两半，出生后 1～1.5 岁时中缝处融合，下颌呈"V"形增大。在生长过程中，下颌支前缘吸收、后缘增生发生骨塑建，使下颌体和牙弓长度增加，下颌支生长改位；同时，下前牙向上和向舌侧移动形成前牙覆𬌗，基骨外面逐渐骨沉积而形成颏。下颌骨的生长方式主要是膜内成骨和髁突的软骨生长。

下颌支（包括髁突）可以适应众多的颅面生长变化，当中颅底和脑水平向生长扩大时，促进鼻上颌复合体的向前移位，咽部的水平空间也相应增大，由于咽部的顶就是对应中颅底窝的底，而下颌支的大小和中颅底窝是直接的对应关系，因此下颌支等量增大支撑咽部，为生命中枢发挥作用提供保证。

上、下颌骨在生长发育过程中，特别是青春发育期，有一个重要的特征，即上、下颌的生长表现为上颌生长较少、较早结束，而下颌生长的量和时间均较上颌为多、为长，导致出现颌骨的差异性生长（differential jaw growth）。颌骨的差异性生长在临床工作中对于治疗设计和矫治预后判断具有重要的指导及现实意义。

（四）髁突的改建

髁突的生长具有多样性、多向性和适应性的特点。现已证实它是下颌主要的生长区之一。

髁突表面被覆一层纤维软骨，根据软骨的结构不同，由表及里分为 4 层：

（1）髁突的表面层。

（2）增殖层。

（3）肥大层。

（4）钙化软骨层。

出生后 1 年内，由于肥大层变薄，整个髁突生长软骨层的厚度变薄，大约 6～7 岁时髁突软骨的关节层变厚，一直到青春期软骨的厚度保持不变，至青春生长期后生长变慢明显，但生长软骨继续存在，增殖层至老年变薄，但一生中仍有增生作用，这是髁突骨终生改建的生物学基础。新生儿髁突表面的关节层明显，整个关节层和生长软骨层都有丰富的血管。颞下颌关节的颞骨部分其组织学结构与髁突相似，但组织层不如髁突明显。出生后 1 年内，软骨肥大层变薄，髁突的生长软骨层厚度也随之变薄，一直持续到青春期，生长软骨的厚度也基本保持不变。髁突的关节层大约在 6～7 岁时明显变厚。随着咀嚼功能的刺激，髁突骨小梁沿着肌力轨道朝髁突生长及变化方向排列。髁突软骨血管在出生后逐渐开始减少，3 岁时髁突软骨血管基本消失。10 岁以后生长软骨层厚度进一步减少，尤其是 13～15 岁后更加显著，但生长软骨终身存在，一生中均有增殖作用，并在关节面的重建中起重要作用。关节有 3 种重建方式：

一是进行性重建，关节面增加组织；

二是退行性，组织减少，垂直尺度减少；

三是边缘性重建，组织增加或形成赘样。

重建与牙磨耗，牙缺失及上、下颌骨垂直距离改变有关。

众所周知，髁突软骨是继发性软骨，与原发性软骨明显的不同。原发性软骨主要受遗传和生长激素的控制，呈直线式的方向生长；而继发性软骨具有多向性的增殖能力，可根据不同的颅面结构发生适应性的平衡生长，从而保证了功能的发挥，并不是遗传预先确定，这是髁突生长最大的特性。

髁突是继发性软骨有以下 3 方面原因：

首先，它在种系发育的进化意义上是继发性；

其次在个体胚胎发育上是继发的；

最后，对颅面发育的变化能做出继发性的适应性反应。

最后一点最为重要，因此髁突不是控制整个下颌生长的调控中心。对髁突和髁突生长的最新概念是"颌支和髁突的生长"，即髁突随着整个下颌支而生长。研究显示，临床矫治措施的目标是整个下颌支和附着的肌肉而不仅仅是髁突。

正是基于髁突继发性软骨的这些生物学特性，以及髁突生长是下颌生长最重要的生长区，临床拟通过矫形力促进髁突的生长达到治疗下颌发育不足的Ⅱ类错𬌗和抑制髁突生长、矫治Ⅲ类错𬌗畸形。因而众多学者对髁突的生长给予了极大的关注。由于髁突生长的复杂性，众多的研究结论不完全一致，但总的规律基本一致，即在出生后髁突在青春期生长加速，青春高峰后期生长缓慢直至成年期与全身的生长发育基本一致。但从一系列的纵向研究中可以发现，髁突的生长过程变异较大。1963 年，Bjork 在儿童期观察到髁突的每年生长 3 mm，至青春前期少量的降低，随后到接近 14～15 岁的青春迸发高峰时为 5.5 mm 之多。1992 年，Hagg 和 Attstrom 追踪研究了 21 位对象，观察到青春高峰之前每 3 年生长 11.3 mm，之后为 9.6 mm/3 年。1999 年，Bushang 等认为以上的这些资料对临床指导有一定意义，但仍是有限的。他们通过大样本的测量从 6～16 岁每年的髁突生长进行纵向计测，并认为这样资料更有利于评估个体的髁头生长潜力和对治疗提供参数。结果为：髁突生长与一般生长型一致，在儿童期减速，青春高峰期加速，高峰期后快速减速；髁突生长有性别差异，特别是在快速青春期女性髁突生长强度弱于男性，高峰期早于男孩 2 年；髁突生长个体变异很大，有些个体很小（或负值），有些很大可每年大于 5 mm，与 Bjork 的报道相似。其具体的数字结果为：男性平均每年髁突生长范围为 2.1～3.1 mm，儿童期生长速率下降，青春期升高，然后维持最大的 3.1 mm/年直至于接近 14.3 岁。女性在儿童期显示更稳定的速率生长，平均 2.0～2.7 mm/年，青春高峰期稍高，平均 2.3 mm/年直至于接近 12.2 岁。高峰期后很快减速。

（五）上、下颌骨的生长异同点

上、下颌骨的形态、发育和功能上有很多的差异及相似性，而这些因素对基本的临床治疗原理都有直接的影响，对这些因素进行比较和评价更有利于我们临床的诊治。

（1）上、下颌骨的起源都是第一咽弓，且都是由第五颅神经支配，不过是不同的分支。

（2）上、下颌骨都有明显的后部改形，两者都有向前下的移位，且两者在垂直向都有一定的调节和代偿颅底变化的能力。

（3）在6～20岁期间，腭平面角变化很小。

（4）颅面部按照头尾生长梯度原则。上、下颌骨之间存在"差异性生长"。在6～20岁期间，上颌骨的生长较早完成，下颌骨生长时间较晚且持续时间长，下颌长度变化是上颌的2倍。同样，SNA角无明显变化，SNB角逐渐增大，ANB角逐渐减小。SN-GOGN到14岁时明显减少，由于男性的生长期较女性长约2年，随着生长，男性的侧貌较女性的突度改善更为明显。

（5）下颌髁突是软骨内成骨，是继发性软骨，上颌骨为膜内成骨。

（6）下颌关节表面覆盖压力耐受性软骨组织，而上颌骨缝为结缔组织连接，是张力适应性的，压力不敏感。

（7）下颌骨是单一的骨块，有咀嚼肌附着，通过活动关节与颅底相接触，而鼻上颌复合体由多块骨联合形成，很少有咀嚼肌附着，上颌骨同颅底及多个骨之间通过骨缝固定连接，不能进行功能运动。

二、生长控制理论

颅颌面的正常生长发育及生长控制理论（theories of growth control）是口腔医学的基础理论知识。在颅颌面的生长发育过程中，许多内外因素的影响均可引起牙齿、颌骨和面部的发育畸形。因此，研究和掌握生长发育的基本理论以及颅面生长控制的理论，能够正确地分析错𬌗和颅面畸形的病因及病理机制，有助于诊治各类畸形、判断预后。生长控制理论是当代最重要的生物学课题之一，虽然学者们对此进行了大量的研究，但迄今为止仍有很多机制未完全清楚，因此相应地出现了很多观点和假说。

（一）颅面生长控制理论的发展

人们对颅面生长的最初认识来自于同一家族中的各个个体间的面貌相似性，在此基础上，早期的学者们根据遗传学理论，提出了遗传控制理论，认为基因决定一切，颅骨的生长主要是由骨组织本身的遗传因素所引导，是生长的主要决定因素，即所有表现型（phenotype）由基因型（genotype）决定，其生长是独立的，不依赖于其他组织和器官。

在20世纪40～50年代，许多学者仍继续寻找颅面的生长发育是如何可调控的，人们开始关注到颅面的一些缝、颅底软骨和髁突在生长中起到的作用。以Weinermann和Sicher为代表的学者研究推断，大多数生长是由骨缝引起的，骨缝的两骨块间的结缔组织原发性增殖为生长创造了间隙。这种推断形成了骨缝决定论。从这一理论出发，骨缝处的生长在很大程度上独立于环境，人们不可能对骨缝处生长做较大程度的改变，但这一理论难以解释一些临床现象和实验结果。例如将两块面骨间的骨缝移植到腹部组织，骨缝组织不会继续生长，这就表明骨缝缺乏内在的生长潜力。还有在许多情况下，如颅面骨骼在骨缝处被机械地分开，新骨就会长入，骨骼会增大；如果骨缝受压，该区的生长就会受到抑制。由此可以看出骨缝不是颅面生长的主要生长决定因素，而且外界因素可以影响骨缝的生长。因此，骨缝应看作是反应区，而并非生长的主要决定因素。

在多数骨骼的生长发育过程中，通常是软骨先主导生长，以后逐渐被骨组织替代。在20世纪50年代，学者Scott注意到在出生前颅面部软骨的重要性，认为软骨发育受遗传控制，从而提出了著名的软骨控制理论。该学说认为软骨决定面部的生长，鼻中隔软骨是上颌骨生长的起搏器，上颌骨缝是一反应区，它的生长是对其他结构（如软骨成分、脑、眼等）生长的反应。Latham进一步详细地阐述了Scott关于鼻中隔和上颌骨生长的观点，强调鼻中隔-前颌骨韧带在胚胎发育后的作用，认为上颌移位的力量，完全或部分由鼻中隔软骨增大后，通过鼻中隔-前颌骨韧带的牵拉作用，而不是由骨缝等推动产生的。

虽然在人鼻中隔软骨早期缺失的患者可以发

现其面中分发育不足,动物实验中去除该软骨后生长丧失,但是为了检验软骨是否是真正的生长中心,人们进行了软骨移植和早期去除软骨对生长影响等实验。结果发现,移植鼻中隔软骨后的结果不完全一致:鼻中隔软骨移植后,有时生长一点,有时不生长,鼻中隔软骨的独立生长和生长潜力很小。由此可以推断:鼻中隔软骨确有某种内在生长潜能,其缺失可引起上颌生长不足,但这也可能是由于破坏了其他相邻结构造成。

这些研究在发现软骨有一定生长潜力的同时,却不能解释软骨移植后的生长问题。既然骨和软骨都不是颅面骨骼生长的决定因素,那么骨周围的软组织就可能是生长的决定因素,因而人们渐渐又将目光转移到周围组织结构上。1946 年,Van der Klaauw 提出基本形态/功能原理,形成功能颅成分理论。虽然它在当时没有得到广泛的认同,但为今后 Moss 的功能基质假说奠定了基础。1962 年,Moss 等通过临床和实验研究分析了颅面生长发育,正式提出功能基质假说。认为头部是某些“功能”作用的部位,每种功能都由“功能颅成分”进行。每种“功能颅成分”由行使功能的“功能基质”和支持保护特定的功能基质的“骨单位”构成。功能基质又包括骨膜基质和囊性基质。骨膜基质,如牙齿和肌肉,直接通过骨的生长改建作用于骨单位,发生改形性生长,引起骨单位形态和大小的改变;囊性基质包括由脑组织、脑脊液和脑膜构成的神经颅囊和口鼻咽功能腔隙。颅脑体积的增大,口鼻咽功能的发育引起囊腔体积的增大,对骨单位产生转移性生长。所以,所有骨单位的存在及其在大小、形状和空间位置上的生长改变都是继发的,特定功能基质的改变才是原发性的。骨的生长不是由遗传决定的,“渐成”因素在组织结构的发育过程中起着重要作用。

功能基质假说对颅生长发育及口腔正畸学都有深刻影响,但它过分强调了“渐成”作用,而且只描述了生长时发生了什么变化,未对整个变化的生物学过程进行解释,因此存在着一定的局限性。

20 世纪 70 年代,Van Limborgh 认为以上各种理论都不能令人满意地解释颅面生长。他进一步将颅面生长控制因素进行分类,并归纳为内在遗传因素、局部“渐成”因素、全身“渐成”因素、局部环境因素和全身环境因素。局部“渐成”因素包括邻近的脑,眼等结构;全身“渐成”因素主要为全身激素如性激素等;局部环境因素包括局部肌力作用;全身环境因素包括血、氧供应等。

他认为颅脑包括软骨颅即颅胚(来源于中胚层颅块)和脏颅(由鳃弓发生的颅骨部分)。软骨颅的分化是由少数内源性遗传因素和多种局部“渐成”因素所引导,这些因素来源于头部的其他邻近器官,其生长几乎只由内源性遗传因素引起,而脏颅的生长由少数内源性遗传因素和多种局部“渐成”因素所调控。这些局部“渐成”因素来源于头部的邻近的其他器官和颅部的软骨。另外,颅胚的生长还受局部环境因素的影响,这种影响常常是以压力和张力的形式发挥作用,而全身“渐成”因素和环境因素的作用则是次要的。

而 Petrovic 等绕开遗传或“渐成”的争论,运用大量实验结果及现代控制理论的观点,提出生长伺服系统理论,以解释颅面生长发育中信息的产生、感受、传递和储存的生理过程。该理论认为颅面部骨骼生长的控制既有全身激素和体液因素的直接“命令”作用,又有局部控制体系和反馈环路的作用,这些因素综合形成“伺服系统”的控制部分。上、下颌骨和牙弓,𬌗关系,咀嚼肌和神经系统参与构成系统的作用部分。当上、下颌间关系异常时,通过𬌗关系异常产生的偏离信号,改变了咀嚼肌的活性,由它产生各种信号,直接或间接通过盘后垫等刺激颌骨及相应结构发生改建,并通过𬌗关系影响了上、下颌骨间的关系。

以上各种理论是随着时代的发展、人类认识的深入而逐渐发展的,各自代表了当时的正畸诊治理论的水平。目前,功能基质理论和生长伺服系统理论占主导地位,为颅面生长的调控以及口腔正畸治疗,特别是功能矫形治疗提供了理论基础。

(二)功能基质假说(Functional Matrix Hypothesis)

功能基质假说的基本思想起源于一个世纪以前。His 在其《整形外科生理学》著作中,提出生物结构是可变的,并可进行改变。这一概念由 Roux 和 Driesch 等进一步加以扩展,提出了发育机制(developmental mechanics)的概念。其主要内容是正常和异常的发育都可进行实验研究,进一步分析并作为一系列暂时性的、有序操作的事件进行描述,每一事件或过程都显示出它所产生或伴随于它的特定形态和功能结果。20世纪60年代,Moss等通过临床和实验研究,将其应用于颅面生长发育的分析上,提出了功能基质假说,用以解决颅面生长发育,正畸矫治和功能矫形机制研究中的实际问题。

1. 基本概念

(1)功能颅成分(functional cranial component)

功能颅成分是指完成各种功能所需的组织、器官、腔隙及相应的骨骼组织。Moss认为头部作为身体中的一个特定部分,具有各种相对独立的功能,如呼吸、咀嚼、吞咽、语言、嗅觉、视觉和听觉等,每一种功能都由相应的功能颅成分完成。

(2)功能基质(functional matrix)

功能颅成分中行使功能的组织、器官及功能腔隙等合称为功能基质。根据在生长发育中的不同作用,功能基质又分为骨膜基质(periosteal matrix)和囊性基质(capsular matrix)(图2-3)。前者包括咀嚼肌(嚼肌、颞肌等)、牙齿及神经、血管和腺体等。后者包括大脑、软膜和脑脊液等组成的神经颅囊性基质(neurocranial capsular matrix)和口面囊性基质(orofacial capsular matrix),即口鼻咽功能腔隙(oronasopharyngeal spaces)。

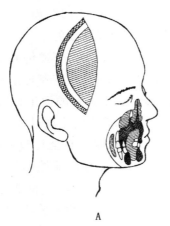 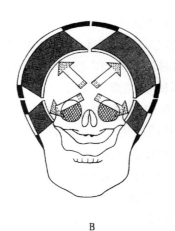

A. 神经颅囊基质和口面囊基质　B. 神经颅囊基质的生长

图 2-3　囊性功能基质

功能基质这一概念并不等同于通常理解的肌肉、腺体、神经、血管和脂肪等软组织,虽然所有这些组织都包含在这一概念中。某些硬组织,如牙齿也是一种功能基质。正畸治疗可以理解为以牙齿这一功能基质的生长或移动为基础,而牙槽骨等相关的骨单位对这一形态学上的原发性需求发生反应。

(3)骨单位(skeletal unit)

功能颅成分中起支持和保护功能基质作用的骨骼部分(骨、软骨、肌腱等)称为骨单位。骨单位包括微骨单位(microskeletal unit)和大骨单位(macroskeletal unit)。

Moss不赞同解剖学中对骨的分类。他认为上、下颌并不是完整独立的骨,而是由许多微骨单位所构成。如下颌有牙槽突、下颌角、喙突、髁突等

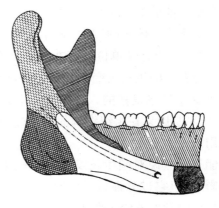

图 2-4　下颌骨的骨单位

(图2-4);上颌有牙槽突、鼻突、腭突等。各个骨单位都相对独立地进行功能活动而不受其他骨单位的影响。几个相邻的微骨单位可构成一个大骨单位,共同行使功能。如颅盖保护支持它的功能基

质——大脑。

各个微骨单位是与相应的功能基质的功能相关的。在下颌,有与颞肌功能需要有关的喙突微骨单位;与嚼肌和翼内肌活性有关的下颌角微骨单位;与牙齿的存在和位置有关的牙槽微骨单位;与下牙槽神经血管等基质有关的基骨微骨单位。相邻微骨单位彼此间是相互独立的。这意味着由颞肌的原发性改变引起的喙突的大小、形状或位置的变化与其他下颌微骨单位的这种变化是相对独立的。

2. 功能基质假说的基本内容

第一,个体的生长发育过程是"渐成"的。

所谓"渐成",系指个体的发育是在各器官和各个部分发育过程中逐渐形成的,而不是预先存在于受精卵中。

这一概念认为个体的生长发育过程是"渐成"因素调控的结果,而不完全是受遗传控制的。"渐成"因素包括:

(1)所有的施加在活体结构的外源性的、器官外的、大环境的因素(如食物、光、温度),还包括机械力和电磁场等。

(2)所有发生在各个细胞、细胞外的材料,以及细胞和细胞外物质上、之内和之间的内源性的、器官内的、生物物理的、生物力学的、生物化学的和生物电学的微环境因素。

第二,功能基质学说认为,机体的发育过程及其结构复杂性日益增加的现象,可用等级列阵进行描述。机体每一发育状态(或阶段)具有某一特性。当其进入下一个更高、更复杂的状态(或阶段)时,它不仅包含所有低级状态的特性,而且创造了更新的特性,这些特性同时伴随着新的复杂性的产生。所以,在连续不间断的发育过程中,在各等级水平之间也存在明显的不连续性。

外界"渐成"因素可介入这一过程中,并发挥重要作用。如机体在从单细胞发育成个体时,某些初始的"渐成"因素或过程决定了它所选择的初始路线。此时,基因组的时间部分分别被抑制或解除抑制,于是初始的细胞分化开始。这一新的状态或"渐成"环境,使细胞的生命物质沿这一路线进行,直到出现另一个等级分叉点。此时的"渐成"状态再一次调控对通路的选择,因而在新的结构上出现

更高级的状态或通路。随着他们在等级上更为复杂,机体具有越来越强的抵抗体内平衡紊乱的能力。所以,在这一过程中,对通道的选择不是遗传的,而是"渐成"调控的。

第三,功能基质假说否定了造骨细胞基因组本身含有足够信息,来调控骨组织生长的类型、大小、速率、方向和时间。骨组织和器官的起源、生长和维持都是继发性的,补偿性的,以及对机械力的被迫性的反应,而有关的非骨组织、器官和功能间隙(即功能基质)中发生的过程是暂时性的、原发性的事件。Moss认为颅颌面部的骨缝,软骨均不是生长中心,而是生长区。它们的生长和改建是对功能基质的外来环境作用起反应,本身并没有遗传因素。

第四,功能基质是生长的决定因素。

骨的生长和改建均是对功能基质变化的反应,不同的功能基质产生不同的骨生长方式。骨组织的生长改建通常有两种形式,即改形性生长(translation growth,即原发性骨移位)和转移性生长(transition growth,即继发性骨移位)。所谓改形性生长是在骨膜基质的直接作用下,骨的相应部位产生骨沉积或吸收导致大小、形状的改变。转移性生长则是骨在囊性基质的推动下,被动间接地在空间的位移,而骨的形状、大小不一定有改变。这两种生长形式分别代表了骨膜基质和囊性基质的作用。

骨膜基质直接作用于骨单位,通过骨沉积或吸收导致改形性生长。如咀嚼肌和所附丽的骨单位。骨单位在囊性基质的推动下,被动间接的移位则是转移性生长。如眼眶的大小是由眼球的体积决定。有时两种生长方式共同发挥作用。如随着人的生长发育,神经颅囊性基质(脑、软膜、脑脊液等)不断长大,推动颅盖(大骨单位)向外生长。这种生长压力刺激骨缝处的骨膜基质(神经、血管)产生相应的变化,在骨缝处产生新骨增加颅盖的面积,容纳增大的脑部组织。这时就是改形性生长和转移性生长的结合。而在脑积水的病例中,由于脑脊液循环受阻,颅内压异常增高,这时骨缝处的神经血管受压,不能产生正常的骨沉积而使颅骨在骨缝,囟门处裂开。此时就只有转移性生长。

Moss将颅面部按照不同的功能分为许多功能

颅成分,它由功能基质的骨单位构成。功能基质在颅面的生长中起决定作用,是生长的动力;骨单位(骨、软骨)起支持保护作用,其生长是对功能基质生长的代偿反应。颌面部的生长动力源于颌面囊性基质——口鼻咽功能腔隙的扩大。鼻腔作为口鼻咽功能腔隙的一部分是完成呼吸功能,而鼻中隔软骨只是起支持作用的骨单位,无论是先天缺失或去除实验动物的鼻中隔软骨都不影响面中份的发育。下颌的生长主要是随着口鼻咽功能腔隙的扩大,被动地向前下移动,经过双侧髁突切除术的患儿,虽然髁突的改形性生长受抑制,但下颌仍可正常生长发育。因此,Moss认为上、下颌骨生长动力均源于口鼻咽腔的功能需要,称为"气道维持机制"(airway maintenance mechanism)。

总之,功能基质假说是功能与"渐成"间的桥梁。

3. 功能基质假说的局限性及其修订

最初,功能基质假说认为,形态发生的"渐成"控制是在宏观(大体解剖水平上)实验上的、以临床资料为基础的。因而它仅在大体解剖水平上,提供了对头部生长的动态的、定性的叙述。这存在两个局限:即方法学局限和等级局限。经过最近的修订,在等级上,它从大体水平延伸到微观(细胞和分子)水平,并从多方面研究了"渐成"和遗传间的关系,以及功能基质在细胞和分子水平上的作用过程。

Carlsen对Moss的批判有两点:其所叙述的是无必要的模棱两可的专业术语和过分依赖于其简单的"功能"的假设;将颅面骨骼生长中关于颅软骨的作用放在一个极端的位置上。

此外,在更低的细胞和分子水平上存在着另一个问题。骨适应的实验和理论研究几乎都只在单细胞、单分子或单基因水平。因此,其结果和所得出的假说一般也未延伸至更高的多细胞组织水平。

这些局限性一方面是由于当时在认识上存在不足;另一方面也是因为相关基础学科在理论和实验技术的限制。随着分子生物学和细胞生物学的深入发展,以及对细胞信号转导和细胞通讯的深入研究,必将为功能基质假说提供新的思想和证据,使之进一步完善和发展。

4. 意义及应用

功能基质假说认为机体的生长发育是一种开放式的系统,在这一系统的不同等级变化过程中,不完全是由遗传基因所决定的,"渐成"因素起着重要作用。在骨组织的生长发育过程中,同样遵循这一基本原则。功能基质在"渐成"因素引起功能变化的过程中,改变了骨组织的生长,因而改变了其形态和大小。所以,功能基质假说有助于阐明正常生长发育和生长控制的机制,解释生长异常的产生,并指导进行恢复异常功能和形态,矫正畸形。

第一,功能基质假说解释了颅面部的正常生长发育和控制过程。

颅面骨骼生长过程中,颌骨的形态、大小变化是功能基质作用的结果。如从下颌骨形态大小在人的一生中的变化,也可看出功能基质的作用。幼儿时下颌小,喙突基本没有发育,下颌角钝。随着年龄的增长,咀嚼、吞咽等功能增强,咀嚼肌活动增加,口鼻咽功能腔隙扩大,下颌骨的体积增大,喙突生长,下颌角变锐。年老后由于肌肉萎缩,功能减弱,下颌角又变钝。

口面功能间隙是引起所有位于口面囊内的骨单位的转移,是以其形态发生为主导因素的,这些间隙的体积扩大并非骨单位生长的结果。现在有人认为:鼻囊软骨特别是鼻中隔软骨的间质性扩张性生长,是面中份转移性生长的主要原因。而类似的下颌髁突软骨的扩张性生长,则被认为是面下份的转移性生长的主要原因。换句话说,鼻腔体积的扩大是由于并继发于鼻中隔软骨的生长,而口腔体积的扩大是继发于髁突软骨的生长。

根据功能基质假说,颅面的生长是以骨膜基质和囊性基质的作用相结合所产生。已经明确,下颌髁突软骨和鼻中隔软骨都不是面颌的原发生长区,而是继发性的、补偿性的骨膜生长发生的部位。在生长期的动物和人中,去除双侧下颌髁突软骨或鼻中隔软骨后,并不抑制邻近的有关功能颅成分的空间转移,在其各个基质改变其功能需求时,又不抑制其微骨单位的形态(form)变化。髁突的切除,造成翼外肌活动丧失后,可能在其他相邻下颌颅成分中发生某种补偿性变化的骨性反应,本身不会改变下颌骨的空间位置。微骨单位形态(大小和形状shape)的骨膜生长不能解释颌骨空间位置的改变,只有通过考虑口面囊对口面功能间隙的形态发生为主导的体积扩大作出反应而扩大，来解释所发生的空间位移。所以，一方面，微骨单位的生长不会引起面颌骨骼的空间转移性生长；另一方面，面颌骨组织的被动的转移性生长本身并不会引起喙突、下颌角和牙槽等微骨单位的形态发生改变。

所以，面颌生长的动力是口鼻咽腔的功能需要，主要由颅颌面囊性基质——颅脑和口鼻咽功能腔隙的扩大而引起。

第二，功能基质假说认为骨的生长是继发的，功能基质的发育是原发的，这为正畸矫形治疗的可能性提供了理论依据。

Moss 区分了原发性"引起"转移性生长的部位和继发性对这一空间再定位反应的部位，认为在骨组织中没有生长中心。鼻中隔软骨和下颌髁突软骨，是这些骨单位的大小和形态产生继发的或补偿性的骨膜生长变化的部位，它们补偿由口面囊性基质的原发性扩张和骨膜基质所需改变等引起的空间移位，因而只是生长区。由于明确了骨组织是生长区，其生长是可调控的，因而为功能矫形治疗提供了直接证据。

临床正畸学中几乎所有的治疗措施都是"渐成"因素。在功能矫形治疗中，主要以改变功能基质的作用方式，如通过前伸下颌增强咀嚼肌的活动，或用颊屏解除异常的肌肉刺激，建立正常的功能基质作用。而在正畸治疗中，主要通过改变牙齿这一功能基质，来刺激牙槽骨这一微骨单位的生长改建。所以，临床治疗中的这些"渐成"因素，是通过其最初的操作激发相关的"渐成"过程，反过来又由骨单位和功能基质引起组织适应性生长改建过程。

第三，功能基质假说还有助于解释一些临床现象和发育异常。

咀嚼肌是一种重要的功能基质，它可影响相应骨单位的生长和发育。肌力的大小导致不同的面部形态和颌骨发育。临床研究发现，当咀嚼肌功能增强时，肌肉附丽处骨质沉积；而肌功能减弱时，则可能出现骨骼结构发育不足。如常见的高角开𬌗患者往往肌力不足，而低角深覆𬌗患者往往肌力过大。此外，因创伤或感染导致颞肌麻痹时，也可见到喙突变小。Kilioridis 发现升颌肌群功能增强，导致面宽度增加，下颌骨呈水平生长型，下颌角、喙

突、髁突发育良好。Poikela 等发现咀嚼肌功能减弱及不对称的咀嚼活动均影响面部的发育。这些都证实了功能基质对骨单位的作用。

呼吸功能由鼻咽功能间隙的形态和大小决定。呼吸方式直接影响面部和牙列的发育。Linder-Aronson 等发现在因增殖腺肥大造成鼻呼吸减少和口呼吸患者中，都发现上牙弓狭窄和拥挤，下面高和总面高增加，呈长面形。这主要是由于头姿势位的改变，牵张软组织，对骨组织产生力的作用。所以，这就反映了气道维持机制的作用。骨性下颌前突的患者，经正颌手术后退下颌后，舌与舌骨并未完全随着下颌一起后退，相反为了避免妨碍呼吸，与舌骨相连的组织向下甚至向前移动，这说明维持咽腔通气道的稳定是决定舌骨位置的关键。

牙齿和牙槽骨作为一个功能颅成分，功能基质是牙齿，骨单位是牙槽骨。牙齿的存在决定了牙槽骨的生长。若某个牙缺失则相应部位的牙槽骨就会消失，全口牙先天缺失的患者牙槽骨不会形成。

（三）伺服系统理论（Senvorystem theory）

控制论是研究生物与机器中关于信息的传递和处理，以及借助信息传递和处理来实现控制的科学。它是一门边缘学科，和很多学科重叠交叉。它也给生物学和生物医学科学带来一些新的、有益的概念。控制作用也成为生物体生理和病理过程中的一项重要研究内容。

Petrovic 将控制论的概念和基本原理应用于颅面生长发育中的信息的产生、感受、传递和储存的生理过程中，提出颅面生长控制的伺服系统理论，来解释颅面生长和功能矫治器的作用。

1. 基本概念

（1）命令（command）　独立于反馈系统的信号，它影响控制系统的行为，但不受这一行为的变化的影响。如，全身激素中生长激素——生长介素（STH-Sm）、睾丸酮和雌激素等影响面部生长，但它们的分泌率不受颅面生长变化的影响，它们对颅面生长起"命令"的作用。

（2）参考输入（reference input）　作为比较标准的信号。它位于比较器之前，理想情况下，应独立于反馈系统。

（3）参考输入元（reference input elements）

是建立命令与参考输入间的关系的成分。如颅面生长过程中,鼻中隔软骨、鼻中隔上颌系带、鼻唇肌、前颌骨和上颌骨等作为参考输入元,联系着STH-Sm与上牙弓的矢状位置间的关系。

（4）受控变量（controlled variable）　也就是系统的输出信号。下颌的（即下牙弓的）矢状位置是最好的例子。

（5）增益（gain）　系统增益是由输出除以输入。当增益大于1时,则出现放大;当其小于1时,则减弱。根据Petrovic的研究,增益的基础值由遗传决定,但可由生长激素——生长介素和睾丸酮放大,或由雌激素减弱。

（6）反馈信号（feedback signal）　与参考输入相比较,反馈信号是受控变量的函数。在调控器或伺服系统中,其通常为负值。

2. 伺服系统理论的主要内容

第一,Petrovic认为颅面生长及其控制是非常复杂,在研究中应科学、合理地"减少"不能控制的变量数。

颅面骨骼的生长改建是一个复杂的过程,它受局部与全身因素的影响,是由上颌骨及上牙弓、下颌骨和下牙弓、𬌗、咀嚼肌及其相关结构等多个复杂成分间结合而成,这种结合不仅仅是各个成分自身的连接,而且是来自机体内的复杂的结合,其复杂程度远远超过其各个成分生长、发育和改建过程间的简单总和。这些成分各自受不同的因素影响,同时彼此间又相互影响。通过控制理论的一般原理,将其进行分类简化,使颅面生长控制过程清晰地呈现在我们面前。

第二,各种因素对面部骨骼生长的控制不仅通过简单的、直接的"命令",而且通过各种中继过程,如各种相互作用和反馈环。这些作用和过程形成一个结构体系,即"伺服系统"（servosystem）。（图2-5）。

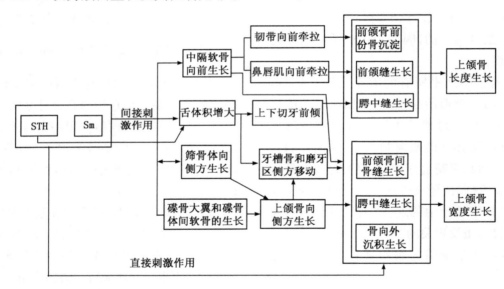

图2-5　生长激素（STH）生长介素（Sm）控制上颌骨生长流程图

根据胚胎发育、组织结构、钙化类型和对激素的反应,以及营养代谢等的差别,软骨可分为原发性软骨和继发性软骨。原发性软骨,如长骨的骺板软骨、蝶枕联合、筛骨的软骨体、蝶骨大翼和蝶骨体间的软骨等,受生长激素（STH）和生长介素（Sm）等全身激素的直接"命令"式控制,而不受任何局部"反馈链"的影响;继发性软骨,如髁突、喙突、下颌角软骨、腭中缝软骨、某些颅骨骨缝软骨和骨痂软骨,则不仅受全身激素的直接作用,而且受局部反

馈因素的影响。

因而,在原发性软骨中,矫形装置可以改变生长方向,但不能改变生长量。而继发性软骨以及骨缝的生长都是在个体发生和种系发生中继发形成的,不仅受STH和Sm的作用,而且在一定程度上还受局部因素作用。用适当的矫形和功能装置可调控继发性软骨的生长量及方向。

除STH和Sm外,其他激素和体液因素也可控制髁突软骨等的生长,包括睾丸酮、雌二醇、胰岛素、胰岛素样物质(包括局部合成的生长介素)、胰高血糖素、甲状旁腺素、降钙素、钙调素、PGE_2 以及其他某些促有丝分裂剂,如成纤维细胞生长因子、内皮细胞衍生生长因子、血小板衍生生长因子(PDGF)和单核细胞衍生生长因子。另外,局部 cAMP 基础水平也影响颅面生长,它与造骨细胞和前成软骨细胞生长率间也存在着负相关。我们的研究发现,在功能矫形力的作用下,髁突软骨局部胰岛素、雌激素等全身激素,以及胰岛素样生长因子 I(IGF-I)和转化生长因子 β(TGF-β)等局部的多肽生长因子都有升高。

局部作用机制还包括控制体系的反馈部分,它对细胞增殖有抑制作用,并包含了来源于局部的调控物:性质未知的限制骨骼形成细胞或前成软骨细胞增殖的信号、接触抑制型信号、cAMP、PGE_2 以及生长介素类物质。我们的研究发现,在髁突软骨局部既可产生生长因子,如 IGF-I,参与对生长的调控,又可能由于局部外界因素(如机械力、电磁刺激等)的影响,改变一些激素和多肽生长因子在髁突软骨上的分布。对髁突、喙突和角软骨与"局部因素"的间接作用相关,这些因素主要涉及与姿势调整有关的原发性神经肌肉机制。

双侧髁突切除和肢端肥大症是这两种调控途径的典型表现。在切除下颌髁突后,由于消除了局部因素的作用途径,下颌骨的生长主要受全身因素的命令性作用,因而下颌骨生长不足;在后者由于全身内分泌失调,造成全身激素,主要是 STH-Sm 的作用大大超过局部控制系统的作用范围,故出现下颌生长过度。所以,全身因素对下颌骨的生长,乃至整个颅面的生长的作用,需通过局部介导,并受局部调控环路的制约。

第三,颅面生长伺服系统包括一系列过程,伺服系统的有效实施是通过牙弓间,即拾逐渐变化而发生。

在伺服系统理论中,上颌及上牙弓的矢向位置是下颌骨位置的参照标准,称为"恒变参考输入",而下牙弓的矢状位置是"受控变量",二者间的"对抗作用",即拾关系,构成伺服系统中的"外周比较器"。同时,位于中枢神经系统中的"中央比较器"参考下颌习惯性姿势位,形成咀嚼肌活动的感觉性兴奋印迹。如果"外周比较器"和"中央比较器"探测到下颌骨与拾关系间的不调,则引发"偏离信号",即通过修正咀嚼肌的活动,通过刺激盘后垫的往复运动,调节颞下颌关节的营养供应,引起相应部位的骨塑建,调整下颌的位置和拾关系。翼外肌活性和盘后垫间的耦合,以及髁突软骨的细胞增殖速率和方向形成伺服系统的"增益",通过这一增益值的变化决定了局部反馈环路的正负,从而及时调控下颌骨的生长。所以,下颌髁突软骨生长的速率和方向又是整个系统的输出部分。

以上构成了伺服系统理论的局部反馈环路,而其中许多成分受全身因素的命令性控制。

第四,大量研究结果阐明和验证了伺服系统理论。这些研究主要包括两方面的内容,即对伺服系统理论本身的验证和将其应用于功能矫形治疗中,解决临床实际问题。

我们进行了大量的动物实验研究。研究结果表明,在功能矫形前伸大鼠下颌后,一些全身激素,如雌激素、胰岛素和甲状旁腺素等在血中的含量未发生明显变化,而在局部的分布出现明显升高。与此同时,局部的生长因子,如 IGF-I、TGF-β 的分布和含量都增加,特别应注意的是,IGF-I 水平的升高是伴随相关细胞中 IGF-I 基因表达的升高。这说明髁突软骨的生长改建是受全身因素的影响,但它是通过局部环境的变化而引起。

为证明伺服系统"比较器"在下颌生长变化中的作用,Petrovic 等比较了有完整切牙和上、下牙冠切断的生长期大鼠对 STH 的反应。在切牙牙冠切断的大鼠中,由于没有建立拾关系,注射 STH 后,下颌平面与髁突软骨内骨小梁长轴间的夹角(即 Stutzmann's 角)未发现有明显的改变。此时,Stutzmann's 角没有受到拾依赖性的调控。在有完整切牙的大鼠中,由于有了拾依赖性调控,注射 STH 后,诱导发生"咬合跳跃",结果,Stutzmann's 角开始打开,即下颌骨的生长发生改变。STH-Sm 还影响下颌骨的生长方向和生长率的变化。翼外肌活性增高,诱发盘后垫活动增强,首先引起下颌生长旋转,其次引起髁突等部位生长量和生长率增加。

研究表明,上牙弓的矢状位置由上颌长度的生长确定,而上颌长度的外源性生长是由 STH-Sm、睾酮和雌激素的直接和间接双重作用引起。其中,直接作用主要发生在蝶枕软骨联合、鼻中隔软骨筛骨体及蝶骨大翼和蝶骨体间的软骨上。STH-Sm的另一部分直接作用表现在颅面骨缝的生长上。STH-Sm的直接作用是通过这些部位的前成骨细胞和继发性软骨中的前成软骨细胞对局部因子的反应性增强及细胞增殖率增加上。间接作用是通过鼻中隔软骨的向前生长,中隔前颌骨韧带和鼻唇肌对前颌骨前端的牵拉作为中介,来刺激上颌骨的生长。所以,上颌骨长度的生长既有全身及局部激素的"命令"作用,又有鼻中隔软骨的生长的直接推动及鼻中隔-前颌骨韧带的牵拉这种局部因素的作用。上颌生长变异可由切除鼻中隔软骨和/或摄入生长激素或睾酮或由矫形装置引起。只要生长改变未超过某一限度,牙弓的矢状关系就不会发生明显的变化。

上、下牙弓间的"对抗作用"(即外周比较器)调节面部骨骼的矢状方向的生长,以维持上、下切牙,尖牙和磨牙间的良好的殆关系(咀嚼功能的稳定状态)。

咀嚼肌是连接功能矫治器作用与髁突生长改建的纽带。它在收缩力施加于肌肉附着部位的骨组织,可引起骨骼的变化。肌肉功能对面部骨塑建的局部影响,可能还与肌肉的萎缩和血供的改变有关。根据 Christiansen 的观点,认为功能变化可影响肌肉的血供,进而影响骨膜的血供,而骨膜是骨营养的重要来源。

临床研究也证实了咀嚼肌的作用。肌电活动高的个体,一般具有前面高短,颌间角和下颌角小而上颌较宽大的面形特征。Ahlgren 等研究与夜磨牙有关的功能亢进引起嚼肌肥大的患者,也发现具有类似的面形特征和嚼肌肌活动。这种面形还可以在因夜磨牙引起牙过度磨耗的患者中发现。反之,肌营养不良患者,咀嚼肌变弱,其颅面形态特征则为下颌角和腭平面角大、下颌平面角陡。应用CT 和 MRI 研究咀嚼肌大小与面部形态的关系,发现短头畸形者的面部特征是短面、下颌角小,而嚼肌和翼内肌横断面积较大,颅面的宽度与咀嚼肌大小呈正相关趋势。

3. 伺服系统理论在功能矫形治疗中的意义

伺服系统理论明确了全身及局部因素对颅面生长发育的影响,为功能矫形诊断、治疗和预后提供了理论基础。

伺服系统理论从组织发生上为功能矫形治疗提供了理论基础。由于伺服系统理论区分了原发性软骨和继发性软骨对全身及局部因素的不同反应,因而认为颅面生长既可受全身因素的作用,但更主要的是由局部因素所影响。在颅面骨骼的生长过程中,软骨生长起着重要的作用。如下颌骨的生长有两种方式,即骨膜下生长和软骨生长。其中骨膜下生长从属于整个机体的命令(如全身激素和体液因素),也受局部因素的控制,其对整个下颌骨生长的作用相对稳定。而软骨生长则整合到局部反馈环路中,更容易受局部控制系统的影响,因而它对下颌骨生长的调控作用更快、更直接,也更为精细。下颌骨的软骨包括髁突、喙突和角突等继发性软骨,它们更容易受诸如外界环境因素等局部控制系统的影响。如髁突软骨的生长率和生长方向部分依赖于局部来源的信号,这些信号是结构内稳态的表达,它使咀嚼器官的生长保持一致。但这并不是说骨膜下生长是附属的机制。

伺服系统的实施过程提供了功能矫形作用的模式。各种功能矫治器都涉及相同的作用过程:通过引导下颌前伸进行殆重建,改变翼外肌收缩活性,继而增加了盘后垫的往复活动,使生长刺激因子通过增加局部介质和减少局部调控物而增加,使成软骨细胞更早开始肥大,减少了前成软骨细胞增殖抑制信号,刺激了髁突软骨的生长率升高,以及下颌升支后缘的骨膜下沉积增加,最终使下颌长度延长。

但是,不同的矫治器在改变翼外肌收缩活性过程中,是通过不同的方式。因此,根据伺服系统理论,将功能矫治器的作用分为两类:下颌移动型和下颌矢状再定位型。前者以 Petrovic 的姿势推进器、FR 和非固位型 Activator 为代表,其在戴入时增加了翼外肌的活性,并且殆重建后的下颌前伸位产生了新的感觉印迹,但在取下矫治器后没有作用。所以,这类矫治器应全天戴用效果更佳;后者主要是各种固位型 Activator,其特征为下颌过度前伸或后牙区有高咬合板。其在戴入矫治器时,由于下颌过度向前定位,反而降低了翼外肌的生长,而在不戴矫治器时,患者依靠在戴上矫治器时形成的感觉印迹,在前伸位进行下颌运动,因而这类矫治器主要在不戴矫治器时发挥作用，故不应全天戴用。

伺服系统理论将𬌗重建作为功能矫形治疗的起动器。上、下颌骨和牙弓间的"对抗作用"，即𬌗关系，是伺服系统的"外周比较器"，而"比较器"位于"矫正信号"的起点。通常在错𬌗情况下，其处于一种相对稳定的状态下，此时𬌗关系可能是次最佳位置（完全Ⅱ类或完全Ⅲ类关系）或者患者习惯的位置。当功能矫形治疗前伸下颌时，产生新的感觉印迹，改变了这一"外周比较器"，形成"偏离信号"，使翼外肌的姿势活性及盘后垫的往复活动发生变化，启动了整个伺服系统。但随着治疗的进行，髁突生长增加，下颌增长，使"偏离信号"逐渐减小，因而髁突软骨的生长率和下颌延长的增量减小，并逐渐达到新的稳定的𬌗关系（如Ⅰ类关系），实现"咬合跳跃"（bite jumping）。

原有的伺服系统理论仍然在不断地发展中，比如原有的理论显示原发性软骨的生长量是不能改变的。但近年的研究（2004年）显示，在机械循环力作用下，可使作为原发性软骨的蝶枕软骨联合合成代谢反应增加，遗传和机械力调控生长发育可能是通过基因分享了共同的通道所致。所以，我们相信随着时代和科技的发展，伺服系统理论也将不断地发展、更新。

（四）生长控制理论的发展方向及展望

以上各种生长控制理论和假说是不同时代的产物，反映了当代科学发展的状况，也决定了当时正畸治疗的观念和水平。在这种认识发展的过程中，形成并引发了一个重要概念——"渐成"（epigenesis）。所谓"渐成"，是指生物体的各种组织和器官，都是在个体发育过程中逐渐形成的，性细胞（精子或卵子）中并不存在着任何雏形，主要是个体发生的术语，但也适用于系统发生。关于"渐成"的内容，早在100多年以前，Wolff就发现了功能决定形态的现象，His也提出生物结构是可变的，这些都说明生物结构不是完全不可改变的。但这些发现

在认识发展过程的很长一段时间内，都一直未得到足够的重视。随着人们的认识和科学的发展，分子生物学、遗传学和基因组学的飞速发展使强调个体发生的"渐成"学说无法细节性地描述生长发育的过程，应运而生的"表观遗传学（epigenetics）"从基因、分子层面出发，可以更清晰、深入地探讨生长发育的调控机制；它强调了生命遗传信息从来就不是基因所能完全决定的，个体的发育可以在不改变DNA序列的前提下改变基因组的修饰，这种改变不仅可以改变个体的发育，而且还可以遗传下去。两者之间涉及的范围互有交叉，"渐成"从宏观的角度对发育进行观察、总结，"渐成"因素是大环境及体内各种作用的总称，而表观遗传学则是研究非基因序列改变所致基因表达水平变化，如DNA甲基化、iRNA和染色质构象变化等。随着时代的发展，"渐成"已不足以描述错综复杂的发育过程，取而代之的是更加深入、更加专业化的分子生物学、遗传学和表观遗传学等。

总之，迄今为止，任何一种理论都不能全面、深入、彻底地解释颅面生长发育及其控制的所有问题。随着科学技术的发展，每种理论和假说都在以前研究的基础上，对原有内容进行修改、补充，不断有所发展。

一方面，人类基因组计划的顺利完成，使我们已确定编码颅面结构的相关基因，相信通过研究可以为颅面生长控制的遗传学说找到直接证据。

另一方面，颅面生长控制理论的发展还表现在对控制过程的细致入微的研究中。这包括控制因素对颅面结构作用过程中的信号转导以及相应的研究手段和方法的更新。

所以，今后的颅面生长控制理论也许会使过去关于遗传和"渐成"的争论，变成环境如何、何时、在何处、以何种方式和在多大程度地影响及改变遗传；变成基因在生长过程中是如何发挥作用的；变成还有哪些因素影响着颅面生长，这种影响的发生机制是什么。最终，使之能更好地解释控制颅面生长发育的机制及影响生长发育的各种因素的作用。

（周　征　赵美英　杨　璞）

三、功能矫形的原理

功能性矫治器本身不产生矫治力,其作用是通过改变下颌位置后,使相关的咀嚼肌及口周肌受牵张,肌肉收缩产生的力传递到牙齿、颌骨及颞颌关节,促进软硬组织发生适应性变化,重建新的功能形态平衡,达到引导、调控生长及防治错𬌗畸形的目的。功能性矫治器经过一个多世纪的发展,其设计不断变化,种类增多,除少数几种固定式功能性矫治器外,大多为活动式功能性矫治器。虽然长期的临床实践已经证实用功能性矫治器可获得满意的治疗效果,但是由于矫治器种类较多,各种矫治器的作用方式不完全相同,至今对功能矫形机制的认识仍然存在一些分歧。近年来,国内外学者采用各种方法研究功能矫形治疗的效果,对功能矫形机制进行了多方面、多层次的探讨,这些临床及实验研究结果对提高功能矫形机制的认识水平有重要的意义。

现有的正畸学教科书及专著中仅对功能矫形原理进行了简单的描述,本节将结合面颌的生理、病理、生物学及生物力学等方面的内容对功能矫形的原理进行较深入的阐述。

(一)功能矫形的生理学基础

功能与形态存在相互影响、相互制约的生物学规律。各组织结构生理功能的正常行使,对促进形态的正常发育有直接的影响,特别是在儿童生长发育阶段,功能与形态间的密切关系表现得更为突出。口面复合体是一个相当复杂的多功能区域。Moss早就认为上、下颌骨的生长是对鼻咽、口腔等功能需要的反应。颌骨形态的发育,除受遗传因素控制之外,还受渐成因素等影响,颌骨周围功能腔隙的状态也是一个重要的影响因素。在出生后的发育中,功能腔隙周围肌肉的活动类型参与调节腔隙的大小和形态,并影响腔隙周围硬组织的形态发育。肌功能异常、腔隙功能异常均可导致面颌发育畸形。

功能性矫治器主要用于矫正生长期儿童早期骨性错𬌗畸形、功能性错𬌗及某些不良习惯,有时也用于矫治后的功能保持。功能矫形治疗通过改变下颌位置包括下颌下降、前伸或后退,引发神经肌肉反射活动。现代观点认为,功能矫形治疗不仅与下颌运动诸肌的功能活动水平有关,还与口面区各腔隙的功能状态密切相关。口腔、鼻咽腔功能的正常行使是功能矫形治疗重要的生理学基础。功能性矫治器通过调控肌群间协调性、重建各腔隙正常功能活动、阻断异常的生长发育,使牙弓、颌骨的异常形态得到改正和改善,并且,通过维持新的肌功能平衡协调,使功能矫形效果达到长期稳定。因此,神经肌肉、颌骨及颞下颌关节正常协调的生理活动是面颌正常发育以及功能矫形治疗成功的保证。

1. 口腔功能活动

(1)下颌运动与咀嚼功能　下颌运动包括开合运动、前后运动和侧方运动。这三种基本功能运动是通过下颌髁突在颞下颌关节腔内的转动和滑动来完成的。下颌运动依赖于神经肌肉的反应,受𬌗的约束。神经肌肉反应可以是意识反应,如咀嚼、吞咽等生理活动,也可以是下意识反应,如磨牙、紧咬牙等。𬌗的类型与颞下颌关节的结构和功能密切相关。内倾型深覆𬌗的患者,下颌运动受内倾的上切牙限制,咀嚼活动中主要以转动运动为主,这种运动方式减少了侧向力对前牙牙周组织的损害。而一侧有𬌗干扰的患者,闭口时下颌可出现偏斜绕开𬌗干扰,这种特殊的下颌运动型通过避开𬌗干扰以减少组织损伤。研究发现𬌗因素是颞下颌关节紊乱症的主要致病因素之一。𬌗障碍、关节结构及肌功能异常可影响下颌运动的类型、范围及方向,进而影响咀嚼功能的正常发挥。一些不良习惯,如长期单侧咀嚼可导致𬌗、肌肉及颞颌关节的功能异常,甚至引起关节的器质性改变。

(2)呼吸功能　正常呼吸从鼻、咽、喉、气管为通气道,在神经系统的调节下,通过呼吸肌的舒缩活动造成肺内压的周期性变化,完成呼吸功能。鼻呼吸功能的行使有利于促进面颌正常发育。鼻气道障碍的患者,如鼻中隔严重弯曲、鼻甲肥大、咽部腺体肥大及慢性鼻炎、鼻窦炎等疾病，因正常的鼻呼吸功能受影响而改用口呼吸，以口腔作为部分通气道。长期的口呼吸习惯，可影响唇、颊、舌肌的功能及位置，也使下颌位置、牙弓形态及面形受到严重影响。研究发现口呼吸患者的头位比正常鼻呼吸者更后仰，下面高明显增大，面形较长、较窄，上颌牙弓狭窄，上颌牙弓狭窄伴牙列拥挤或开𬌗。因此，恢复或重建以鼻腔为通气道的呼吸功能对矫治牙颌面畸形具有重要意义。

（3）吞咽功能　吞咽活动是儿童颌面生长发育的动力。除外周刺激引发的反射性吞咽外，吞咽也可以是一种随意动作。据报道，每人每天吞咽的次数约为 600 次，白天吞咽次数多于夜间。每次吞咽可产生 1.5 磅（680g）的压力。吞咽时，舌肌压力大于唇肌压力。正常的吞咽姿势可促进牙弓、颌骨、面部的正常发育。婴儿期因为牙齿尚未萌出，婴儿型吞咽姿势为舌向前伸位于上、下牙槽之间并与口唇接触，以维持吞咽时的下颌位置（图 2-6）。随着颌骨的发育以及牙齿的萌出，吞咽姿势由婴儿型吞咽向成熟型吞咽转变（图 2-7）。正常的成熟型吞咽姿势为上、下唇闭合，舌位于上前牙舌侧硬腭前份。若建𬌗以后仍保留婴儿型吞咽姿势，则唇不能闭合，可能导致开𬌗畸形。临床观察也发现开𬌗畸形可能是造成继发性不良吞咽习惯的原因之一。

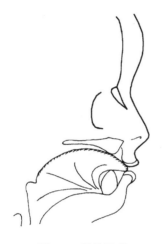

图 2-6　婴儿吞咽

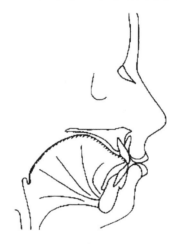

图 2-7　成熟型吞咽

（4）吮吸功能　吮吸是在口腔内形成低于大气压的一种运动。吮吸食物时，口腔内可形成 2.6～4.0 kPa（20～30 mmHg）的负压。腭裂患者口腔内不能形成正常负压，影响了进食及吞咽。不良的吮吸习惯，如吮唇、吮颊、吮指等，均在口腔内形成异常负压。长期的不良吮吸习惯可能干扰口周肌及舌肌的平衡协调关系，异常的肌力作用可导致牙颌面畸形。

2. 肌功能与形态的关系

下颌运动是口颌系统功能的动力，是依赖神经肌肉作用实现的。双侧咀嚼肌协调运动完成下颌前后、开合及侧方运动。参与运动下颌的咀嚼肌有翼内外肌、嚼肌、颞肌、舌骨上肌群（二腹肌、下颌舌骨肌及颏舌骨肌）。在各种功能活动中，咀嚼肌、口周肌及舌肌的功能与骨骼的形态存在相互影响的关系，现分述如下：

（1）翼外肌　翼外肌是颌面部重要的咀嚼肌之一，在功能矫形治疗中发挥了重要作用。人体翼外肌分上、下两头，肌纤维的起止及走向均不相同。过去曾认为翼外肌两头功能一致，是下颌前伸、侧向运动的主要肌肉，双侧翼外肌同时收缩使下颌前伸，单侧翼外肌收缩可使下颌向对侧运动。肌电技术的开展和应用，更新了对翼外肌功能作用的认识。20 世纪 60 年代，有学者提出翼外肌上、下头功能各异的观点。很多学者用肌电图证实翼外肌的上、下头是具有交互拮抗作用的一对肌肉，开口运动时，翼外肌下头收缩，闭口运动时，上头收缩。

在生长发育阶段，翼外肌的功能活动水平与髁突的生长发育有密切关系。一些学者为了解翼外肌功能对髁突生长的影响，在实验中切断或切除生长期动物的翼外肌，采用多种方法对髁突软骨生长进行了研究。如 Petrovic 和 Stutzman 在切断动物翼外肌后，用自显影的方法观察髁突的生长，发现髁突成软骨细胞有丝分裂数减少，认为翼外肌肉功能丧失影响了髁突软骨的生长。但另一些学者在类似的实验中用荧光标记、金属种植体X线检查方法进行研究，发现翼外肌对髁突生长的影响很小，他们认为由于研究手段不同，切断翼外肌后髁突的生长变化差异很大，切断翼外肌也同时终断了髁突软骨的血供，因此可能引起髁突生长减弱。而Hinton用包埋电极刺激翼外肌收缩，发现髁突3H-胸腺嘧啶核苷酸的掺入率显著增加，表明髁突软骨增殖活跃，其结果支持了Petrovic的观点，进一步证实翼外肌活动影响了髁突的生长。此外，翼外肌的功能活动水平也会影响下颌的位置，肌电研究及临床观察发现翼外肌张力过大可导致近中错𬌗，过弱可引起远中错𬌗。

（2）嚼肌　人体嚼肌的分层有不同的说法（2～4层不等），各层纤维走向不同，预示了嚼肌功能的复杂性。嚼肌收缩时，除提下颌向上之外，还有使下颌前伸的作用，是参与咀嚼活动及功能矫形治疗的主要肌肉，功能矫形治疗中前伸下颌及打开咬合均使嚼肌受牵拉。临床观察发现嚼肌张力过大时，磨牙牙槽骨的生长受抑制，容易导致深覆𬌗。而垂直生长型的高角患者，嚼肌的肌力较弱易于形成开𬌗。

（3）颞肌　颞肌呈扇形，肌纤维分前、中、后3部分。颞肌收缩时提升下颌，产生闭口动作。后份肌纤维收缩使下颌后退。颞肌主要作用是维持下颌姿势位。研究发现安氏Ⅱ类1分类患者在姿势位时颞肌后份肌电活动增强，说明颞肌后份纤维的功能状态对下颌位置有一定的影响。

（4）二腹肌　二腹肌属舌骨上肌群，分前、后二腹。当舌骨不动时，二腹肌收缩，在其他降下颌肌协同作用下可使下颌下降，帮助张口。肌电研究发现，二腹肌前腹在张口及前伸运动时活动明显。但在其他运动中的表现，因受颌舌骨肌及颏舌骨肌的影响，二腹肌前腹的特殊作用不够明显。

在安氏Ⅱ类1分类错𬌗的临床及实验研究中。翼外肌、嚼肌、颞肌后份、二腹肌前腹常被视为前伸下颌的主要肌群进行研究。

（5）口周肌　与功能矫形密切相关的口周肌主要是口轮匝肌和颊肌，主要作用是闭唇、参与咀嚼及语言活动。唇的位置及形态与口轮匝肌的张力有关，唇肌功能不足，可表现为唇松弛，唇外翻，导致上前牙前突。相反，唇肌张力过大，可引起前牙内倾。而颊肌张力过大，可影响牙弓宽度发育，出现牙弓狭窄，牙列拥挤。

（6）舌肌　舌肌参与咀嚼、语言、吞咽等活动。舌肌的功能活动水平影响牙弓内外肌力的协调性。长期的不良舌习惯，导致舌肌功能异常，容易引起牙齿及颌骨的畸形。如伸舌习惯，可在局部形成开𬌗，严重者使下颌前移，造成下颌前突畸形。除舌的功能影响之外，舌的姿势位、大小、形状与硬组织形态也有密切关系。婴儿时期，舌的位置靠前，舌尖位于前牙龈垫之间，行使婴儿型吞咽。随着切牙的萌出，舌的位置后退，舌尖位于切牙之后，约在2～4岁建立正常的成熟型吞咽。Moyer和Linder-Aronson研究发现，鼻气道障碍及慢性扁桃炎症导致腺体肥大的患者，因改用口呼吸方式，舌的位置前移。研究还发现在不同的错𬌗患者，舌的姿势位、大小、形状均有差异，Ⅱ类1分类的患者，舌根较平，舌背较高呈弓形，舌尖后缩。Ⅲ类患者，舌背较低平，舌尖前移。如Balters特别强调舌和口周肌间的协调作用，认为牙弓的外形受牙弓内肌力环境的影响。舌的位置和功能异常是引起各类错𬌗畸形的重要原因。此外，舌体过大的患者，除造成发育功能异常之外，对牙弓宽度发育也有影响。

3. 下颌运动的神经调控

（1）神经支配　下颌运动是通过神经系统的兴奋而作用于有关肌肉产生的，运动下颌的所有肌肉均受三叉神经支配。三叉神经包括眼神经、上颌神经及下颌神经三个分支，眼神经及上颌神经为感觉神经，下颌神经为混合性神经，运动纤维支配咀嚼肌，其中翼外肌神经支配翼外肌上下头、嚼肌神经支配嚼肌，颞肌神经支配颞肌，下颌舌骨神经支配二腹肌前腹。

（2）感受器　感受器是指能感受人体内外环境中的物理或化学变化并将其变为神经兴奋的神经末梢装置。感受器分三类：外感受器接受触、温、压等刺激；内感受器接受饥渴、疼痛等感觉；本体感受器接受位置、压力、运动等感觉。口颌系统的感受器分布在牙周膜、咀嚼肌、颞颌关节、口腔黏膜及口周皮肤等组织内，传递各自环境变化的信息。研究发现感受器的特异性与其神经末梢的数目有关。位于牙周膜的感受器能感受牙体受力的大小、方向,有反射性调节牙合力的作用。牙周膜的痛觉感受器可保护组织免受伤害性刺激。咀嚼肌有肌梭和高尔基腱器官两种本体感受器,能感受肌长度及张力的变化。肌梭位于肌腱膜处,对肌肉的伸展敏感。研究发现肌梭的数目与肌肉功能有关,升颌肌内含有大量肌梭,而降颌肌内的肌梭则较少。高尔基腱器官与肌梭不同,是一种张力感受器,位于肌肉和肌腱的接合处,它对避免肌肉过度牵拉起保护作用。

(3)神经反射　神经反射是在中枢神经系统参与下,机体对内外环境刺激的规律性应答。反射活动的基础是反射弧,包括感受器、传入神经、中枢神经、传出神经和肌肉。三叉神经含传入纤维和传出纤维。传入纤维将感受器接受的信息传至中枢神经系统,经分析整合后再将信息传至肌肉,从而完成神经系统反射性调节、协调肌肉活动的过程。例如,当肌伸展时,肌梭将肌长度变化的信息经传入纤维传入中枢,再由此传出指令使该肌反射性收缩,以维持肌的原有长度。高尔基腱器官中有无髓鞘神经纤维,当肌肉的张力因等长收缩而增加时,腱器官受刺激发放神经冲动并传至中枢,反射性抑制肌肉收缩,使肌肉维持在一定的张力水平。牙周膜、咀嚼肌及颞下颌关节本体感受器的共同协调作用使下颌保持一定的姿势位。

(二)功能矫形的生物学基础

1. 骨组织的生物学特性

(1)骨的组成及细胞的作用　骨组织是一种支持性结缔组织,由骨细胞、纤维和基质组成。骨组织的细胞有骨祖细胞、骨细胞、成骨细胞、破骨细胞。目前,认为骨组织特有的细胞是成骨细胞和破骨细胞,因为骨细胞源于成骨细胞,而成骨细胞又源于骨祖细胞。骨细胞的作用是产生、维持和改建矿化骨基质,骨基质中的胶原纤维经与黏多糖、羧基磷灰石结合使骨成为坚硬而有一定弹性的结构。

成骨细胞位于骨外膜的新生层和骨内膜。成骨细胞的主要功能是形成纤维和分泌基质,其自身埋入基质成为骨细胞。破骨细胞活跃于骨吸收的部位,参与骨吸收过程。破骨细胞是多核巨细胞,

释放溶酶体酶,分解骨组织的有机成分,并促使局部产生酸性物质溶解骨盐。关于破骨细胞的来源,说法不一,目前认为源于血液中的单核细胞。

(2)骨膜　骨膜是覆盖骨表面的一层致密结缔组织膜。其外层的胶原纤维称为骨外膜。骨内膜衬附在骨髓腔面,由网状细胞构成。骨髓具有活跃的生骨潜能,骨髓中的网状细胞可转化为骨细胞,参与骨的形成和吸收。骨膜可作为肌腱的附着,使骨与肌肉相连接。骨膜的主要作用是生骨。在骨损伤后,骨膜有修复骨的作用。

(3)骨缝　颅面骨骼结构通过骨缝组织相互连接。骨缝处的骨边缘形态可分为端端相对和末端镶嵌两种类型。骨缝中的胶原纤维插入两侧骨组织内起连接作用。骨缝中还有丰富的细胞,如成骨细胞、破骨细胞、骨细胞、成纤维细胞和纤维细胞等。在颅面部的生长发育中,骨缝是活跃的骨生长区,通过骨缝处骨边缘的骨沉积和骨吸收,使骨的形态、结构、体积和位置发生改变。在正畸矫形治疗中,矫形力通过牙齿及其周围结构传递至骨缝,改变了骨缝内应力分布,在骨缝处形成相应的压力区或张力区,引起骨缝细胞活性变化,在两侧骨边缘形成骨沉积或骨吸收,维持骨缝原有的宽度相对不变,达到刺激或抑制颌骨生长、促进颌骨形态变化的治疗目的。

(4)软骨　软骨由软骨细胞及间质构成。前成软骨细胞分裂并合成细胞基质,形成软骨组织,前成软骨细胞来源于成骨细胞。软骨分原发性软骨与继发性软骨,原发性软骨的生长受遗传控制,继发性软骨的生长除受遗传控制之外,还受环境因素变化的影响。下颌髁突软骨是继发性软骨,局部物理化学因素、激素及细胞因子等的变化均可影响髁突的生长量及生长方向。

(5)骨的生长与改建　在胚胎早期,各个骨器官经软骨内成骨和膜内成骨逐渐骨化并发育成形后,主要通过 3 种调控机制继续骨组织的生长发育:骨生长(bone growth)、骨塑建(bone modeling)和骨重建(bone remodeling)。骨生长主要是指长骨的生长;骨塑建的主要功能是形成和维持骨组织的外部形状;骨重建则是把骨生长和骨塑建过程中形成的网状骨转换为板层骨,使其具有相应的生物力学功能。骨组织(包括颅面骨骼)通过这 3 种机

制不断增加骨量,使其结构和力学强度足以承受随着生长逐渐增长的外力负荷。其中,在生长期中,颅顶骨、上、下颌骨均过骨塑建完成其体积的增大以及特殊外形的形成;骨重建把骨生长和骨塑建过程中形成的网状骨转换为板层骨,使其具有相应的代谢和生物力学功能。而成年后,骨重建成为惟一起主导作用的生物调控机制,通过自我更新来取代损伤或不适应机械效应的骨质及结构,以维持骨力学强度的完整性。这种骨改建的生物学特征奠定了功能矫形治疗的生物学基础。

2. 牙周组织的生物学特性

牙周组织包括牙槽骨、牙周膜、牙骨质及牙龈,这些结构将牙齿固位于牙槽窝内,支持牙齿发挥功能活动。

(1)牙槽骨 牙槽骨是颌骨包绕牙根周围的突起部分,由固有牙槽骨、皮质骨和松质骨组成。牙槽骨坚硬但又有很强的可塑性,是全身骨骼中最活跃的部分。牙槽骨通过增生和吸收两个过程,在人的一生中不断进行改建,以适应功能变化的需要。牙槽骨的改建形式因力的性质而不同,受压时牙槽骨吸收,受牵张时牙槽骨增生。

(2)牙周膜 牙周膜是连接牙与牙槽骨的结缔组织,使牙齿悬吊于牙槽窝内,并传导、调节咬合力。牙周膜是全身最活跃的结缔组织。牙周膜富含细胞、血管、神经。牙齿受侧向力时,在牙周膜上形成相应的压力区和张力区,牙周膜中的未分化细胞的活性增加,分化成为合成性细胞或吸收性细胞。在压力区,牙周间隙变窄,血管受压,局部产生玻璃变性,胶原纤维和基质降解吸收,破骨细胞分化增加,随后,玻璃样变性区域以肉芽组织进行修复。在张力区,牙周间隙变宽,纤维被拉伸,胶原纤维和基质的合成增加,成骨细胞的分化增加。

(3)牙骨质 牙骨质覆盖于牙根表面,是一种特殊的钙化组织。随着年龄的增大,牙骨质缓慢地沉积。由于牙根表面有一层未钙化的类牙骨质覆盖,其抗压性比牙骨质更强。在持续温和的矫治力作用下,通常有牙槽骨吸收,牙骨质无吸收或仅有少量吸收。矫治中局部轻微的牙骨质吸收可通过类牙骨质的钙化进行修复。

(4)牙龈 牙龈是口腔黏膜覆盖于牙颈及牙槽嵴的部分,由上皮层和固有层组成。牙龈可分为游离龈、附着龈和龈乳头3部分。牙龈的形态可随着牙移动而改变。在正畸治疗过程中,牙龈纤维的改建速度慢于牙周膜纤维,尤其是嵴上弹力纤维改建极慢,这是造成复发的原因之一。

(三)功能矫形的生物力学基础

1. 口周力

(1)正常口周力 口周力是牙弓内外唇(颊)舌肌对牙齿产生的压力。研究证实,正常𬌗人在姿势位及功能运动状态下口周肌对牙齿均存在压力。姿势位时口周力较小,功能运动状态下力值增大,吞咽时最大。此外,口周力还受头位的影响。

19世纪末有学者提出牙弓内外肌动力平衡理论,认为正常𬌗由于牙弓内外肌压力相等,使牙弓得以正常发育。然而,进一步的研究表明,正常𬌗牙弓内外各肌压力值并不相等,姿势位时唇颊肌压力大于舌肌压力,功能位时舌肌压力大于唇颊肌压力,因此有学者认为牙弓内外的动力平衡实际上是口周肌力、外界压力、𬌗力及牙周结构之间相互协调的结果,提出用牙弓内外肌压力的"协调理论"来代替传统的"平衡理论"。

(2)口周力对牙颌的影响 口周肌压力是影响面颌发育及造成牙颌畸形的重要因素之一。口周肌压力对牙颌的影响决取于口周肌力值的大小、力的方向和作用时间。一般认为过大或过小的肌压力均可导致牙颌畸形的发生。基于此,很早以前就有学者采用肌功能训练法来恢复肌肉的正常张力,达到矫治牙颌畸形的目的,临床证明采用该方法可取得显著的疗效。

现代观点认为口周肌压力与牙颌形态有相互影响、相互协调的关系。在建𬌗及生长发育阶段,异常的口周肌力可影响牙位、牙弓形态及颌骨位置,导致牙颌畸形。在错𬌗患者中,畸形的牙颌形态又决定了异常的肌压力。正畸治疗特别是功能矫形治疗通过矫治器消除异常肌压力,使口周肌及咀嚼肌得到功能训练,重建新的肌功能协调关系,以保持牙位、牙弓形态及颌骨位置的稳定性。如FR和Bionator就特别注重颊肌肌力的消除和充分利用舌肌的作用。

2. 牙周组织的力学特点

牙周膜具有支持牙齿、传递、吸收和分散𬌗力的重要力学功能。在牙周膜的各部位,由于功能不同,其纤维的大小、数量及排列方向也不同,这与牙齿的受力情况有关。牙齿受侧向力时,部分纤维受牵拉,而受垂直向力时,几乎全部纤维呈紧张状态。生理状态下,牙周膜存在功能性及增龄性变化。青年人咀嚼力强,牙周膜较厚,纤维粗大。随着年龄增大,咀嚼力降低,牙龈退缩,牙周膜面积减少,纤维稀疏。功能废用的牙,牙周纤维较细。此外,牙周膜中的神经末梢,能感受牙体受力的强度和方向,促进口颌系统的反射性调节。

牙槽骨骨小梁的排列也与咀嚼压力相适应。如磨牙根间牙槽骨的骨小梁呈水平向排列,而根尖区则多呈放射状排列,以有利于力的传导。此外,骨小梁的形态及数量也与牙的功能有密切关系。功能大则骨小梁粗、数量多。在牙槽骨的改建活动中,其改建方式与受力方向有关,受压侧牙槽骨的吸收,牵引侧牙槽骨增生。

3. 颌骨及颞颌关节的力学特点

颌骨骨松质中的骨小梁排列与咀嚼压力及肌力相适应。如在下颌骨,骨小梁排列成一定方向的牙力轨道和肌力轨道,传递咀嚼力(图2-8)。在上颌骨承受咀嚼压力的主要部位,骨增厚形成支柱结

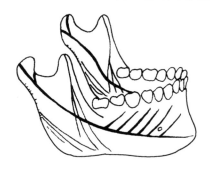

图2-8　肌力轨道和牙力轨道

构,支持咀嚼力。颌骨的皮质骨含胶原纤维和羟基磷灰石。胶原纤维能抗拉伸,羟基磷灰石能抗压缩,使颌骨兼有较强的抗弯能力和硬度。

下颌骨通过颞颌关节与颅底相连,在咀嚼及其他功能活动中,下颌骨均起着重要的作用。由于下颌骨上有较多咀嚼肌附丽,肌肉收缩使下颌骨以颞颌关节为支点发挥生物杠杆作用,同时也将所承受的咀嚼压力经髁突传至颅底。颞颌关节是受力关节,关节盘可缓冲、分散咀嚼压力,关节韧带可防止关节过度活动,避免组织损伤。

4. 矫形联合治疗的生物力学

(1)功能矫形力　功能矫形力通过功能性矫治器引发神经肌肉反射性调节而产生,是来自肌肉的收缩的自然力,完全不同于机械附件及弹性材料产生的力。功能矫形力的力值温和,既有利于组织的生长发育及改建,又不会导致组织的病理性损害。功能矫形力是间歇力,昼夜戴功能性矫治器,可延长力的作用时间,提高矫治效能。功能矫形力的大小与𬌗重建时下颌移动的距离及垂直打开高度有关。研究发现,下颌每向前移动 1 mm,可产生约 100 g 的力,若下颌垂直打开 8 mm,可产生高达 500 g 以上的肌肉牵拉力。功能矫形力的调控主要通过牙周膜、肌肉及颞颌关节的本体感受器的调节反应来完成。

(2)口外矫形力　口外矫形力是由头帽、颏兜、面框及弹性附件等口外支抗矫治器产生的矫治力。一般来说,口外矫形力的力值较大,属间断力。临床上,对替牙期颌间关系严重失调的患者,常采用功能矫治器与口外牵引联合治疗。例如,骨型Ⅱ类畸形用头帽及肌激动器进行联合治疗,其目的是加强对颌骨生长的调控。

(王　昕　谭理军)

四、功能矫形治疗牙颌面的变化

牙颌面的矫形治疗是口腔正畸治疗的常用方法之一。矫形治疗的方法主要包括功能矫治器、前导上颌、抑制上颌、前牵引下颌、后牵引下颌,以及

上颌的扩弓矫治等。其中用功能矫治器改变下颌姿势位,改善口颌系统肌群的功能状况,应用肌收缩力刺激颌骨发生适应性生长改建,从而达到矫治

牙颌畸形的目的,称为功能矫形治疗。大量研究表明,矫形治疗后,颅骨的变化较少,主要是面颌的变化,而颌骨的生长发育变化,反映了矫形治疗的骨骼效应,是临床正畸医师十分关心的课题之一。了解颌骨在矫形治疗后的变化,有助于临床医师了解矫形治疗的机制,从而可以更有效地控制矫形治疗时的力以及力的方向,做到有的放矢,取得良好的临床矫治效果。

(一)矫形治疗后上颌骨的变化

研究表明,很多Ⅱ类错𬌗和Ⅲ类错𬌗的形成及发展与多种因素有关,而上颌发育异常是其中的因素之一,因此了解矫形治疗后上颌骨的变化情况有助于我们掌握Ⅱ类和Ⅲ类骨型畸形的矫形治疗机制。从生长发育的知识我们知道在上颌骨周围有许多骨缝,其中额颌缝、颧颌缝、颧颞缝、翼腭缝是四条近似平行的骨缝,它们的生长可使上颌骨的长度、宽度和高度增加,它们对于上颌前牵引和后牵引治疗起着重要作用。而骨缝的性质和特点决定了骨缝组织在外力作用下可以发生改建,这正是上颌骨矫形治疗得以进行的解剖生物学基础。

1. 骨缝的性质和特点

骨缝是存在于两骨之间的结缔组织或软骨结构,由纤维组织和成骨层组成。其中,纤维组织主要是由胶原纤维以及骨表面的夏普(Sharpy)纤维组成。从宏观结构看,骨缝处骨边缘形态有两种基本类型:端端相对型和末端交叉镶嵌。对骨缝的比较研究表明,各条骨缝的形态均不相同,即使是同一骨缝也可能有多种形状。随着年龄的增大,骨缝内纤维的密度和厚度逐渐增大。直到生长停滞时,纤维束横向跨过骨缝连接处,并逐渐被骨性连接所取代,骨的连接更加坚固紧密,最后融合。这也是上颌骨的矫形治疗须在生长发育期即融合前进行的原因之一。值得注意的是,不仅各骨缝的融合时间不一致,就是同一骨缝内部的不同部分的融合进程也存在着差异。腭中缝口腔侧的骨缝融合速度快于鼻腔侧,上颌骨骨缝的后端早于前段融合。

从组织结构来看,骨缝由纤维和细胞构成。Weinmann 和 Sicher(1955 年)将骨缝组织分为3层:靠近两侧骨边缘的为致密结缔组织层,中间层为含丰富细胞和血管的疏松结缔组织。Pritchard

(1956 年)将骨缝进一步分为 5 层,而 Enlow(1982年)甚至将其分为 7 层。不同部位骨缝的结缔组织纤维和细胞成分的比例、纤维排列方向各不相同,以适应不同的功能需要。骨缝中的细胞可分为2 大群,一是骨细胞群,包括骨细胞、破骨细胞和成骨细胞;二是纤维细胞群,包括纤维细胞和成纤维细胞。骨缝内细胞成分的功能状态、活性变化反映了骨缝的功能结构特点及骨缝对外界刺激的反应特性。生长期的骨缝组织内以含大量的成纤维细胞为特征,功能活跃的成骨细胞在骨边缘持续形成新骨,成熟的骨缝组织中则主要以纤维为主,细胞成分少,并处于相对静止状态。骨缝中纤维组织的排列方向,导致密度和粗细与骨缝的功能状态密切相关。骨缝组织是被动生长区,Moss 认为,骨缝的生长是由其周围功能性基质决定的,Van Limborgh 也认为骨缝的生长受少量的遗传因素和大量的后天局部因素所控制,后天的局部因素来源于邻近的结构,受局部的张力和压力影响,也就是说,骨缝的生长、改建可以受到外部因素包括机械力的影响,受张力发生骨沉积、受压力发生骨吸收。从生物力学来看,骨缝组织是粘弹性组织,它可以传递和分布矫形力。研究发现,当机械力作用于颅面复合体时,被吸收传导并转化为"继发力"(secondary force),引起机械性组织反应以及组织移位、变形和内部应力分布,再进一步传导至细胞和细胞间质,从而引起颌骨移位等组织改建的发生。至于力传导到细胞组织的具体机制尚不十分清楚,推测cAMP、前列腺素以及细胞因子可能有一定的作用。生物力学的研究表明,骨缝在矫形力的传递和分布中起了重要的作用,这不仅与矫形力的部位、方向和大小有关,而且与骨的几何形状,骨缝的走行方向及生物力学特性均密切相关。

总之,骨缝的性质和特点决定了骨缝可以在外力作用下发生生物学改建,这就提供了临床矫治效应的生物学依据。

2. 快速扩弓后上颌骨的变化

快速扩大上颌牙弓是牙面矫形治疗中较早使用的一种矫治方法。它通过机械力扩大腭中缝,以治疗上颌牙弓缩窄所致的后牙反𬌗、牙列拥挤和鼻腔通气障碍。大量研究表明:使用较大的机械力能够通过支抗牙的牙周组织,将力传递到腭中缝,引起腭中缝的分离,张力刺激骨缝组织发生适应性改建,恢复至正常结构,从而保护已扩大的上颌基骨弓的稳定,达到增加上颌牙弓宽度的目的。

(1)腭中缝的变化　研究表明,快速扩弓时,腭中缝变宽,胶原纤维被拉伸。在受力初期,组织出现炎症损伤反应,表现为水肿,成纤维细胞变性坏死,胶原纤维断裂,细胞内有氧代谢酶类活性下降,而无氧代谢酶类活性升高;后期出现组织修复及骨增生反应,胶原增生,成纤维细胞功能活动增高,新沉积的骨方向与力方向一致。腭中缝在张力的刺激下,出现成纤维细胞、成骨细胞和破骨细胞的增生,成骨细胞在骨缝边缘成层排列,相应骨髓腔侧则出现较多的破骨细胞。增生细胞的代谢酶活性升高,与新骨形成有关的成骨细胞碱性磷酸酶活性也明显升高,表明骨缝组织进行修复性改建;在骨缝边缘成骨细胞积极形成新骨组织,相应髓腔侧破骨细胞吸收陈骨,以保持骨缝的正常形态。这种组织改建的过程符合骨缝受压力发生骨吸收,受张力后发生骨沉积的骨塑建过程。许多研究发现,骨缝的这一生物力学特点和正畸力作用下牙周组织的改建过程的机制相似。Chang等研究发现,腭中缝在矫形力作用下,出现充血、坏死和典型的创伤修复表现。然后随着血管化的建立,伴随着在血管周围(主要是静脉)的周细胞逐渐分化为成骨细胞,从而启动成骨过程。伴随着腭中缝扩大,使上颌骨颊向移位的同时,后牙也发生颊向移动使牙弓扩大。一般认为,小的矫治力常引起牙的颊向移动而很少有骨缝的分离。早期应用重力可使牙弓迅速增宽,且牙弓增宽的绝大部分是由于腭中缝扩大至上颌骨颊向移位所致。不过,重力的一个显著副作用是对牙周组织往往会产生严重的破坏。因此,快速扩弓力量的选择,主要决定于支抗牙牙周组织对压力的耐受性,应尽量将矫治力分散在多个支抗牙上,以便能得到更多的腭中缝分离,更多的基骨弓的扩大,而又不致造成支抗牙牙周组织的过度破坏。

(2)扩弓治疗的其他组织变化　许多学者对快速扩弓后的支抗牙根表面进行了超微结构的变化研究,发现扩弓力量会引起支抗牙牙根表面的广泛性吸收和根尖的丧失,使牙根长度缩短;但经分析认为牙根尖的丧失仅占牙根的很小比例(5%~10%),不会影响牙根的功能和寿命。Starnbach认

为快速扩大牙弓的力对支抗牙牙周组织有明显影响。扩大2周的动物牙腭侧牙周韧带明显牵张而颊侧结构紊乱,出现无细胞区,牙槽骨表面不规则,出现扇形吸收区。这种改变沿着整个牙根表面出现,提示快速扩弓时牙做整体移动。继续扩大加力后3个月,牙周组织的反应更加严重,显示颊侧牙槽骨板的广泛吸收和全面改建,腭侧未见新骨沉积,牙周膜破坏严重。保持3个月后,牙周支持组织出现改建,牙周纤维和细胞成分逐渐恢复正常,可见有新牙槽骨的沉积,提示牙弓快速扩大后须有一定的保持时间,一般3个月左右,方有利于牙周组织的恢复和扩弓效果的稳定。快速扩弓对面部骨缝也有一些影响。动物实验表明,蝶枕联合,额顶缝,人字缝也被分离并伴有相应的骨移位和改建。有些研究发现,鼻额缝,颧颌缝,颞颌缝也发生了明显的组织改变,缝隙加宽,细胞活性增强,血管增多,骨缝边缘有新骨沉积,保持一段时间后逐渐恢复改建为正常的骨缝结构。除此之外,Parr利用种植体施力扩大骨缝的研究发现,在对骨缝施加矫形力之后,骨塑建不仅发生在骨缝,同时骨缝周围的骨块也会发生适应性改建。

(3)扩弓治疗的时机　临床研究已表明生长发育期之后用机械力扩大上颌腭中缝是很困难的,成人的腭中缝因骨化而不能被扩大。扩大上颌弓只适用于生长发育期的青少年患者。Melsen(1975年)研究认为腭中缝的水平向生长可持续到16(女)~18(男)岁,也就是说16岁左右骨缝开始融合,25岁则完全骨化。因此,快速扩大上颌在青春前期效果较好,16~18岁以后扩弓效果较差,25岁以后不能用正畸矫形治疗扩弓而只能依靠手术。

目前,常用的快速扩大上颌弓的装置是螺旋扩大器,一般在两侧第一双尖牙及第一磨牙上做带环,螺旋扩弓簧置于腭中缝处,用塑胶或钢丝支架与带环相连,固定于上颌。患者每天加力2次,每次转动螺旋90°,速度为0.5~1 mm/d,2~3周完成,中切牙可出现间隙。在2周内扩大的10 mm中,骨效应占8 mm,牙效应占2 mm。而慢速扩弓速度为0.5 mm/周。快速扩弓和慢速扩弓在2周的时候差别大,快速扩弓优于慢速扩弓。但是快速扩弓之后需要较长时间的维持和修复。在10周之后,慢速扩弓和快速扩弓的效果相似,但是慢速扩

弓的损伤小于快速扩弓。此时,需要保持 3 个月以上,否则容易复发。

3. 前牵引矫形治疗后上颌骨的变化

Ⅲ类骨性畸形的临床矫治一般比较困难。目前,主张早期对轻、中度骨性Ⅲ类错𬌗进行矫形治疗,其中最有效的手段便是前牵引上颌。对于上颌发育不足或位置后缩的Ⅲ类畸形,前牵引上颌可以促进上颌的生长发育,改变上、下颌骨的关系,改善Ⅲ类患者的面形,从而取得良好的疗效。在此,我们仅重点讨论前牵引后的组织变化及生物力学研究。

(1)前牵引的动物实验研究　前牵引上颌的动物实验发现,上颌骨能被牵引向前,但伴有上颌逆时针旋转。这种现象的生物学机制及鼻上颌复合体周围骨缝在牵引过程中的适应性改建行为引起了学者们的关注。骨缝的性质和特点,它的生长改建可以受到外部环境包括机械力的影响。前牵引灵长类上颌的动物实验表明:上颌骨周围骨缝出现了明显的组织学改建,但不同的骨缝反应也各不相同,且同一骨缝因各段骨缝的走向不同其反应也不一样。前牵引猴上颌时发现颧颌缝被拉开,成骨功能活跃,缝内的小骨突也有成骨区和破骨区,该缝的下后段张开更明显,成骨更活跃。颧颌缝的前上段是压力区,后下段是张力区,力的方向越斜向前上,该缝的前上段压缩越明显,提示缝的改建与上颌骨的旋转中心有关;颧颞缝也被拉开,纤维拉伸方向与颧弓平行略向前下;颧额缝、额颌缝是压力区,骨表面也有压力和张力区,颧弓外表面吸收,内侧成骨,颧弓变平变长。总之,骨缝的改建与牵引力方向有关,纤维的拉伸方向与前牵引力的方向基本相同;靠近前段的骨缝及骨表面是压力区,产生骨吸收,而后段的骨缝则是张力区,产生骨沉积,于是,上颌骨发生逆时针旋转,而额骨是上颌逆针旋转的支抗。骨缝内部的骨突形成许多骨吸收区和沉积区,使骨缝的改建复杂多样。牵引力量的大小不能完全决定骨缝改建的程度及方式,力的方向和持续时间才是决定骨缝改建及上颌骨逆时针旋转的根本原因。

前牵引上颌的动物实验表明:上颌骨周围骨缝的生物学改建行为是临床效应的生物学基础依据。

(2)前牵引上颌骨的生物力学研究

1)上颌复合体及上颌牙弓阻力中心位置的研究:上颌复合体在矫形治疗中,因矫形力的部位和方向不同,使上颌产生水平向前或向后移动的同时,产生垂直向上或向下的移动。对于调整颌骨的前后矢状关系以及垂直关系都是至关重要。而上颌复合体受矫形力后的移动趋势,取决于力的作用线和阻力中心的位置关系。一般认为,当外力线通过骨块阻力中心时,骨块将发生平动;当外力线不通过骨块阻力中心时,将发生平动和转动共同构成的复合运动。赵志河等采用三维有限元法具体测定了阻力中心的位置。上颌牙弓的阻力中心在正中矢状面上,高度约在双尖牙根尖,前后位置在第二双尖牙。上颌复合体的阻力中心在正中矢状面上,高度约在梨状孔下缘,前后位置在第二双尖牙和第一磨牙之间。当牵引力方向为𬌗平面下 37°(-37°)时,牵引力线既通过上颌复合体的阻力中心,又通过上颌牙弓的阻力中心,此时上颌牙弓和上颌复合体将沿牵引线平动,矫形力将发挥最大的效率。若牵引力线通过上颌牙弓和上颌复合体阻力中心的同侧,二者将发生同向的逆时针或顺时针旋转。例如,当对反𬌗伴开𬌗倾向的患者做前牵引矫形治疗时,应使上颌牙弓和上颌复合体同时顺时针旋转,从而改善面形。若牵引线通过上颌牙弓及上颌骨复合体阻力中心之间,二者将发生相对旋转。例如,当矫治反𬌗伴深覆𬌗患者时,可针对其形成机制设计前牵引的方向,促使上颌复合体逆时针旋转,上颌牙弓顺时针旋转,从而改善深覆𬌗并纠正反𬌗。总之,临床上应根据畸形的情况决定矫形力的牵引线与上颌复合体及上颌牙弓的阻力中心的位置关系,从而有效地控制矫形治疗的效果。

2)上颌骨周围骨缝的应力分布状态:研究表明,颅面结构对矫形力的反应分为初期阶段和继发阶段。继发阶段是骨缝及周围骨组织的组织学改建阶段,也即前述的动物实验研究及临床研究;初期阶段是骨的位移在骨缝界面产生压应力、张应力和剪切应力,这些应力是组织学改建的始动因素。

许多学者采用应变仪技术、光弹技术、激光全息干涉计量技术和有限元法进行了大量的研究,表明骨缝在矫形力的传递和分布中起了十分重要的作用。De Alba 的研究发现,前牵引上颌时,颧颌缝、鼻筛缝、颧颞缝及整个上颌骨都有应力分布,且因骨缝的走向变化,在同一骨缝内常同时存在张力区和压力区。Hata 的研究证明,前牵引上颌时,其周围骨缝是张力区或压力区与牵引力的方向密切相关。平行于𬌗平面加力时,上颌结节、后腭部及颧颌缝等处为张力区,而前腭部、面中份表面、额颌缝等为压力区,上颌产生逆时针旋转。在腭平面水平之上加力时,颧颌缝及前腭部为压力区,额颌缝出现张力,上颌几近平行前移。在 FH 平面之上 10 mm 加力时,颧颌缝上份出现张力,而蝶额缝、颧颞缝出现压力,上颌顺时针旋转。Jackson 的研究表明,骨缝的反应除与牵引部位、方向和大小有关外,还与骨缝距矫治力的距离及骨缝走行方向等有关。张桂花的研究发现,力从牙列向颌骨及周围骨缝的传递过程中,有逐渐衰减的趋势,骨缝对力的衰减程度取决于力的方向和骨缝走向之间的关系,当力与骨缝纤维拉伸方向一致时,骨缝对力的衰减不明显。赵志河的有限元研究表明,矫形力在由牙列向上颌骨及其周围骨的传递过程中,有逐渐衰减现象,越近压力区,应力值越大,离压力区越远,应力值越小;但骨缝处的应力衰减则不明显,甚至有的还有增加,这与传统的骨缝处应力逐渐衰减的观点有矛盾,尚有待进一步研究。总之,研究矫形力在骨缝中的应力分布状态,对于临床治疗方向的选择和完善,治疗效果的预测有重要意义。

4. 后牵引矫形治疗的上颌骨变化

上颌骨的生长方向是前下生长,而用于Ⅱ类错𬌗畸形的后牵引矫形治疗的目的是抑制上颌骨的发育,其作用方向与生长方向正好相反,因此所需的力量较大,后牵引时上颌骨周围骨缝主要是压力区,骨缝被压缩,产生骨吸收,从而改变了上颌骨的生长方向,使上颌骨向后旋转和向后移动。因此,上颌复合体受抑制,向前生长减少。后牵引的支抗可选择头、枕、颈,依据牵引力的不同方向选择相应的头帽。矫治器可选用口外弓或 J 钩等。当用顶枕支抗做高位牵引时,可在抑制上颌向前发育的同时抑制后牙槽高度的生长;当用颈支抗做低位牵引时,可使后牙槽高度升高。用口外弓从第一磨牙向后牵引时,牵引方向由功能𬌗平面上 +30° 到功能𬌗平面下 -30° 范围,上颌骨和颧骨将呈顺时针旋转。因此,对覆𬌗较深或上颌骨生长方向顺时针旋转者,为了避免后牵引时的顺时针旋转,应采用向后上 30° 以上的矫形力;而对有开𬌗倾向或上颌骨

生长方向逆时针旋转者,为了借助后牵引时的顺时针旋转,应采用与功能𬌗平面平行或向下的牵引角度。至于后牵引的作用部位,一般从第一磨牙牵引。若从尖牙牵引,则其引起的上颌复合体的顺时针旋转较小。

关于骨缝的矫形治疗的最佳施力方式到现在还不清楚,目前临床使用的刺激或抑制骨缝生长的治疗装置产生的都是持续的静压力或静拉力。Mao、Kopher 等的实验研究发现,当使用循环的周期性矫形力时,只需要很短的治疗时间可以取得很好的矫形治疗效果。在他们的研究中,连续 12 天仅仅使用 10 分钟的周期性矫形力,就可以取得比最大强度和持续时间的持续性力更大的矫形效果。因此,对骨缝矫形治疗的生物力学特性和施力方式还有待进一步的研究。

(二)矫形治疗后下颌骨的变化

Ⅱ类错𬌗畸形是临床上常见的畸形,它可表现为上颌发育过度或下颌发育不足或二者兼有。其中,因下颌发育不足机制所致的Ⅱ类畸形所占比例最大。为了促进患者下颌的发育,改善面形,临床上常用功能矫治器使患者下颌前伸,改善侧貌,促进下颌骨的生长,从而治疗Ⅱ类错𬌗。下颌骨的生长涉及许多方面,包括下颌支、体、髁突、关节盘、韧带和肌肉等,其中髁突是下颌骨中最重要、最活跃的生长区,许多学者对它进行了深入细致的研究。

1. 颞下颌关节的正常解剖生理特点

颞下颌关节是由下颌骨髁突、颞骨关节窝、居于二者之间的关节盘、关节周围的关节囊和关节韧带所组成,它是人体中最复杂的关节之一,行使着复杂的生理功能。

(1)下颌骨髁状突 髁突呈椭圆形,其内外径约为前后径的 4 倍。两侧髁突的水平轴的延长线相交于枕骨大孔之后成 145°~160° 角。此结构使下颌在侧方运动时不容易脱位。既有一定的灵活度,又有一定的制约性。从侧面观,髁突可分为前后两个斜面。前斜面较小,应力分布研究表明,皮质骨应力集中区域位于髁突前斜面中、外 1/3 部分,它为关节的负重区,是功能面。后斜面较大。从后面观,髁突可分为内外两个斜面。内侧斜面与侧方运动的非工作侧有关,外侧斜面与侧方运动的

工作侧有关。髁突表面覆盖有一层透明软骨,称为髁突软骨。从组织学看,它可分为髁突表面层、增殖层、肥大层和钙化软骨层 4 层,它是髁突最为重要的结构,是矫形治疗得以进行的重要组织学基础。Hinton 将髁突软骨分为 5 层,除了与上述相对应的 4 层之外,还加上了位于表面的关节层。

(2)颞骨关节面　颞骨关节面包括关节面的凹部即关节窝和关节面的突部即关节结节。关节凹的前部为关节窝的本体,容纳髁突,后部为一些脂肪结缔组织和部分腮腺充满,这种特殊结构缩小了关节窝的骨性容积,保持了髁突的稳定性,使髁突的运动既灵活又稳定。但这也使髁突在一定程度上可后移。关节结节有两个斜面,前斜面斜度较小,最大开口时髁突和关节盘可滑过结节的嵴顶。后斜面是功能面,是关节的负重区。因此,髁突的前斜面和关节结节的后斜面构成一对功能区。

(3)关节盘　介于关节窝和髁突之间,呈卵圆形,内外径大于前后径。可分为前带、中带、后带和双板区 4 个部分。它具有组织学、解剖学和功能方面的一些特点:

1)关节盘由纤维结缔组织组成,是纤维软骨,具抗压碎和抗剪切的力量,富有弹性,可缓冲对骨面的压力。

2)关节盘大于髁突但又小于关节窝,这就弥补了由于关节窝明显大于髁状突可能产生的在运动中的不稳定性,使关节运动既灵活又稳定。

3)关节盘的双凹形凹面分别对着微微突起的关节结节后斜面和髁突前斜面两个功能区,起着使二者协调的作用。

4)关节盘各部分的厚度不同,可弯曲,因此可在关节运动中调节关节间隙,起稳定作用。

5)关节盘可调节两侧髁突的水平轴,使其顺利地做转动运动。

6)关节盘前方的翼外肌上头和后方的双板区上层的粗大弹力纤维可保持盘、突在运动中的平衡,但也可能因翼外肌功能紊乱或弹力纤维松脱导致盘移位等。

据核磁共振研究发现,成年女性中盘移位率较高,甚至高达 32%。关于双板区,Graber 着重指出这是一个很重要的组织。对功能矫形下颌前伸有重要的生物学意义。Graber 主张将其称为盘后垫。

它是一个脉管组织,分为 3 层。上层主要含有弹性纤维和胶原纤维;中间层为脉管迷路,高度血管化并具有敏感的神经支;下层主要是细的胶原纤维。上层主要是在下颌后退时帮助关节盘相应于下颌闭口位置时后缩;下层帮助关节盘在髁突运动时保持稳定;而中间的脉管层再开口是血管充盈,闭口时排空,起到代谢泵的作用。

(4)关节囊和关节韧带　关节囊是包绕是 TMJ 周围的纤维结缔组织,其内衬滑膜,可分泌滑液,以减少关节运动时的摩擦并可营养软骨和关节盘。关节韧带包括颞下颌韧带、茎突下颌韧带和蝶下颌韧带,其主要功能是悬吊下颌,限制下颌运动在正常范围内。

以上的结构使颞下颌关节在功能解剖上既稳定又灵活,二者高度协调统一,完成咀嚼运动、语言、表情等复杂的生理功能。

2. 继发性下颌髁突软骨是下颌骨矫形治疗的生物学基础

下颌髁突软骨与身体其他部位的软骨不同,它是在种系发生个体发育过程中继发形成的,称为继发性软骨。继发性软骨包括下颌髁突软骨、关节窝、喙突软骨、下颌角软骨等,既受局部因素的影响又受生长因素的影响,而长骨骺软骨、蝶枕软骨联合、蝶骨翼间软骨、筛骨侧软骨以及肋软骨等为原发性软骨,主要受遗传因素的影响,受局部因素的影响较小。二者在胚胎发生、生长方式、组织结构以及对矫形力和生长因子的反应等诸多方面都存在一定的差异,从而使二者在机体生长发育中的地位和作用也不一样。近年的研究表明,下颌髁突软骨与长骨骺软骨的生长特征完全不同,认为下颌髁突软骨是生长区,长骨骺软骨为生长中心。所谓生长区是指骨的生长过程中,那些骨沉积和骨吸收活动更活跃的区域;而生长中心是受遗传控制可独立进行生长的生长区。继发性软骨移植后几乎不生长,而原发性软骨在移植体和组织培养基中显示出更大的增生能力。这些研究表明,控制原发性软骨生长的机制是内部的,而影响继发性软骨生长和软骨形成的机制很大程度上取决于外部环境,因此下颌髁突的正常生长和软骨形成过程主要依赖于正常的功能环境。另外,原发性软骨细胞周围有一层特殊的软骨基质包围,因而局部因素对其生长的影响较小,矫治装置可以调节它们的生长方向,但不能改变其生长量。但继发性下颌髁突没有上述特殊的软骨基质的保护,其生长容易受局部因素的调节,矫治装置既可以改变其生长方向,也可以改变其生长量,如生长早期功能矫形治疗前伸下颌后,下颌髁突明显增生,下颌长度增加,形态也发生适应性改建。

所以,影响下颌骨矫形治疗的因素很多,其中一个重要的生物学基础就是下颌髁突软骨是继发性软骨,可以受周围环境因素、功能因素、生长因子的影响从而发生适应性生长改建。此外,下颌支、体及关节凹的同步改建也是下颌骨矫形治疗的重要因素。

3. 功能矫形前伸下颌后髁突和关节窝的变化

(1)功能矫形前伸下颌后髁突形态和位置的变化　在扫描电镜下,正常髁突表面光滑,呈凹凸不平的小丘状波纹结构,表面覆盖一层细颗粒的凝胶样物质。研究表明,髁突表面的凝胶样物质由透明质酸聚合物和糖蛋白构成,它与其下的纤维结缔组织结合牢固。此层的透明质酸大分子相互重叠,交织成网眼状,具有良好的筛子效应和排斥效应,能有效地控制关节腔内的滑液与髁突软骨基质之间的物质交换,因此,该结构对维持关节内的润滑功能起着重要作用。前述凹凸不平的小丘状结构是髁突软骨表面纤维层的纤维细胞核,纤维组织交错排列,适应并保证了髁突的生物力学功能。在功能矫形前伸下颌时,可见髁突表面不如正常髁突光滑,表面颗粒物减少,凝胶状物质完整,无胶原纤维暴露,表面小丘波纹状结构不太规则,前中份表面有轻度皱褶。这些扫描电镜对髁突表面形态的观察结构表明,矫形治疗前伸下颌时,髁突表面并未发生纤维层水肿、裂隙、剥脱等病理性破坏,凝胶样物质的完整性仍然存在,因此可以认为矫形治疗后髁突表面形态发生了适应性改建,无病理性破坏发生,引起颞颌关节紊乱的可能性很小。

正常情况下,髁突应处于关节窝的中份,但因骨性关节窝后份有脂肪结缔组织和部分腮腺,因此髁突在解剖学上有后移的可能,特别是Ⅱ类错𬌗下颌后缩患者髁突后移位的可能性更大,临床X线头侧位片分析也证实确有这种情况存在。徐如生等的研究发现Ⅱ类畸形患者的髁突位置多偏后,而Ⅲ类则位置靠前。那么矫形治疗前伸下颌后可否改

变髁突在关节凹中的位置呢? 学者们的研究结果不完全一致。Gianelly 用 TMJ 的 CT 片研究了 Frankel 矫治器对髁突位置的影响,发现 10 例中有 4 例在治疗后髁突位置前移至关节结节的下方。Mamandrans 根据 Bionator 治疗后颏前点前移的量分为小前移组(≤3 mm)和大前移组(≥3.5 mm),发现大前移组髁突向前移位。做相关回归分析发现:下颌长度增大时,髁突向远中移位也增大,小前移组相关性比大前移组小,因此大前移组下颌长度增加是颏前点前移和髁突后移的共同结果,而小前移组髁突也前移,下颌长度增长主要是颏前点向前改建所致。赵美英的研究表明,初戴 Frankel 矫治器时,髁突位置明显向前下移位,而治疗结束时髁突位置则居于关节凹的中央,表明 Frankel 矫治器刺激髁突生长改建,而不是髁突的移位。1999 年,赵志河利用计算机辅助图像分析系统定量分析发现,生长期大鼠下颌前伸后关节窝后份有明显的新骨形成,表明关节凹和髁突均发生了向前的改建。Woodside 等均强调颞下颌关节窝和下颌骨髁状突在关节的改建过程中始终是一对有机的统一体,髁状突的改建必须依赖于颞下颌关节窝的配合性改建才能产生真正意义上的下颌前移,而颞下颌关节窝改建的程度和方式又受到髁突改建的影响和制约,二者是相辅相成的,共同完成生长改建。Voudouris 也特关注功能矫形治疗中粘弹性组织对关节窝和髁突的骨形或改建作用。还提出矫形治疗和保持过程中参与髁突-关节窝随矫形治疗前移而发生的改建活动中 6 个生物动力因素:

①整个治疗时间;

②关节代谢;

③牙的因素;

④骨骼因素;

⑤神经肌肉因素;

⑥粘弹性因素(图 2-9)。

6 个因素中,人们往往忽视了时间因素。时间因素对保证疗效和长期稳定是至关重要的。同时还显示关节盘后垫的代谢泵的作用也是极为重要的。

(2)功能矫形前伸下颌髁突的组织学组织化学以及代谢变化　下颌髁突软骨在颅面的生长发育中起着重要作用,在功能矫形治疗中,其生长改建的变化尤为重要,一直成为许多学者关注的焦点。

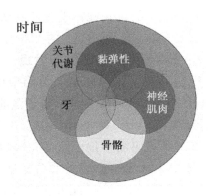

图 2-9 矫形治疗和保持过程中的 6 个生物动力学因素

1)组织学和组织化学的变化:功能矫形前伸下颌后髁突组织形态的改变主要是髁突软骨明显增厚,以髁突中后份变化明显。初期可见生发层和过渡层细胞明显增多,细胞层次增加,体积变大,基质增多,排列稀疏。细胞染色浅,核大,核仁突出。黏液组织化学研究显示生发层酸性黏液物质明显增加;酶组织化学研究表明无氧酵解酶活性增高,这些均表明髁突生发层细胞在矫形治疗后功能活跃,髁突软骨处于明显的增生阶段。后期可见除生发层增厚外,成熟层和移行层也增厚,胞内酸性黏液物质含量明显升高,表明细胞功能活跃,合成大量的细胞基质,还可见大量的原始骨小梁形成,软骨下有大量发育不全的骨髓腔。这表明髁突软骨已进入分化阶段,开始软骨内成骨。因此,功能矫形下颌前伸后,刺激了髁突软骨生发层和过渡层增生,细胞功能活跃,基质合成增加,继发性引起成熟层和移行层增生,因此促进了软骨的成骨作用,使下颌骨增长,这就是下颌骨在矫形治疗后增生的组织学基础。

研究还发现,髁突前份近髁颈段软骨消失,为纤维组织取代,该处骨小梁周围大量的破骨细胞增生,潜行性破骨明显,说明前伸下颌时,髁突前份受压,引起缺血缺氧坏死,大量破骨细胞潜行性破骨,使髁突前份发生适应性改建以适应新的功能位置。

2)代谢变化

①DNA 合成变化,研究表明,下颌前伸后髁突软骨中后份生发层细胞和成熟层细胞内[3]H-TdR 标记细胞明显增多,这可能是由于下颌前伸后,颞下颌关节周围的韧带、关节囊、肌肉等的压力和张力发生改变,引起颞下颌关节的生物力学和生物物理环境发生了变化,刺激了 G_0 期细胞进入细胞增殖周期,从而生发层标记细胞增多。另外,因生发层细胞有丝分裂增加,大量标记的 G_1 期细胞进入了分化阶段,继发性使成熟层的标记细胞增多,促进软骨向骨分化,使下颌骨增生。研究证实,功能前伸后,髁突软骨细胞 DNA 合成功能活跃,细胞增殖活跃,从另一角度反证了髁突软骨增厚的原因。

②骨代谢的变化,通过 X 线能谱和四环素活体染色研究,发现下颌前伸后,髁突中后份软骨四环素标记带增宽,硫含量增多,钙磷含量较低,说明髁突软骨增生活跃,相对钙化不足。后期还发现下颌支前缘新骨形成减少,后缘新骨形成增多,使下颌骨综合长度增加,下颌支向后旋转。

③激素和生长因子的变化,Petrovic 等提出了髁突生长改建的内分泌机制;Nathan C 等提出了组织生长改建的生长因子调控理论。但并不清楚激素和生长因子在矫形治疗中的地位及作用。

四川大学华西口腔医院口腔正畸科采用了免疫组织化学、放免技术和原位分子杂交等方法,在细胞生物学、分子生物学和基因水平上进一步深入探讨Ⅱ类错𬌗的矫形治疗机制。研究发现:在动物正常青春期生长过程中,髁突软骨中胰岛素、雌激素及其受体的含量和分布以髁突软骨增生旺盛时为最多(4~6 周龄),当生长后期髁突软骨的生长进入分化期时,其中的胰岛素、雌激素及其受体的含量和分布均减少(8 周龄),功能矫形前伸下颌后,胰岛素、雌激素的含量和分布明显增加,同时雌激素受体的含量增加。这表明胰岛素和雌激素与髁突软骨的增生分化密切相关,特别是与其增生有关。功能矫形前伸下颌后,因髁突周围生物力学和生物物理环境的改变,通过其他局部介质的传导,使体内的胰岛素和雌激素在髁突局部的分布增加,从而使 cAMP 合成量下降,PGE_2 增加,促进了细胞的有丝分裂,使软骨细胞增殖活跃,从而加速了软骨内成骨作用,促进了髁突和下颌骨的生长。至于生长因子,研究较多的有胰岛素样生长因子 I(IGF-I)和 β 转化生长因子(TGF-β),研究发现:大鼠下颌髁突软骨细胞可自身合成和分泌 IGF-I 和 TGF-β,并以自分泌和旁分泌方式作用于局部组织,说明二者与髁突软骨的生长改建密切相关。同时发现:IGF-

ImRNA 表达及 β 转化因子的 I 型受体(TBR-I)的变化是与 IGF-I 和 TGF-β 同步的。功能矫形前伸大鼠下颌后,髁突软骨增生,IGF-I、IGF-ImRNA 及 TGF-β、TBR-I(TGF-β 的 I 型受体)的表达均增强。表明局部合成和分泌的 IGF-I 和 TGF-β 可能刺激了髁突软骨的生长改建,并介导全身因素的作用。

四川大学华西口腔医学院正畸科在这一方面进行了大量的探索、研究。1998 年,李小兵等的研究证实,髁突软骨上有内源性甲状旁腺素(PTH),在功能矫形时内源性激素与各生长因子的变化方式不同。即 PTH 的变化不受青春期快速生长的影响,到末期仍继续增高,表明 PTH 参与了软骨成熟的控制,并在成熟的软骨上作用更明显。说明髁突软骨的改建是在内源性激素和局部生长因子交互控制下进行的。王艳民的研究发现,功能矫形前伸大鼠下颌后,髁突顶部是颞下颌关节的主要功能区。同时发现前伸下颌后,MMP-8,MMP-2,MMP-9 和 TIMP-1 参与了髁突软骨的改建。李煌应用四点弯曲加力装置对体外培养的髁突软骨细胞的早期压应力应答进行了研究,发现 4000usrtain 压应力刺激下,髁突软骨细胞的早期应答涉及不同蛋白质分子,其中细胞骨架蛋白、能量代谢相关蛋白、信号通路蛋白可能在早期应答反应中起到较为重要的作用。叶凌在研究中发现,下颌前伸大鼠的髁状突在功能矫治后生长改建加速,表现为血中、髁突软骨中骨钙素蛋白及 mRNA 含量增加。大鼠下颌前伸模型的 24 小时加力组增高幅度均高于 12 小时组,说明戴用矫治器时间越长,效果越明显。从时间生物学的角度发现发育期大鼠的髁状突生长改建一天中都不一致,具有明显的昼夜节律性。

总之,以上研究表明,下颌前伸后髁突周围组织的生物力学环境发生了变化,翼外肌及浅层嚼肌的功能活动增强。同时,由于肌肉牵引刺激了髁突软骨发生适应性生长改建,软骨细胞内促细胞增生和分化的激素及生长因子通过局部的重分布或局部自分泌或旁分泌作用,使其含量增加,从而促使髁突软骨细胞增生、分化,软骨内骨化作用增加,使下颌长度增加,异常的肌肉功能恢复正常,下颌运动的稳定性和重复性有所好转。此外,郭宏铭等研究发现:脉冲电磁场可促进髁突软骨的增生,与功能矫治器合用时有协同作用。

(3)功能矫形前伸下颌髁突的生物力学研究　通过三维有限元法模拟下颌前伸,研究髁突软骨表面的应力分布和位移情况,研究发现:前伸下颌时髁突表面的前部出现压应力集中区,后上部出现张力区,这与组织学变化所见的髁突前部出现骨吸收,后上部髁突明显增生是一致的。研究还发现髁突发生顺时针向旋转,绝大部分发生向前下的位移,小部分为向前向上位移,这种位移和旋转趋势将使位移同向的一侧紧压关节结节的后斜面而产生压应力,背离位移方向的一侧则离开关节凹,加上软组织的牵拉则会产生拉应力,因此,从力学原理上分析,前伸下颌可刺激髁突的生长改建,同时也同步进行关节凹的改建。研究同时发现髁突软骨表面的应力值和位移量明显与下颌前伸及张口的距离有关,呈正相关关系。因此,提示前伸下颌的距离不宜过大,以避免髁突表面的应力分布过大,超过机体的适应能力而出现病理性破坏。对于超𬌗过大者,建议下颌应分次前移较为妥当。

4. 功能矫形前伸下颌后颞下颌关节关节盘的变化

(1)正常关节盘的组织学增龄变化　关节盘是由致密结缔组织组成的纤维性软骨,主要成分有胶原纤维、细胞外基质和成纤维细胞。随着年龄的增大,出现纤维细胞和软骨细胞,在青年的关节盘中还有透明样软骨岛出现。软骨细胞的存在可以增加纤维组织的弹性和对压力的抵抗性,成纤维细胞数目减少,纤维细胞数量增多,胶原纤维束粗大并且排列致密,均说明关节盘有增龄变化。动物实验已证实,大鼠 4～8 周龄时髁突软骨增生活跃,8 周后软骨细胞向骨分化,为分化阶段。关节盘在相应时相也从幼稚的结缔组织过渡到致密结缔组织,并出现软骨细胞,以适应髁突及下颌功能的需要,因此,关节盘的生长与髁突软骨的生长以及下颌功能运动是相协调的。

(2)功能矫形前伸下颌后关节盘的变化　陈丹鹏的研究显示,功能矫形前伸下颌后,翼外肌的收缩活动增强,同时刺激髁突软骨增生,下颌功能活动增强,使关节盘承受翼外肌牵张力及髁突压力的负荷增加,关节盘发生适应性改建,表现为胶原纤维束排列致密,前后向走行明显,纤维束粗大,关节盘后带软骨细胞增多,糖胺多糖及硫酸化粘多糖含量增加;关节盘后带的细胞合成 DNA 增加,关节盘内 I 型胶原含量增加。关节盘内纵向排列的胶原纤维束主要对抗拉伸力或牵张力,力量沿纤维束的方向传导。在盘的前、后带这些粗大的纤维束还与横向、斜向、随机排列以及环形的纤维组成复杂的胶原纤维网,对抗施加于关节盘上的压力。生物力学二相理论的观点认为,关节盘受压力时,其内部会产生一个肿胀膨胀压,外部压力越大,膨胀压也越大,正是由胶原网来对抗这个内部的压力。因此,功能矫形前伸下颌后,关节盘发生了活跃的改建,以适应髁突增生后下颌功能运动增强的需要。实验研究表明,功能矫形前伸下颌后,关节盘的生长改建与髁突的增生变化是相互协调,相互适应的,并且未发现关节盘有病理性改变。

5. 功能矫形前伸下颌后下颌体、支的变化

功能矫形前伸下颌是否可刺激下颌的生长,学者们有不同的看法。一些学者认为,前伸下颌并不能刺激下颌的生长,下颌骨的生长量与对照组相比没有统计学差异,II 类𬌗关系的改善是由于牙列和下颌位置变化的结果。但绝大多数学者认为功能矫治器可刺激髁突生长量增加,关节凹向前改建,从而促进下颌骨的生长。动物实验研究发现,下颌髁突和喙突后缘至颏孔的距离明显增大,且下切牙舌侧牙槽嵴顶点至髁顶点的距离也增大,髁突骨小梁的综合方向与下颌平面交角(stutzmann 角)变大,髁顶点与下颌平面距离减少,说明下颌骨综合长度增加,下颌支前缘骨吸收,后缘骨沉积,下颌支相对下颌体向后下旋转,以利牙槽骨后段的发育。头测量也显示下颌前伸后下切牙向前移动,其中绝大部分是因基骨前移所致,因此可认为功能前伸可促进 B 点、Pg 点向前改建,从而使 ANB 角减少,SNB 角增大,改善 II 类关系。

6. 功能矫形前伸下颌后咀嚼肌的变化

在功能矫形治疗中,功能矫治器本身不产生机械力,而是通过改变下颌的姿势位所引起的肌力变化发生作用。颌面部咀嚼肌作为产生矫治力的主要介质,其在功能矫治中的变化情况引起了广大学者的关注。陈开云使用功能矫治器前伸青春期 SD 大鼠下颌后,可以促使下颌前伸肌(翼外肌和浅层咬肌)肌细胞合成更多高亲和力的烟碱样乙酰胆碱受体(nAChR),更多的 nAChR 与乙酰胆碱结合后

将促发更强的突触后细胞电反应和化学反应,最终导致肌肉的结构和功能发生适应性改建。吴勇对骨骼肌细胞肌膜和肌浆网信号传导,引发兴奋-收缩偶联最关键的一对受体二氢吡啶受体(DHPRs)和 ryanodine 受体(RyRs)的研究发现,$DHPR\alpha_1$ 亚基和 RyRs 基因表达水平和 $DHPR\alpha_1$ 亚基的蛋白表达水平都发生了适应性变化,说明兴奋-收缩单元的这两种分子都参与了功能矫形骨骼肌改建的过程。倪琳在对功能矫形前伸青春期大鼠下颌过程的研究中发现,由于下颌前伸咬合重建,使前伸肌翼外肌收缩,后收肌颞肌后份舒张,翼外肌及颞肌后份细胞膜表面 Na^+/K^+-ATPase 产生了适应性改建。认为翼外肌是参与功能矫形治疗的主要肌肉,翼外肌的活动增强与功能矫形下颌髁突改建密切相关。

总之,功能矫形前伸下颌后,髁突、关节盘、下颌体、下颌支均发生了适应性的生长改建。在下颌前伸的研究中,仅仅关注活跃的生长区——髁突的生长改建是不全面的,下颌支必须发生同步的向后改建,关节凹发生向前的改建,才能使下颌骨的生长得到促进,产生真正的下颌前伸,从而改善 II 类𬌗关系和患者的侧貌。如 Ceridanes 使用核磁共振影像分析,FR 矫治后发现下颌支高度增加。Pancherz 对垂直生长型和水平生长型的 II 类 1 分类青少年患者用 Herbst 矫治器治疗进行了 3 年的长期 X 线头影测量分析得出了以下结论:TMJ 的生长量和方向的改变(关节窝的移位、髁突的生长和 TMJ 的"有效"改变)。对 II 类矢状方向的改善仅是暂时有利的影响。在治疗和观察期间关节窝的移位,在高低角组没有明显的差异。但髁突的生长和 TMJ 的"有效"改变在高角组比低角组更向后。该结果显示 Herbst 治疗会暂时刺激髁突的生长,特别是高角患者比低角患者更向后。从临床意义上讲,Herbst 矫治器对 II 类下颌的生长对高角病例比低角更有效。以上这些结论对临床治疗均有参考意义,并值得进一步研究。

7. 后牵引矫形治疗后髁突及下颌骨的变化

后牵引矫形治疗主要指颏兜矫治,它主要用于以下颌前突为主的 III 类错𬌗的矫治,以改善上、下颌骨的矢状向位置关系,达到矫治的目的。但是,后牵引矫形治疗对下颌骨的大小、位置和生长方向

三方面的影响,目前尚存争议。

(1)髁突的变化 研究表明,后上牵引力可使髁突软骨的生长和分化功能受到严重干扰,特别是高位牵引力该效应更为显著。髁突软骨的生长受抑制主要是由于生发层细胞直接受压力影响,能量代谢与 DNA 合成功能显著减弱所致。髁突软骨的正常生长发育有赖于生发层中的前成软骨细胞。由于生发层细胞比较幼稚,细胞间质很少,对外力的保护作用差,髁突受压力后该层细胞首先受到影响。表现为数量减少,形态异常,细胞呈梭形并与表面平行;电镜下可见细胞突起减少,胞内线粒体明显肿胀,核异染色质聚集。酶组化观察发现各种酶活性下降,说明其代谢功能极度低下;3H-TdR 标记细胞明显减少,表明大量增生细胞受阻于 DNA 合成前期(G_1 期),转化为非周期细胞,中断了细胞的增殖活性。由于细胞的生长活性受到严重干扰,周期细胞的数量明显下降,从而阻断了细胞的增生来源,使过渡层细胞极度减少或消失。而另外,髁突软骨的分化功能受阻则与软骨内钙化并包埋成熟层有关。这种软骨内异常钙化带的发生机制可能与缺氧和酸性粘多糖的分泌减少有密切关系。受力后成熟层细胞线粒体酶活性下降,乳酸脱氢酶和溶酶体酶活性升高是典型的缺氧表现,导致能量供给受阻,细胞内酸性粘多糖滞留,分泌功能下降,组织内含氧量及基质中酸性粘多糖含量明显下降,促使大量钙离子被释放,进入基质沉积,发生异常钙化,从而抑制了髁突成熟层细胞的分化,导致移行层细胞极度减少或消失。总之,后牵引矫形治疗可使髁突软骨的生长明显受到抑制,而髁突是下颌骨生长的重要生长区,其生长抑制必将影响下颌骨的生长。Sabine 等采用临床观察和磁共振技术对 Herbst 和 Activator 的关节效应进行的前瞻性临床研究发现:两种功能矫治器在矫治矢状向不调的同时不仅不会改变生理性的关节盘、突、窝的关系,Herbst 还可以使轻度的关节盘异位恢复正常位置。Pancherz 在对 Herbst 矫治器的长期临床研究发现在治疗期间,髁状突向后方生长,其生长量是对照组的 2 倍;关节窝向前下生长。在治疗后 7.5 个月,关节窝向后生长,髁状窝的生长减小。在治疗结束后 3 年,关节的变化恢复生理水平。可见,在治疗期间 Herbst 矫治器可以产生暂时性的有利于矫治下颌后缩的关节变化。

(2)下颌骨的变化 动物实验表明后上牵引力可明显抑制幼年大鼠下颌骨的生长,下颌体和下颌支的长度和高度均明显减小,并且还改变了下颌骨相对于脑颅及上颌的空间位置,使其处于明显的后缩与下旋位。下颌后缩与下颌大小、位置和生长方向三方面的变化均有关。动物实验表明:后上牵引力明显抑制了髁突的生长与分化,测量下颌骨本身长度缩短,这是导致下颌后缩的重要因素;另外,长期矫形力的作用改变了整个咀嚼系统及关节韧带的张力使髁突位置后退也表现为下颌后缩;受力后下颌明显后下旋转,减少了下颌的有效长度,加重了下颌后缩现象。另有一些临床病例研究认为颏兜治疗并不能抑制下颌的生长,其作用效应仅在于改变了下颌的生长方向。这可能是下颌的生长控制机制与上颌骨不同,也可能由于难以在关节内产生适当的应力分布。周学军、赵志河近期的三维正交各向异性有限元法研究了"TMJ 髁突及下颌骨、颏兜矫形系统"应力和位移分析表明,后牵引下颌后髁突软骨前上部出现压应力集中区,外上侧出现张应力集中区,其平均应力值与下颌骨内外侧皮质所产生的均匀的应力分布值较接近。同时,后牵引下颌会不可避免地发生下颌骨及髁突的顺时针旋转,无法导致理想的髁突的后上位移,所以研究认为颏兜牵引下颌后在髁突软骨表面产生了不利的应力分布趋势,不能明显抑制下颌骨的生长量,更多的是改变下颌骨的生长方向,即由水平向生长改变为垂直向生长。总之,目前的主要观点是,尽管抑制下颌的生长在理论上可行,但临床效果很差。具体的原因尚不清楚,可能与 TMJ 的结构有关。作用于颏部的矫形力传递到颞颌关节内是向上和向后的,但由于关节盘的存在使情况复杂化,难以准确地决定受力区域;另外,球形的关节面使得所加载荷不能分布于整个关节面,只能分布于某些区域,其余部分力分布很少或无分布。关于这点,尚需要更多的实验加以证实。另外,人类的生长发育时间很长,下颌骨生长可持续至青年,而颏兜不可能戴如此长的时间,不戴时下颌仍可以继续生长。因此,总的说来抑制下颌的生长效果不十分理想。

(赖文莉 谭理军)

参 考 文 献

1　Charlier JP, Petrovic AG, Hermann-Stutzmann J. Effects of mandibular hyperpropulsion on the prechondroblastic zone of young rat condyle. AM J ORTHOD, 1969, 55: 71~74

2　Easton JW, Carlson DS. Adaptation of the lateral pterygoid and superflcial masseter muscles to mandibular protrusion in the rat. Am J Orthod Dentofac Orthop, 1990, 97: 149~158

3　Elgoyhen JC, Moyers RW, McNamara JA, et al. Craniofacial adaptation to protrusive function in juvenile rhesus monkeys. Am J Orthod, 1972, 62: 469~480

4　Enlow DH. Handbook of facial growth. W. B. Saunders Company, 1996

5　Frankel R. The theoretical concept underlying the treatment with functional correctors. Trans Eur Orthod Soc, 1966, 233~250

6　Freeland TD. Muscle function during treatment with the functional regulator. Angle Orthod, 1979, 49 (4): 247~258

7　Gianelly AA, Brosnan P, Martignoni M, et al. Mandibular growth, condyle position and Frankel appliance therapy. Angle Orthod, 1983, 53: 131~142

8　Graber TM, Rakosi T, Petrovic AG. Dentofacial orthopedics with functional appliances. 2nd ed. C. V. Moaby, 1997

9　Hannam AG, Wood WW. Relationship between size and spatial morphology of human masseter and medial pterygoid muscles, the craniofacial skeleton and jaw biomechanics. Am J Phys Anthropol, 1989, 80(4): 429~445

10　Hinton RJ. Jaw protrusive muscles and condylar cartilage growth: effect of chronic stimulation. J Dent Res, 1989, 68: 294

11　Hryschyn AW, Basmajian JV. Electromyography of the oral stage of swallowing in man. Am J Anat, 1972, 133: 333~340

12　Ingervall B, Bitsanis E. Function of masticatory muscles during the initial phase of activator treatment. Eur J Orthod, 1986, 8: 172~184

13　Kantomaa T. Effect of increased posterior displacement of the glenoid fossa on mandibular growth: a methololological study on the rabbit. Eur J Orthod, 1984, 6: 15~24

14　Latham RA. Maxillary development and growth: the septo-premaxillary ligament. J. Anat, 1974, 107: 471~478

15　Li Xiaobing, Zhou Zheng, Luo Songjiao. Expression of IGF-I and TGF-B_1 in the condylar cartilages of rapidly growing rats. Chinese J. of Dental Research, 1998, 1 (2): 52~56

16　Lund K. Mandibular growth and remodelling process after mandibular fractures. Acta Odont. Scand, 1974, 32 (Suppl. 64)

17　Manns A, Miralles R, Guerrero F. The changes in electrical activity of the postural muscles of the mandible upon varying the vertical dimension. J Prosthet Dent, 1981, 45(4): 438~445

18　McAlarney M, Dasgupta G, Moss ML, et al. Anatomical macroelements in the study of craniofacial rat growth. J Craniofac Genet Dev Biol, 1992, 12: 3~12

19　McNamara JA, Carlson DS. Quantitative analysis of temporomandibular joint adaptations to protrusive function. Am J Orthod, 1971, 76: 593~611

20　McNamara JA, Connelly TA, McBride MC. Histologic studies of temporomandibular joint adaptations. In: McNamara JA Jr, editor. Determinants in mandibular form and growth. Monograph 4, Craniofacial Growth Series. Ann Arbor: Center for Human Growth and Development, University of Michigan, 1975

21　McNamara JA, Moyers RE. Electromyography of the oral phase of deglutition in the rhesus monkey (macaca mulatta). Archs Oral Biol, 1973, 18: 995~1002

22　McNamara JA. Neuromuscular and skeletal adaptations to altered function in the orofacial region. Am J Orthod, 1971, 64: 578~606

23　McNamara JA. The independent functions of the two heads of the lateral pterygoid muscle. Am J Anat, 1973, 138: 197~206

24　Miller AJ, Vargervik K, Chierei G. Electromyographic analysis of functional components of the lateral pterygoid muscle in the rhesus monkey (macaca mulatta). Archs Oral Biol, 1982, 27: 470~480

25　Mills JRE. Clinical control of craniofacial growth: a skeptic's viewpoint. In: McNamara JA Jr, Ribbens KA, Howe RP, eds. Clinical alteration of the growing face. Monograph 14, Craniofacial Growth Series, Ann Arbor, Michigan: Center for Human Growth and Development,

University of Michigan,1983,17~39

26　Moss ML,Rankow R. The role of the functional matrix in mandibular growth. Angle Orthod,1968,38:95~103

27　Moss ML,Salentijn L. The capsular matrix. Am J Orthod,1969,56:474~490

28　Moss ML,Salentijn L. The primary role of functional matrices in facial growth. Am J Orthod, 1969, 55: 566~577

29　Moss ML. A functional analysis of human mandibular growth. Am J Prosthet Dent,1960,10:1149~1160

30　Moss ML. Bone as a connected cellular network:modeling and testing. Ann Biomed Eng,1991,117~119

31　Moss ML. Genetics, epigenetics and causation. Am J Orthod,1981,80:366~375

32　Moss ML. Growth of the calvaria in the rat:the determination of osseous morphology. Am J Anat,1954,94: 333~362

33　Moss ML. The functional matrix hypothesis revisited. 1. The role of mechanotransduction. Am J Orthod Dentofac Orthop,1997,111:8~11

34　Moss ML. The functional matrix hypothesis revisited. 2. The role of an osseous connected cellular network, 221~226

35　Moss ML. The functional matrix hypothesis revisited. 3. The genomic thesis Am J Orthod Dentofac Orthop, 1997,112:338~342

36　Moss ML. The functional matrix hypothesis revisited. 4. The epigenetic antithesis and the resolving synthesis. Am J Orthod Dentofac Orthop,1997,112:410~417

37　Moss ML. Twenty years of functional cranial analysis. Am J Orthod,1972,61:479~485

38　Moyers RE,editor. Handbook of Orthodontics. 4th ed. Chicago:Year Book Medical Publishers. Inc,1988

39　Pancherz H,Aneheus-Pancherz M. Muscle activity in Class Ⅱ,Division 1 malocclusions treated by bite jumping with the Herbst appliance:an electromyographic study. Am J Orthod,1980,78:321~329

40　Pancherz H. The Herbst appliance-its biologic effects and clinical use. Am J Orthod,1985,87:1~20

41　Petrovic AG,Stutzmann JJ,Gasson N. The final length of the mandible:is it genetically predetermined? In: Carlson DS, ed. Craniofacial biology. Monograph 10, Craniofacial Growth Series, Ann Arbor, Michigan:Center for Human Growth and Development,University of Michigan,1981,105~126

42　Petrovic AG. Postnatal growth of bone:a perspective of current trends, new approaches, and innovations. In: Dixon AD, Sarnat BG, editors. Factors and mechanisms influencing bone growth. Prog Clin Biol Res,1982,101: 297~331

43　Proffit WR H. Field, JR, D. Savver. Contemporary Orthodontics. 4th ed. St Louis:The C. V. Mosby Company,2007

44　Scott J. Cartilage of the nasal system. Brit. Dent. J, 1953,95:37~43

45　Scott J. Growth of facial sutures. Am J Orthod, 1956, 42:381

46　Scott J. The growth of the human face. Proc. R Soc. Med,1954,47:91

47　Sessle BJ, Woodside DG, Bourque P, et al. Effect of functional appliances on jaw muscle activity. Am J Orthod Dentofac Orthop,1990,98:222~230

48　Skalak R,Dasgupta G,Moss ML,et al. The application of the finite element method to the analysis of craniofacial growth and form. Am J Orthod,1985,87:453~472

49　Stockli PW, Willert HG. Tissue reactions in the temporomandibular joint resulting from anterior displacement of the mandible in the monkey. AM J ORTHOD, 1971,60:142~155

50　Thilander B,Filipsson R. Muscle activity related to activator and intermaxillary traction in Angle Class Ⅱ division I malocclusions:an electromyographic study of the temporal,masseter and suprahyoid muscles. Acta Odontol Scand,1966,24:241~257

51　Van der Klaauw CJ. Cerebral skull and facial skull:a contribution to the knowledge of skull structure. Arch Neerl Zool,1946,7:16~37

52　Van der Linder. Facial growth and facial orthopedics. Quintessence Publishing Co,Ltd,1986

53　Van Limborgh J. Anew view on the control of the morphogenesis of the skull. Acta Morphol. Neerl Scand, 1970,8:143~160

54　Van Limborgh J. The role of genetic and local environmental factors in the control of postal craniofacial morphogenesis. Acta Morphol. Neerl Scand, 1972, 10: 37~47

55　Weijs WA, Brugman P, Grimbergen CA. Jaw movements and muscle activity during mastication in growing rabbits. Anat Rec,1989,224(3):407~416

56　Weinman J,Sicher H. Bone and bones:fundamentals of

bone biology. C. V. Mosby Co. ,St Louis,1955

57 Woodside DG, Metaxas A, Altuna G. The influence of functional appliance therapy on glenoid fossa remodelling. Am J Orthod,1987,92(3):181~198

58 周征,李小兵,郭宏铭等．脉冲电磁场和功能矫形对大鼠下颌髁突 IGF-I 表达影响的研究．临床口腔医学杂志,1999,15(1),10~11

59 周征,罗颂椒．大鼠下颌髁突软骨中 IGF-I 及其基因的差异性表达．华西口腔医学杂志,1998,16(2),164~165

60 周征,罗颂椒．功能矫形前伸大鼠下颌激活髁突胰岛素样生长因子 I 基因表达．中华口腔医学杂志,1998,33(6),369~371

61 林久祥主编．现代口腔正畸学:科学与艺术的统一(第 2 版)．北京:中国医药科技出版社,1995

62 罗颂椒主编．当代实用口腔正畸技术与理论．北京:北京医科大学中国协和医科大学联合出版社,1996

63 罗颂椒,周征．功能矫形前伸大鼠下颌后髁突 IGF-I 表达变化的研究．华西口腔医学杂志,1998,16(2),161~163

64 徐芸,白玉兴,宋一平主译．口腔正畸功能矫形治疗学(第 2 版)．北京:人民卫生出版社,2004

65 Storey E:Tissue Response to the movement of bones. Am J. Orthodontics,1973,64:229

66 Jackson GW et al. Experimental and postexperimental response to anteriorly directed extraoral force in young Macaca nemestrina. Am J Orthod,1979,75:318~233

67 Nanda R. Zygomaticomaxillary suture adaptations incident to anterionly directed forces in Rhesus monkeys. Angle Orthod,1984,54:199~210

68 Weinamann JP. Sicher H:Bone and bones. Fundamenteds of bone biology. The C. V. Mosby Company,1955

69 Pritchard JJ et al. The structure and development of cranial and facial sutures. J Anat,1956,73~86

70 Enlow DH:Handbook of facial growth. 2nd ed. Philadelphia. W. B. Saunders Company,1982

71 Wagemans P. A et al. Sutures and forces:a review. Am J Orthod,1988,94:129~141

72 Van Limborgh J:A new view on the control of the morphogenesis of the skull. Acta Morphol neerl Scand,1970,8:143~160

73 Van Limborgh J. The role of genetic and local environmental factors in the control of postuatal craniofacial morphogenisis. Acta Morphol Neerl Scand,1970,8:143~160

74 Linge L. Tissue reactions in facial sutures subsequent to external mechanical influences. In: MaNamara JA ed. Facters affecting the growth of the midface. Monograph 6. Craniofacial Growth Series. Aun Avber,1976. Center of for Human Growth and Development,University of Michigen

75 王幼萍．快速扩大急腭中缝的研究——牙弓扩大及腭中缝早期组织学和酶组织化学变化观察．华西医大论文,1987

76 Starnback H:Facioskeletal and dental changes Resulting for rapid maxillay expansion. Angle Orthod,1966,36:152

77 Melsen:Palatal growth studies on human Autopey:A histologic micoradiographic study. Am J Orthod,1975,68:42

78 Green baum:The effect of Palatal expansion therapy on the periodontal supporting tissues. Am. J. Orthod, 1982, 81:12~21

79 S. W. Frank et al. The effects of Maxillay Guad-Helix appliance expansion on cephalometric measurements in growth orthodontic patients

80 Meikle MC et al. Rabbit cranial suture fibroblasts under tension express and different collagen phenotype Arch. Oral Biol,1982,27:609

81 Lang ferd SR:Root resorption extremes Resulting from clinical RME. Am. J. Orthod,1982,81:371

82 Hinton RJ, Carlson DS. Regulation of growth in mandibular condylar cartilage. Semin Orthod, 2005, 11:209~218

83 张桂花．上颌前牵引的激光全息干涉计量研究．华西医大论文,1988

84 白丁．青少年骨性前牙反𬌗颅面形态特征及矫形治疗研究．华西医大博士论文,1993

85 Staggers. JA. The clinical use of maxillary protrution appliance. J. Clin Orthod,1992,26:87~91

86 Hata S. et al. Biomechanical effects of maxillary protraction on the craniofacial complex. Am J.O,1987,91:305

87 Mao J,Wang X,Kopher R. Biomechanics of craniofacial sutures:orthopedic implications. Angle Orthod,2003,73:128~135

88 皮昕主编．口腔解剖生理学(第 3 版)．北京:人民卫生出版社,1994

89 饶跃等．功能矫形前伸下颌对幼年大鼠颅面颌生长发育影响的研究．华西口腔医学杂志,1992,10(3):205

90　饶跃等．下颌前伸后大鼠下颌髁突适应性生长改建的组织学和组织化学研究．华西口腔医学杂志，1992，10（3）：210

91　饶跃等．下颌前伸后髁突表面适应性改建的扫描电镜观察．华西口腔医学杂志，1992，10（3）：214

92　Gianelly AA et al. Angle Orthod，1983，53：131

93　Mamandrans AH et al. Am J. Orthod，1990，97：113

94　赵美英，罗颂椒，饶跃．Frankel 矫治器矫治安氏Ⅱ类错殆髁突位置变化的观察．华西口腔医学杂志，1991，9（1）：21

95　赵志河．Hagg et al. 固定功能矫治器前伸大鼠下颌后颞下颌关节窝新骨形成的定量分析．华西口腔医学杂志，1999，17（2）：152～153

96　赖文莉，赵美英，罗颂椒．功能矫形大鼠下颌前伸后髁突胰岛素分布规律的研究．中华口腔医学杂志，1996，31（2）：91

97　赖文莉，赵美英，罗颂椒．下颌前伸后大鼠髁突胰岛素的放射免疫分析研究．口腔正畸学杂志，1997，4（3）：99

98　白玉兴，罗颂椒．大鼠下颌功能性前伸后髁突软骨雌激素含量变化的研究．中华口腔医学杂志，1997，32（3）：161

99　白玉兴，罗颂椒．功能矫形前伸下颌后大鼠髁突软骨雌激素受体的莹光组织化学分析．华西口腔正畸学杂志，1995，13（4）：227

100　赖文莉，郭宏铭，赵美英．脉冲申磁场对功能矫形前伸大鼠下颌后髁突影响的组织学和免疫组织学的研究．口腔正畸学杂志，1998，5（3）：102

101　陈开云，罗颂椒．前伸青春期大鼠下颌后翼外肌细胞膜乙酰胆碱受体特性变化的研究．华西口腔医学杂志，2003，21（5）：400～402

102　王艳民，王胜国，周力，陈扬熙．前伸下颌后大鼠髁突软骨内明胶酶表达变化的研究．华西口腔医学杂志，2007，25（3）：299～305

103　李煌，李松，吴拓江，徐芸，陈扬熙．周期性单轴压应力下大鼠髁突软骨细胞早期应答机制的蛋白质组学初探．中华口腔医学杂志，2007，42（9）：529～532

104　叶凌，陈扬熙，罗颂椒，李江宁．功能矫治后大鼠下颌髁突软骨中骨钙素基因表达的规律．中华口腔医学杂志，2001，36（6）：404～407

105　Graber TM: Dentofacial Orthopedics with Functional Appliances. The CV Mosby Co St Louis，1985

106　Graber TM. Orthodontics. Current Principles and Techniques. The CV Mosby Co St Louis. Toronto Princeton，1985

107　Voudouris JC，Kuftinec MM. Improved clinical use of twin-block and Herbst as a result of radiating viscoelastic tissue forces on the condyle and fossa in treatment and long-term retention：Growth relativity. Am J Orthod Dent Orthop，2000，117（3）247～266

108　Pancherz H，Michailidou C. Temporomandibular joint growth changes in hyperdivergent and hypodivergent Herbst subjects. A long-term roentgenographic cephalometric study. Am J Orthod Dent Orthop，2004，126：153～161

109　罗颂椒．当代实用口腔正畸技术与理论．北京医科大学中国协和医科大学联合出版社，1996

110　詹淑仪．口腔活动矫治器的应用．北京：人民卫生出版社，1993

111　徐宝华．现代临床口腔正畸学．北京：人民卫生出版社，1996

112　黄金芳．口腔正畸学．北京：人民卫生出版社，1988

113　傅民魁．口腔正畸学．北京：人民卫生出版社，1988

114　段银钟．口腔正畸生物学．北京：世界图书出版公司，1994

115　赵云凤．口腔生物力学．北京：北京医科大学中国协和医科大学联合出版社，1996

116　樊明文．口腔生物学．北京：人民卫生出版社，1996

117　敬万年．牙颌面矫形及功能矫治器．重庆出版社，1994

118　徐樱华．实用殆学．四川大学出版社，1990

119　王惠芸．殆学．北京：人民卫生出版社，1990

120　皮昕．口腔解剖生理学．北京：人民卫生出版社，1979

121　王昕，罗颂椒．功能矫形前伸下颌幼年大鼠下颌前伸肌的组织化学研究．华西口腔医学杂志，1992，10（3）：220

122　罗颂椒，饶跃．功能矫形前伸下颌后大鼠颅面颌生长发育影响的研究．华西口腔医学杂志，1992，10（3）：205

123　王昕，黄宁，罗颂椒．功能矫形前伸下颌后大鼠翼外肌胰岛素含量变化的定量研究．华西口腔医学杂志，1999，17（3）：269

124　王幼萍．正畸矫治力对免牙牙周韧带和骨缝组织生物力学性能的影响．华西医大博士论文，1990

125　周力．功能性矫治器矫治安氏Ⅱ类1分类错殆儿童咀嚼肌肌电活动的初步探讨．华西口腔医学杂志，1995，13，（1）：18～20

126　任微．唇舌肌对牙齿压力的测量研究．华西口腔医学杂志，1988，6：174

127　赵志河．上颌体及上颌牙弓阻力中心位置的研究．口腔正畸学杂志，1994，1：16

128　马玉慈．正常殆人下颌功能运动时咀嚼肌肌电图在口腔中的研究．华西口腔医学杂志，1993，11（3）：
188～190

129 吴勇．力学刺激体外培养颌面肌细胞及功能矫治前
伸下颌后大鼠浅层嚼肌兴奋-收缩单元表达变化的实
验研究．博士论文，2006

130 倪琳．功能矫形前伸青春期大鼠下颌对翼外肌及颞
肌 Na$^+$/K$^+$-ATpase 功能状态的影响．博士论
文，2006

131 陈丹鹏．功能前伸下颌后大鼠颞下颌关节盘变化的
研究．博士论文，1996

第三章　功能检查分析及诊断

正畸治疗的目标,不仅是获得正常的牙颌形态和改善颜面美,更重要的是应包括恢复和重建个体的正常口腔功能健康。形态和功能是统一而不可分的。口颌系统的正常形态结构是保障口腔咀嚼、吞咽、呼吸、语言等重要功能活动的基础,而正常的功能运动又是保障牙颌面健康生长和最终形态的必需条件。特别是对于生长发育期机体,功能活动受限、功能异常和功能紊乱均可导致牙颌畸形。而正常功能运动的刺激则可以促进牙和骨的健康生长发育及代偿性改建。"用进废退"是自然选择的法则,功能运动对形态的影响,不仅表现在口颌及颜面局部上,而且从发展史上看,它是人体进化演变的动力。

另外,正畸治疗的"药物"是力,其中包括外部的机械力和自身的遗传力、生长力、功能力等,而功能力是惟一可训练调整的重要内源性力源。在设计正畸治疗前,全面评估每个患者的功能状态是正确实施治疗的先决条件。正畸临床中,早期应用功能矫治器或矫形治疗的主要根据,正是基于改变内环境条件或创造良好的外部条件,以利于机体正常能力的发挥,从而刺激或抑制生长发育。

口颌系统功能表现的另一个特征是动态的,它是在运动中完成的,是动和静交替循环过程。在口腔及颜面结构中,参与该运动过程的除中枢神经和口颌局部感受器外,主要涉及口颌部的3个主要功能组成成分:

①口颌面肌群;

②牙及咬合;

③下颌关节。

因此,进行功能分析和检查时,必须包括对上述3个方面的全面的动态的评估,才能作出正确的分析结论。

临床功能分析的方法,主要通过面部观察、模型记录、X线头影测量、肌肉和下颌关节运动检查记录等进行。其中牙颌模型和X线头影测量片尽管是静态资料,但通过不同咬合位的记录和重叠对比,可以反映出一定范围内的变化和差异,因此同样具有动态研究价值。功能分析就是通过对这些动态资料的对比研究,发现其功能是否有异常,这些异常可否改变,可以利用哪一种功能力去影响改变它,如果某种功能改变后,可能对其他功能也产生什么潜在影响,从而,以此为基础对选择不同的功能矫形治疗、矫治器设计、预后及副作用做出评估。

一、口腔颌面肌功能的检查分析

(一)口周肌功能

1. 唇的观察

唇是口颌系统的门户,唇的形态和功能与牙列(特别是前牙)的发育及颜面审美有着十分密切的关系。外观上,颜面比例正常的个体,唇形态和谐、协调、上下唇能轻轻闭合接触,口裂线约位于鼻唇颏间的上中1/3交界位置(图3-1)。临床检查中,对唇的观察,一般应在3个功能位置:即安静位、微笑位及动态位上进行评估,后者主要是观察其大多数时间中的唇活动及无意识的唇习惯。

(1)安静位　在唇肌充分松弛的自然状态下,从功能的角度,根据上、下唇的位置和外形可将唇分为3类。

1)正常唇:当面部自然放松时,上、下唇可轻微接触或仅有极小间隙,上红唇微微前覆于下唇上,唇的形态丰满,色泽正常。唇齿关系为:上唇缘约位于上切牙切缘上方1~2 mm,侧面观鼻-唇-颏呈柔和的S形自然过渡(图3-1、图3-2)。

2)异常唇:常见的有解剖性唇过短,表现为开唇露齿,当肌肉松弛时,上、下唇不能接触(图3-3A),只有通过口轮匝肌和颏肌的有效收缩才能达到唇封闭(图 3-3B)。造成唇闭合不全的原因是因为上唇过短者,早期进行唇功能训练有一定效果。另一种常见的异常唇为外翻唇,表现为唇肌松弛,上、下红唇过多外露而前突,由于唇肌张力弱,这类患者常表现为下面高不足、下颌后缩或牙型双颌前突(上、下切牙唇向倾斜)等。

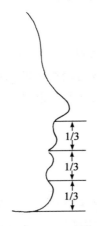

图 3-1　唇的正常
形态侧面观

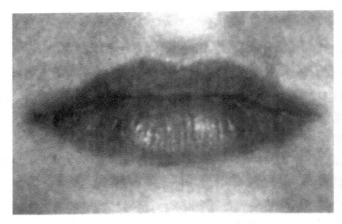

图 3-2　正常的唇

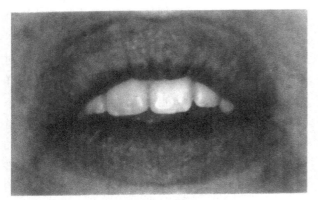

A. 唇闭合不全

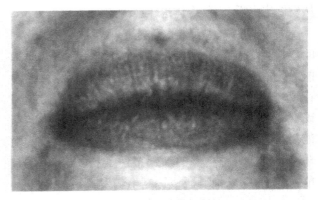

B. 强迫闭合状态

图 3-3　异常的唇

3)潜在性异常唇:唇的形态、张力、长短发育均正常,但由于上切牙过度唇倾或下颌过度后缩,导致了唇的异常封闭(此时,为了封闭口腔,舌尖常与下唇接触),下唇常位于上切牙牙冠舌侧位置,在静止及功能活动时,常使上切牙唇向推移,对下切牙造成舌向压力(图 3-4)。此类唇可成为Ⅱ类 1 分类错𬌗及牙颌功能不良的潜在诱因。

(2)微笑位　是人类最富感情、最常见的唇功能位。公认最佳微笑的唇位表现为:

1)微笑时上唇缘位于上切牙颈缘水平。

2)左右对称。

3)下唇缘弧形在上切缘下方,与上切牙弓的弧形一致。

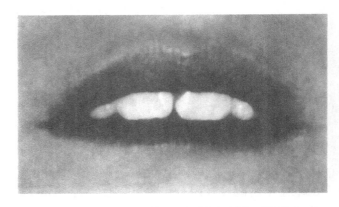

图 3-4　潜在性异常唇(下唇陷入上切牙腭面)

4)口角处的唇与牙列间有适度空隙。

5)人中宽度等于两个上、中切牙宽度之和。

6)最大微笑时口唇角达第二前磨牙或磨牙部（图3-5）。

如果唇长度、唇张力及唇位异常时,微笑位常表现异常,最常见的是牙龈暴露过多,称为"露龈式微笑"。此类唇齿关系异常很难通过功能矫治器改正。微笑位是常用的唇观察位,多用于评估牙-牙槽的过度发育、唇的长短异常以及预测正畸治疗的疗效。

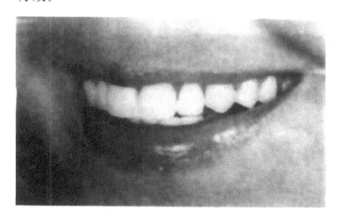

图3-5 最佳微笑的唇位

（3）动态位 主要通过与患者交谈,观察唇状态及不自主唇动作,以及通过病史问诊,发现在平常唇运动时表现出的不良唇习惯。最常见的习惯性唇功能紊乱表现有:

1)内吮唇（lip-sucking）:多见于上切牙唇倾前突患者,特别是有吮吸及咬下唇习惯者。安静位时,表现为下唇位置异常,下红唇嵌入上切牙舌面区,正面观时多不能见其下唇的红唇区黏膜面,仔细观察下唇面有牙齿压痕。这种无意识吮唇可造成上切牙进一步突出,并妨碍下前牙-牙槽突的向前发育,该习惯常与颏肌的功能亢进有关。

2)外卷唇（lip-thrust）:下唇卷曲外翻,颏唇沟深,颏肌紧张,口裂位置下移,下面高常变短。该类患者多合并有下切牙舌倾、拥挤、颏发育不足、后缩,并常伴有颏肌功能亢进。

3)开唇（lip-insulficiency）:多见于口呼吸、解剖性短唇的患者。唇前突分开呈口哨状不能正常覆盖前牙,开唇露齿、切牙暴露或前牙开𬌗,红唇干燥,色泽差（图3-6）。

2.颊的观察

颊肌与唇肌共同构成封闭口腔的外屏障及构

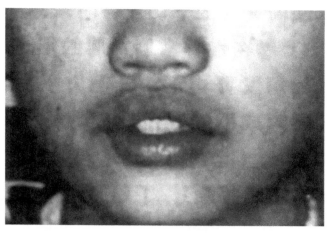

图3-6 开唇(上唇过短)

成维持牙弓形态的外部功能力系。颊肌的功能主要通过动态位的观察及检查口腔内颊黏膜,以及观察牙弓形态和侧方咬合面形态来进行。最常见的颊肌功能紊乱是吮颊（cheek-sucking）和咬颊（cheek-biting）以及吮指习惯伴随的吮颊动作。吮颊及颊肌功能亢进的患者,口内可见牙弓狭窄,前

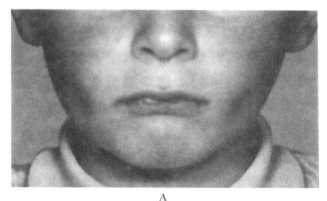

A

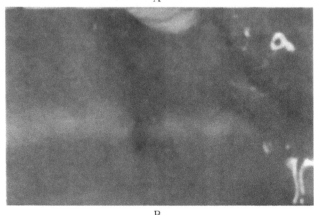

B

A.吮颊面像 B.咬颊所致颊黏膜损伤

图3-7 吮颊

磨牙及磨牙的牙轴舌倾等。而咬颊患者可在口内颊黏膜咬合线水平查见变白的增生性压痕线(图3-7)以及表现为侧方牙萌出不足或丧失正常的咬合关系,并在相应牙区形成局部小开𬌗、锁𬌗等。

3. 颏的观察

颏唇沟深是颏肌功能亢进的特征。临床上异常的颏肌功能常与吮唇或外卷唇同时发生,颏联合软组织处多出现皱纹。这一系列功能紊乱可妨碍下颌前牙区的牙-牙槽骨朝前发育,可造成下前牙拥挤。此外,下唇将上前牙向前方推移,干扰了正常的唇封闭,可加剧上切牙唇倾及下切牙舌倾,临床表现为Ⅱ类错𬌗。颏肌功能亢进的病例如发生在同一家族,通常是遗传性的,因而,可以通过家族史及问诊检查印证(图3-8)。这类颏肌功能亢进的患者,早期通过下唇挡以及调节唇舌肌功能的功能矫治器矫治,常能达到一定的效果(图3-9)。但遗传性患者疗效不佳。

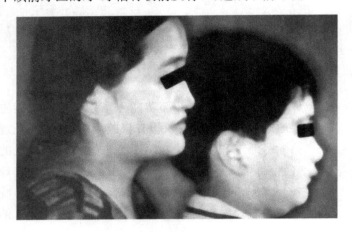

图3-8　颏肌功能亢进(母与子)

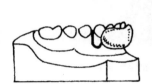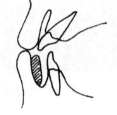

图3-9　下唇挡调节唇舌肌功能

4. 唇颏软组织位置的评估

唇颏所处的面下1/3区是正畸医师关注的重点区域,唇颏位置的评估,不仅与口唇部的功能有关,而且是颜面审美的重要内容。评估唇、颏形态位置的方法主要采用侧位相片和X线头侧位片,特别是X线头侧位片,由于它能同时显示面部软硬组织的形态和相互关系,目前已成为临床中常规评价唇及颏位置的主要手段。最常引用的判断唇、颏位置的参考线及观察方法有以下几种:

(1)Ricketts的审美平面(E线,见图3-10A)由侧面软组织鼻尖点与颏前点连线构成,用于评价上、下唇的突度。Ricketts通过对白种人的研究发现,乳牙期上、下唇位于该平面之前;儿童时(12～14岁)唇在该平面左右(下唇在E线后方2 mm左右);成人下唇在该线后4 mm,即随着年龄增长,唇相对于该线逐渐后退。中国人唇位较白种人偏前,据统计,恒牙初期的上、下唇均在E线前者占76%,约为3 mm。通常,上、下唇处于EP线稍后所表现

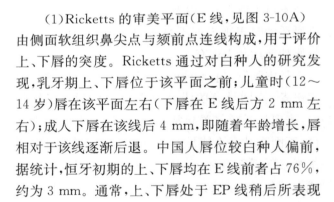

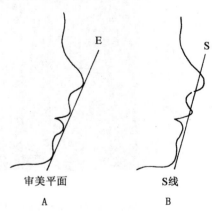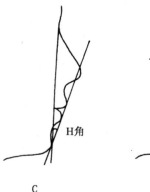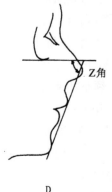

图3-10　软组织侧貌评价法

出的侧貌较为美好。

（2）Steiner 软组织观察线 系通过颏部软组织最突点和鼻下沿 S 形（鼻突部至上唇的 S 形）中点的连线，用以评价上唇位置。Steiner 认为，该线正切过上、下唇最突点最为理想（图 3-10B）。

（3）Holdaway H 线及 H 角 H 线系软组织颏前点与上唇前缘的切线（图 3-10C）。临床上常常通过计测软组织鼻下点，下唇最突点及颏唇沟最凹点至 H 线的水平距，以辅助评价面下 1/3 软组织形态，和唇发育及唇紧张度。H 线与软组织的面平面夹角为 H 角，H 角可用以评价上唇相对于侧面软组织的前突度（图 3-10C）。H 角随着年龄增长趋于减少，据胡林研究，中国正常儿童的 H 角在替牙列期平均约20°±3°。恒牙初期男性为 20°±3°，女性为 18°±3°，成人男性为 18°±4°，女性为 15°±3°较为理想。

（4）Merrifield Z 角 系由软组织颏前点与最前突的唇（上唇或下唇）间切线与眶耳平面（FH）所构成的内下交角（图 3-10D）。Merrifield 认为该切线是对 H 线的改进，可更好地代表唇前突的程度。在理想的侧貌中，该线应切过上唇，而下唇可能与此线正切或在该线微偏后。白种人儿童（11~15岁）Z 角为 78.5°±5°。成人为 80°±5°时获得最好的美学效果。胡林测得中国成都地区 Z 角正常值，儿童（7~13 岁）67.2°±4°，成人 71.82°±5°。

（5）Schwarz T 角及颌骨侧面区 JPF（jaw profile field） 系 Schwarz 在对侧面定位像片分析法的基础上提出的一种侧面形分析方法，其中有关面下 1/3 区计测法对分析唇颊的位置有临床参考价值。现简介如下：

分别由软组织鼻根点（N）及眶下缘点（Or）做眶耳平面（FH）的垂线 Pn 及 Po，该两垂线间构成的空间称为颏侧面区 GPF（gnothion profile field）。另外，引出一条通过软组织颏前点（Pog）至鼻底点（Sn）的连线，称为 T 线，此 T 线与鼻垂线 Pn 或 Po 间构成的上、下交角为 T 角。根据 Schwarz 的研究，鼻下点 Sn 至软组织颏顶点（Gn）间的 JPF 区可分为上、中、下 3 部分，正常时，口裂正位于上 1/3处。理想的侧面，唇位表现为 T 线与下红唇缘相切并将上红唇缘平分为两半，而当 T 角为 10°时，侧面型最为理想（图 3-11），例如古希腊维那斯女神雕像

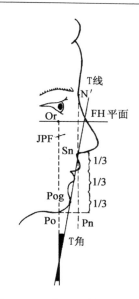

图 3-11 T 角及颌骨侧面区 JPF

的侧貌，其 T 角刚好为 10°。

5. 唇颊肌力的检查

唇颊肌的活动和静止位置产生的肌力是维持牙弓正常发育或导致异常发育的重要条件，因此对肌力的研究是评价口唇肌功能的重要内容。

自 1873 年 Tomes 提出牙齿位置取决于唇、颊、舌肌对牙弓内外压力的平衡理论以来，对口唇肌压力的检查一直是学者们关注的重点。随着现代技术的发展，对唇颊肌压力的检查已由定性向定量发展，并相继诞生了气压法、液压法、压力传感器测定法、无线电遥控测量法、光学法等压力测定方法。这些装置的原理均系在口内一定区域的牙面上放置一个极小的压力敏感元件，当唇颊肌活动时，产生不同强度的压力，作用于元件，从而产生不同的感应变化，然后将变化信号在口外经放大、转化为压力值进行测定。20 世纪 80 年代后期，我国任薇采用水压法测试了正常青少年唇、舌肌对牙齿的压力。20 世纪 90 年代中期，李克非设计了线绕式电阻应变计式传感器测定正常口唇肌压力对牙弓的压力，以后袁虹开发了半导体压敏传感器及自动测试系统，并对正常及成人骨性Ⅲ类错𬌗周肌压力进行了比较研究。由于口颌肌压力测定条件复杂，目前各种方法尚不能满足人们的研究需要，而且多数方法均需要用导线将口内变化信号输出，口内、口外装置不能分离，影响试验条件。而一些不采用导线人机分离的方法，如无线电遥控法计测装置，体

积大而笨重且一些干扰因素尚不能排除。因而对口唇肌压力定量测定的装置,仍在不断改进中。其发展趋势是向装置小型化、高敏化、信号处理智能化、动态化、口内外装置分离,减少口唇运动干扰的方向发展和改进。

(二)舌功能

舌是口腔内的重要功能器官,直接参与及协同完成口腔咀嚼、吞咽、语言、呼吸等全部功能活动,同时也是牙弓内侧对抗牙弓外侧唇颊肌肌力,协同维持牙弓内外动力平衡的最主要的能力源。舌的大小、形态、位置及功能运动的失调是造成牙颌畸形的重要因素之一。舌的功能检查主要包括以下3方面。

1. 舌大小及形态的检查

舌的体积大小和形态尽管个体差异较大,变化和适应范围也较大,但也存在着很多差别,如形态上表现为短胖、窄长、宽长形舌等。临床上对舌形态和大小的常用评估方法是嘱患者自然张口,从舌与周围毗邻关系的观察来进行诊断。通常,舌过大患者,口腔被舌充满,舌周边有牙齿印迹,可表现出下牙弓过宽大、牙间隙、切牙唇倾、开𬌗等。此外,也可通过X线头侧位片上舌姿势的形态体积、充盈度及鼻咽道变狭窄等变化辅助诊断之。真性巨舌症常与其他系统疾病,如Down氏(21三体)综合征、垂体性巨人症、黏液性水肿、呆小症等相关。但应注意将真性巨舌与开伸舌习惯相鉴别,后者在自然状态时无巨舌表征。另外,在临床上评估舌过大的方法还可嘱患者将舌尖伸出口外,若舌尖可达颏部和鼻部且伴有系统疾病症状,可考虑为巨舌症,为手术切除的指征。与巨舌相反的小舌症,舌体明显小而窄、舌周出现空隙、下牙弓小而狭窄,还可伴有前磨牙区拥挤及牙冠舌倾、第三磨牙阻生于下颌角处等。小舌症常合并有Ⅱ类咬合关系。临床检查时嘱患者舌尖前伸多不能越过下切牙。除此之外,舌系带过短也是影响舌形态变化的重要因素。检查时嘱患者大张口,上抬舌尖,此时舌尖多不能达腭顶,并形成中凹的双峰状舌尖形态。舌系带过短,可导致发音障碍,常常是患者前来就诊的主诉,故不难发现。正畸临床中由于舌的形态变化主要影响牙弓(牙-牙槽)形态的发育,不属于基础骨骼结构的问题,因而是功能矫治器治疗的适应证。

2. 舌姿势位的X线头影测量分析

不少研究者(如Mason、Proffit等)指出,舌姿势位比舌的功能更重要,特别是下颌息止位及习惯咬合位时的舌背、舌根、舌尖位置和形态改变与牙弓的位置和错𬌗的形态有密切相关。目前,对舌姿势位较精确、简单、重复性好的检查方法主要是通过计测在定位X线头颅侧位片上的舌位进行评估。常用的摄片位为下颌息止位及习惯咬合位,摄片因素的控制应达到使软组织能清晰显影。测量工具为一种特殊的透明刻度尺模板(图3-12),模板等分180°角的5条线构成6个角,每个角30°,线上的刻度精确到毫米。

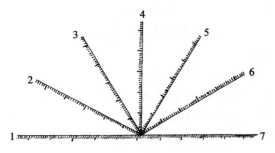

图3-12　用透明刻度模板计测舌的姿势位

为了用透明刻度模板计测舌的姿势位,首先应确定出舌、腭软组织描图上的基准参考线和重叠点(图3-13)。显示的基准参考线由Mc-Is$_1$构成:

Mc点:为已萌出的最后一颗磨牙的远中颈1/3点。

Is$_1$点:为下、中切牙切缘点。在Mc-Is$_1$基准线

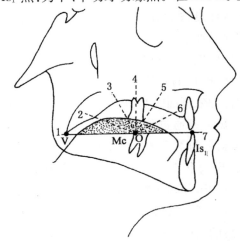

图3-13　舌腭软组织描图上的基准参考线和
重叠点、基准参考线由Mc-Is$_1$构成

上还应确定出 V 点。

V 点:为软腭悬雍垂影像的最下点在 $Mc\text{-}Is_1$ 参考线上的垂直投影点。

O 点:为二等分 $V\text{-}Is_1$ 连线的中点,系用于计测时的重叠点。

将模板的水平基线与 $Mc\text{-}Is_1$ 线重叠,并使模板上的中点与 O 点重合,通过观察模板上舌面轮廓影像及舌与腭穹隆底影像间的空间距离,并通过模板上的毫米读数,即可较准确定量地测出舌根、舌背、舌尖的形态位置。

临床上,一般通过习惯咬合位的 X 片上定量计测舌的位置,并结合肉眼观察,可估计舌在口腔内的充盈度即舌大小;从姿势位 X 片上可了解舌形姿势变化及其在口腔内的位置改变;从两种不同颌位的计测值比较上可分析舌的姿势和移动性差异。据研究,舌尖的姿势位置与不同类型的错𬌗密切相关,口呼吸和深覆𬌗患者舌根多平坦,Ⅱ类错𬌗患者舌背高拱,舌尖在进入息止位时更后缩,而Ⅲ类错𬌗舌位低、舌背平、舌尖更朝前,由此可以推测颌骨畸形的病因及预后。

3. 舌异常活动(舌习惯)的观察

舌的正常功能运动是完成咀嚼、吞咽、语言等口腔内各种重要功能的保障,因此,舌功能运动的检查离不开吞咽、发音、进食等不同功能活动中的动态特殊检查(后述)。作为临床最常见的舌异常功能习惯是吐舌(tongue-thrustion)。吐舌习惯常常造成开𬌗是其特征,开𬌗可能表现在前牙区、侧方牙区或整个前牙及侧方牙区,后者仅最后磨牙有接触关系。

舌习惯造成开𬌗的机制可能是原发性的,如扁桃体过大,为保持气道通畅,下颌下降,舌前伸,且形成前牙开𬌗。也可能是习惯性的,如弄舌习惯,常将舌放置于局部牙间,可造成该区牙无接触而形成开𬌗。此外,婴幼儿时的吞咽动作至牙列建𬌗后仍未改变,可导致"吐舌吞咽症"(retained infantile swallowing behavior)也是造成前伸局部开𬌗的原发原因。伸舌习惯与开𬌗的关系也可能是继发性的、适应性的,如乳牙早失,特别是后牙失牙后,舌适应性充满失牙缺隙以封闭口腔,可造成侧方牙区的开𬌗,前牙切𬌗等。佝偻病由于颌骨垂直发育不良也可形成开𬌗,此时舌的前伸是对骨骼和牙槽形

态的适应,此种适应性的舌前伸常又加重其骨骼和牙槽的开𬌗。伸舌习惯除导致开𬌗外,对于不同颌骨生长型的病例还可造成不同的牙颌畸形表现,临床上也应注意鉴别。

垂直生长型病例前伸舌习惯常表现为前牙开𬌗,上切牙多唇倾而下切牙多为舌倾。而水平生长型前伸舌习惯多造成双颌前突(或前突伴开𬌗),其上、下前牙均表现为唇倾。水平生长型患者有后牙区伸舌习惯,除在侧方牙区形成开𬌗外,则可因舌的压力影响后牙萌长而形成前牙深覆𬌗。此时,后牙区的息止间隙比正常偏大。当确认舌的位置与功能异常是畸形的主要病因时,功能矫形是有效的治疗手段。如果伸舌习惯是对形态的适应,通常在形态畸形矫治后能自动矫正,但年龄较大者仍应在治疗原发病因的同时或治疗后,注意恢复正常舌功能并作较长时间的保持,才能取得良好的治疗效果。

确定舌异常功能的检查方法,除上述结合牙颌畸形表现(开𬌗、双颌前突)的观察分析以及问诊外,一般还可通过功能运动中的直接观察记录,例如吞咽或发音时用口镜翻开嘴唇观察等。也可通过特殊的仪器进行检查和记录,如肌电仪、动态摄影录像、不同颌位 X 线头影测量比较、腭摄像神经生理分析等进行。但对舌肌压力的检查由于条件的限制,目前尚未有比较满意的定量分析检查手段,主要仍靠临床观察记录,综合分析进行判断。

(三)吞咽功能

吞咽是口腔完成食物输送的重要功能运动,正常吞咽涉及约 20 条肌肉的协调活动,人的吞咽动作每日约 600 次(睡眠状态下约 50 多次,清醒状态下约 500 多次)。正常吞咽是刺激口颌系统正常发育的重要条件之一。据研究,吞咽运动在胚胎 12 周即已开始,临出生前胎儿羊水吞入量 1 日约 500 mL,与刚出生后,母乳的摄入量相等,系为出生后哺乳动作做准备。婴儿期的吞咽运动是本能的,从出生后至乳牙萌出的吞咽称为婴儿型吞咽(infantile swallow),其吞咽运动有以下 3 个主要特征:

(1)舌放置于上、下分离开的牙床垫之间。

(2)通过口周肌及牙床垫间的舌肌收缩及通过

舌与唇的接触固定下颌。

（3）由上、下唇及舌的感觉神经反射完成系列吞咽动作。

随着乳牙的萌出，约在出生后1～1.5年，婴儿型吞咽逐渐消失，此时由于乳切牙萌出，下颌运动位逐渐稳定，固有口腔与口腔前庭明确区分，舌位后退，以2～4岁为过渡期形成一种后天性的与牙齿萌出相关连的吞咽运动，称为成熟型吞咽（mature swallow）。成熟型吞咽运动有下述5个特征：

（1）吞咽瞬间上、下颌牙相互咬合接触。

（2）吞咽时，由升颌肌群固定下颌。

（3）舌尖位于上切牙舌面与腭顶相接触。

（4）口唇肌基本上看不到明显收缩活动。

（5）吞咽运动可以是反射性的，也可以是随意的。

一些学者将成熟型吞咽周期分为4个阶段：

第一阶段（收集阶段）：舌变扁平，前份后缩将食物团置于口腔内前份，舌后份与软腭接触形成后封闭，牙齿和唇无接触。

第二阶段（运动阶段）：舌的整个前段向上与腭顶接触，而舌背中段降低随着舌蠕动，食团向后移动，在此阶段末期，软腭向上向后移位，唇肌有轻度收缩，唇闭合，下颌升高，牙齿进入咬合接触。如果病例有"舌刺入症"，在此时可观察到。

第三阶段（吞咽阶段）：舌的前份对硬腭推压以使食团向后，舌背后份便下降允许食团通过咽峡，同时鼻咽壁上的上缩肌环（帕萨凡特垫，Passavant pad）和软腭形成腭咽封闭，关闭鼻咽，牙齿咬合接触，唇闭合。舌不后缩，但舌背最顶点的压力将产生负压，有助于唇封闭。

第四阶段（咽下阶段）：随着腭咽朝下和朝前移动，软腭绷紧，同时，舌背向上向后移动，有如挤牙膏似的将食团挤出口咽区进入食道。

吞咽一旦完成，下颌立即回复到息止位置，因而临床上常利用吞咽运动的观察来辅助观察下颌的正中位及息止位。上述基本的吞咽周期，只有在正常咬合，正常功能型的个体才能观察到。通常从婴儿型吞咽到成熟型吞咽有一个渐变过程，但如果到4岁后仍保留着婴儿型吞咽，就属于功能异常，并可成为牙颌畸形的重要原因。

一般而言，在较大儿童中出现的不正常伸舌吞咽可分为3类：

（1）单纯性伸舌吞咽（simple tongue-swallow）

吞咽时唇颊肌收缩，下颌提起，后牙有咬合接触，只是舌尖前伸突入前牙咬合处，形成前牙"梭形"开𬌗。此种单纯性伸舌吞咽，大多为正常鼻呼吸，常伴有吐舌、吮指习惯。此类患者采用功能矫治器治疗预后良好，早期阻断吐舌习惯后，开𬌗可自动矫正。

（2）复杂性伸舌吞咽（complex tongue-thrust swallow）　吞咽时舌前伸并施压于前方及侧方牙齿，使其无咬合接触，吞咽时由于无升下颌肌群的收缩，只有唇、面、颊肌的收缩，也无正常必须的牙齿接触，多表现为前后牙均成开𬌗或咬合紊乱，此类患者多有口呼吸及鼻部阻塞疾病。此类开𬌗的治疗比较困难，必须考虑多种问题的全面矫治，而且治愈后也常需长期保持以防止复发。

（3）滞留性婴儿型吞咽动作（retained infantite swallowing behavior）　此类病例较罕见，系婴儿型吞咽动作延续至恒牙列后，仍有强烈的吞咽反射动作，表现出强烈的嘴唇及颜面肌收缩，好像在做鬼脸。舌刺入前部及两侧牙间可形成大范围开𬌗，由于颜面及颊肌反射性收缩力大，以至于面神经支配的表情肌不能参与表情，故多呈无表情面孔。此类病例因只有最后磨牙有接触，大多有严重咀嚼困难，食物常放于舌背上，而以舌尖与上腭咀嚼，此种情况预后很差。

在吞咽运动中检查舌的位置，可以发现伸舌吞咽的问题，常用的检查方法有如下3种：

（1）视诊法　嘱患者咽口水，并在吞咽的瞬间用压舌板分开嘴唇，以确定舌的位置及状态。此外，还可用压舌板压住患者下唇妨碍其颏肌收缩，嘱患者做吞咽动作，如正常者仍可自然吞咽，而不正常吞咽者将妨碍吞咽，因牙齿不接触的吞咽时，下颌必须有强大的颏肌收缩才能使下颌稳定而顺利完成吞咽动作。

（2）染色法　用食品颜料（多用蓝色）涂在患者口内上腭切牙乳头区、腭中缝区及第一磨牙区，嘱患者吞口水，如果正常吞咽，则舌尖及舌背将着色，如果不正常吞咽不着色，因为舌背未接触上腭，舌尖未接触上切牙腭侧。而吐舌患者吞咽后仅有着色于舌尖远中区，或舌尖染成一大片蓝色。该检查不可过久，尤其是唾液多者，如果一次不成功，最好改日再测。

（3）触诊法　用手指轻触颞肌，嘱患者吞口水，如果正常吞咽，牙齿将有接触，颞肌可感觉到收缩。如果不正常吞咽，牙齿无接触，颞肌无收缩（图3-14）。

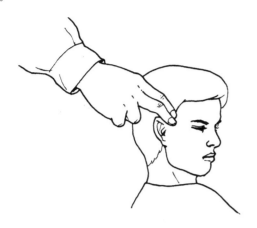

图 3-14　颞肌触诊

除上述临床简便检查方法外，吞咽运动也可通过电视 X 摄像（cinerediography）动态地观察个体的吞咽过程并发现异常。也可采用腭动描记法检查吞咽或发音时舌的功能和位置变化（详见发音）。

异常吞咽的矫治，早期主要采用功能矫治器，如舌屏、舌刺、前庭盾等以改变不正常吞咽时的舌动作，以及改掉吮指等习惯。同时，还应注意用正畸方法关闭开𬌗隙以使舌不再有进入牙间开𬌗空隙。此外，唇的闭合练习也很重要，Frankel 建议在唇间含一纸片，每日重复几次，或用一纽扣穿入棉线，将纽扣放入前庭区用唇含住，以手牵引棉线以锻炼唇力。这种有意识地关闭上、下唇练习，可以

辅助改善唇封闭，促进不良吞咽的矫正。

（四）呼吸功能

口腔不是主要的呼吸器官，但由于鼻呼吸功能是否正常直接关系到口腔中错𬌗畸形的发生发展，以及正畸矫治方法的选择及预后，因此呼吸的检查也是功能分析中十分重要的内容之一。

1. 口呼吸（mouth-breather）

口呼吸是造成某些错𬌗畸形的重要病因，口呼吸的成因大致可分为 3 类：

（1）阻塞性口呼吸（obstra-ctive mouth breathing）　多由于鼻道不畅、鼻塞、不能通过鼻正常呼吸，而被迫形成的用口呼吸。鼻道不畅的原因可能为鼻咽淋巴增生、咽扁桃体过大、扁桃体炎症、鼻中隔不正以及因过敏性萎缩性鼻炎等所致的鼻甲肥大等。

（2）习惯性口呼吸（habitual mouth breathing）　多因患者长期用口呼吸而形成习惯，此类患者有时也有不正常的鼻阻塞，但即使将其阻塞原因除去，其口呼吸也仍然不能纠正而存在。

（3）解剖性口呼吸（anatomical mouth breathing）　此类口呼吸患者多系上唇短或缺损，如果不用大力，上、下唇不能完全闭合。

该类患者多合并有上牙严重前突。临床上，由于不良习惯及鼻呼吸受碍的口鼻呼吸患者，严重者可呈现典型"腺样面"（adenoid facies）。表现为腭盖高拱、上牙弓狭窄、后牙反𬌗、切牙长期萌出不足、瘦长面形、口腔卫生差和牙龈增生（图3-15）。

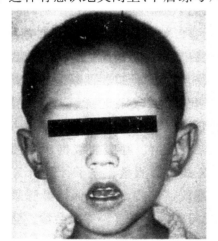
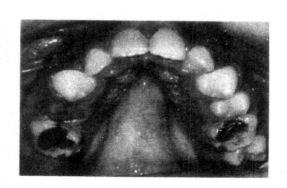

图 3-15　口呼吸患儿面形及上腭形态

口呼吸的检查,必须在患者不注意的情况下进行。不要直接问患者如何呼吸,是用嘴还是用鼻。因为患者的回答几乎都是一致认为是用鼻呼吸的。

通常口呼吸患者的面形多瘦窄,显示出垂直生长型的趋势,唇间隙大,在息止状态,上、下唇分开不能正常闭合,常可查见口咽扁桃体长大及鼻部阻塞性疾患。头侧位 X 线片上可见不同程度的鼻咽背壁淋巴增生而造成鼻咽气道变狭小。口呼吸患者的舌姿势可有 2 种类型:

①舌扁平前伸,舌尖位于下切牙后,处于下前位,常见于前牙反𬌗患者中;

②舌扁平后缩,常见于Ⅱ类错𬌗病例中。

对鼻阻塞性口呼吸的检查可通过气动试验、口镜试验及鼻孔动度观察进行。气动试验的方法为:取一小束棉花或小纤维放置于两鼻孔前,观察呼吸时是否震动以判断鼻通气情况。口镜试验的方法为:将口镜面放在两鼻孔前,观察镜面是否因通气而形成雾状潮湿面。鼻孔动度观察为:嘱患者闭口呼气及吸气,观察其鼻孔径的变化。通常鼻呼吸患者在呼气和吸气时外鼻孔大小形态有明显改变,而如果发现其改变不明显或无改变,则提示为部分口呼吸或完全为口呼吸。

临床上中等鼻阻塞或习惯性口呼吸患者,大多可通过功能训练(如闭唇)及功能矫治器(如前庭盾逐渐封闭通气孔的方法)来进行治疗。但对严重鼻阻塞性口呼吸患者,首先应请五官科医师检查治疗,不能盲目采用功能矫治器,因如果扁桃体淋巴腺增大,舌代偿性前伸,再加上较大的功能矫治器放置口内,患者将难以忍受并产生不利后果。

2. 阻塞性睡眠呼吸暂停低通气综合征 (obstructive sleep apnea /hypopnea syndrome,OSAHS)

它是一种近年来逐渐受到重视,表现为睡眠中反复出现呼吸暂时停止,对生命具有潜在威胁的常见疾病。自美国学者 Guilleminault 于 1976 年首次提出"睡眠呼吸暂停综合征(sleep apnea syndrome SAS)"这一诊断名词以来,学者们对该疾病进行了大量研究,根据发病机制,SAS 可分为 3 型:阻塞型、中枢型及混合型。其中以阻塞型最为常见,并与正畸治疗关系密切。据研究,造成睡眠时这种呼吸功能异常的病因除内分泌疾病、先天性疾病、肥胖、遗传等原因外,也与颌骨畸形、舌肥大、上气道

狭窄、错𬌗类型等密切相关。临床上 OSAHS 患者常表现出骨骼畸形及软组织异常,如下颌后缩、下颌后下旋转、舌位异常、舌及软腭肥大等。而一旦对这类畸形进行治疗,如矫治颌面畸形,改变舌和软腭大小位置后,其症状常可得到控制或缓解,因而将该病的正畸矫治作为目前常用治疗措施,已列为正畸学的矫治内容之一。在 OSAHS 的诊断中,口腔及颌面的检查十分重要,主要有:

(1)形态检查 如面部左右对称性、硬软组织侧貌轮廓、上下颌骨大小及位置、颞颌关节、牙的检查。

(2)功能检查 包括舌姿势、舌大小、鼻咽通道、鼻呼吸、咬合运动等。

(3)全身检查 包括对呼吸运动、呼吸反射、呼吸血氧饱和度的检查等。

目前,常用的检查诊断手段有颅面硬软组织的 X 线头影测量、电子计算机 X 线体层摄影(CT)、磁共振成像(MRI),以及夜间多导仪监测等。由于保持鼻呼吸通畅在 OSAHS 的发病机制中有着十分重要的意义,因此与内科、五官科专家会诊,全面检查上气道,发现或排除可能引起呼吸阻塞的解剖异常应是必不可少的。

对 OSAHS 的正畸治疗,功能矫治器具有较好的疗效,矫治器的设计主要有两类:

一类是导下颌向前(主要针对小下颌或下颌后缩的患者),多采用在口腔占位不大,体积较小的固定功能矫治器,如 Herbst 矫治装置,Jasper Jumper 装置,以及 SUSⅡ装置,而不提倡用体积大的双颌式功能活动矫治器。

另一类是诱导舌向前,如舌位保持器,作用原理为通过矫治器前方球状物内产生负压吸引舌向前,以防止睡眠期后坠。上述两类矫治器的治疗机制均为直接或间接扩大或稳定上气道,从而为改善阻塞保持气道通畅创造有利的环境条件。

OSAHS 作为一种复杂的疾病,目前尚有许多未知的领域需要探索,但口腔功能性矫治器的运用不失为一种新的、较有前途的辅助治疗方法,具有现实的运用价值。

(五)咀嚼功能

咀嚼(chewing mastication)是指食物摄入口腔

直至吞咽过程中,食块在口腔内被牙齿切割、磨细、被舌均匀搅拌、消化、准备运送的过程。食块在口腔内的切割是通过下颌前伸,使上、下前牙切缘相对来实现的,压碎和磨细则可通过后牙垂直运动和侧向运动完成。咀嚼运动是舌参与的一种下颌运动,在咀嚼过程中,舌的功能是:

(1)运送、保持、挤压,以及均匀分布食团在牙列上,以便于切断和研磨。

(2)搅拌食物,使与唾液混合,以便于消化和吞咽。

(3)挑选已嚼细的食物形成食团,送至咽门。

(4)清扫食物残渣,保持口腔清洁。

(5)辨认食团中异物以防止口腔损伤。

1. 咀嚼是复杂的反射性动作

据研究,胎儿在胚胎 3 个月末出现开口反射,第 9 个月出现对刺激的吮吸动作,至乳牙萌出才过渡形成特殊的幼儿咀嚼运动型,表现为侧方运动度大,咬合不稳定。至恒切牙及尖牙萌出后,由于切牙和尖牙的诱导,下颌上、下运动范围才逐渐稳定,

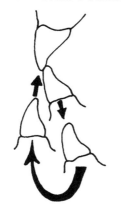

图 3-16　前牙的切咬循环

(1)辅助消化　通过食团的切碎磨细,唾液腺的分泌,其中主要是唾液淀粉酶的作用,使食物中的部分成分分解消化,同时也为食团进入胃肠中的进一步消化、分解创造必要的条件。

(2)促进和维持正常的生长发育　不论从种系发育和个体发育上看,咀嚼的作用和影响都是十分明显的,例如,原始人类因为食物粗糙,咀嚼活动比现代人强,故牙颌比现代人发育更完整粗壮。在临床上,单侧咀嚼习惯的人,其咀嚼侧比废用侧发育好。不同地区不同民族以硬食或软食为主的差异可形成不同的面形特征,这些都说明了咀嚼运动对

表现为特有的前牙咬合循环和后牙咬合运动循环,形成有一定程序的重复性的咀嚼周期(图 3-16、图 3-17),以完成食物的口腔内加工。当食物进入口腔后,咀嚼的反射性动作表现在两个方面:食物刺激分布于舌、牙周膜、唇、颊、腭等处的感受器,通过反射,引起咀嚼肌收缩,出现一系列咀嚼循环运动程式。同时,食物刺激及咀嚼运动将反射性引起唾液及消化腺的分泌增多,胃肠蠕动增快。而在咀嚼中有害的刺激可通过腭颊黏膜、舌、牙周膜上的感受器传入,反射性地使咀嚼的规律性中断。这是一种后天的,也是口腔咀嚼运动的防御性反射。咀嚼运动中牙齿频繁碰触而不伤舌,咀嚼中连小到 8 μm 左右的牙间异物都能感觉到,咀嚼中,食物一直被舌、颊、唇置于牙齿间,而主要的咀嚼工作发生在一侧的后牙区,并且食团被时而左时而右地进行转移,同时各种侧向咬合运动的终点都是正中咬合关系,这一切说明咀嚼是一种极复杂精密的中枢性和局部性的反射活动的整合过程。咀嚼运动的主要作用为:

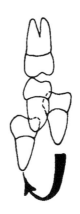

图 3-17　后牙的咀嚼循环

维持正常组织健康和形态生长发育的重要性。

(3)维持牙周组织健康　咀嚼运动可对牙齿产生有益的生理刺激,使牙齿产生生理性运动,有益于牙周膜的代谢,同时食团对牙龈组织的摩擦作用可以促进血液循环,增强牙龈组织的卫生和健康。

2. 咀嚼功能的检查方法

由于历来人们偏重于对形态的检查和诊治,一直未被重视。随着人们对形态和功能密切相关认识的深入,直至近 50 年来,才逐渐发展,并在不断深入研究探索中。目前,对咀嚼功能的检查,主要着重于咬合力、咀嚼肌力、咀嚼效能及咀嚼运动形

式等方面。

咀嚼功能的检查方法除下颌运动的检查（后述）外，主要包括咀嚼肌、牙及咀嚼效能的检查。

（1）肌电描记法　咀嚼运动的力源是咀嚼肌。正常肌肉在完全松弛时，没有电活动或电活动很弱。当有较弱神经兴奋时肌肉开始收缩，由于膜电位的变化，产生动作电位，这种动作电位可通过肌电仪放大显示出来，表现为一定的肌电波状图形。临床上则可通过这些肌电图形的不同变化，分析咀嚼肌的活动和功能。目前，在口腔医学中应用肌电图研究咀嚼肌的生理功能已有较多报道，利用肌电图可研究错𬌗的机制、判断矫治效果、分析下颌运动异常病因以及诊断神经肌肉系统疾病所造成的肌功能障碍。肌电图分析方法已成为检查研究咀嚼肌功能的重要手段之一。

（2）𬌗及𬌗力测定法　牙是咀嚼运动的直接承担者，当存在牙颌畸形、牙缺失、牙磨损等时，将直接影响咀嚼中有效的咬合接触面积以及咬合运动范围，从而影响其咬合功能，因此咬合面及咬合力的测定是评估咀嚼功能的重要指标。

1）咬合接触面测定：常用蜡片法，取红蜡片一张，整齐折叠为两层，在两层蜡片之间置入等面积的蓝色复写纸一张，置 30～40 ℃水浴中半分钟，使变软后放入受试者口中的上、下颌牙间（后缘应达到下颌磨牙后垫处），嘱受试者轻咬至上、下牙呈牙尖交错位。取出蜡片，然后用特制的卡尺或特制的面积尺或运用电子计算机图像分析系统测定其咬合后蜡片上所显示的透明区大小，即为最大咬合面积，以评价其咀嚼功能。目前，较先进的方法是采用一种特殊的"记忆咬合纸"，咬合时直接导入计算机进行分析测试。除此之外，部分学者还进行咬合接触点的计测。

2）𬌗力测定：𬌗力又称咀嚼压力，系指咀嚼运动中个别牙及部分牙所发挥的咬合力量，𬌗力有一定限度，如果超过牙周膜耐受阈，可引起痛觉或损伤，通过反射作用而减弱力。𬌗力经训练亦可增大，如杂技演员、气功师可数倍于常人。𬌗力多通过特别的𬌗力计测定，𬌗力计有杠杆式、弹簧式和应变式等装置。前两种使用方便但不精确，目前国内外学者多选择应变式𬌗力计，将测试探头与计算机相连，测试时在探头上套上专用胶套，置于被测

牙的主要功能尖上，嘱受试者逐渐加力咬合至略感酸胀为止，从𬌗力仪显示的数值上即可读出最大力值。

𬌗力可分为咀嚼力和咬合力，其中咀嚼力是动态力，咬合力为静态力。前述𬌗力计主要用于咬合力（静态力）的测定。目前随科学技术的发展，学者们已设计了多种力分析系统，如声传感式、遥控式、压电薄膜式、液压传导式以及光分析法等，并设计了相应的微机软件分析系统，不仅可测定静态力，也可测定分析动态力，使𬌗力的计测更加科学和精确。例如，20 世纪 90 年代初，日本学者中岛昭彦开发的一种用于计测咬合功能的压电式传感测试系统，就是一种既能测定咬合面积，又能显示咬合压力分布及变化的装置。该系统由 3 部分组成：𬌗板式压力传感片、压力信号放大解析系统和计算机显示记录系统。测试时将总厚度 0.78 mm 的感应片放入口中咬合，可在计算机上显示出其压力分布的彩色分级画面、咬合面积大小，以及显示出从咬合初接触至牙间交错位时 0.12 秒 10 个连续的压力变化分布图、压力值及咬合面积。由于这种装置是在功能状态下进行，对于咬合病的诊断、𬌗力分析和对比治疗前后𬌗力改善及变化，无疑是一种直观而较准确全面的咀嚼功能测试装置。

3）咀嚼效能测定：咀嚼效能系指在一定时间内或一定的咀嚼次数中，把一定量的食物咬碎的程度，用以表示机体的咀嚼能力。测定咀嚼效能方法有如下几种：

①筛分法：让受试者把一定量的测试物咀嚼 50次，将嚼碎的测试物残渣吐出，清洗，晾干。然后，依次通过一定孔径的筛网，并分别称出残余物的重量（筛分称重法）或量出其体积（筛分体积法），最后计算百分率，公式为：

咀嚼效能＝测试物总量－残余量/测试物总量×100%

该法简单，价廉。但操作费时，误差较大，目前已很少采用。

②比色法：其方法原理为，选择硬化的明胶块作咀嚼测试物，由于明胶块具有对一些生物染色剂的吸附性，这种吸附性只与明胶块表面积有关，而与体积无关。因此，将一定体积的明胶块让受试者咀嚼一定次数后，取出洗净、干燥后放入染液中，此时其明

胶块总体积未变，但由于明胶块被咀嚼的程度不同，表面积已不一样，对染液中染色剂吸收程度也就不同。通过比色，计测咀嚼后染液的浓度，就可确定明胶块被嚼碎的程度，进而评价其咀嚼效能。

③吸光度法：可选用 ATP 被膜颗粒作为测试物，由于 ATP 被膜颗粒在咀嚼时被破碎，使 ATP 释放出来，释放出的 ATP 在波长为 259nm 的紫外光处吸收最大。咀嚼效能大者，其吸光度值也越高，此时使用分光光度计即可测出其咀嚼效能的大小。此外，也可选用炒花生米等做测试物，用光栅分光光度计等计测其咀嚼后悬浊液的光度值（吸光度值高咀嚼效能大），以评价受试者的咀嚼效能。采用吸光度法测定咀嚼效能由于操作简便、迅速而且测值较精确稳定，是目前比较常用的计测方法。

④计算机模拟法：采用计算机技术模拟咀嚼过程，设计实验模型，选择实验手段，建立数学公式及计算方法程序，以进行咀嚼效能的模拟测定。这是一种新的发展方向，目前尚在探索完善中。

咀嚼效能的测定虽有一定价值，但它受多方面因素，如力大小、咬合接触面积、年龄、性别、全身健康以及牙支持组织和颞下颌关节疾患等的影响，并且就正常的咀嚼运动而言，咀嚼时间的长短和次数的多少，常可因人而异，个体差异大，其范围约 10～100 秒，这样悬殊的差异，极难获得正确的平均数字。同时，食团的大小也无绝对标准，因为吞咽食团的大小也可因人而异，因此咀嚼效能的测定，无论方法如何精确设计，也难以达到精确体现出个体的咀嚼功能，仅仅是一种评价咀嚼功能的参考方法。

（六）语言功能

1. 语言是人类特有的功能

自从猿人直立行走后，胸腔、咽腔及喉腔有了较好的发育机会。同时，口腔也起了变化，牙弓缩短变圆，唇舌更灵巧，加之原始集体化的生产活动和聚居生活促进了人类语言的逐渐积累、形成和发展。这是语言形成的系统发育过程。同时，学者们在研究儿童语言的个体发育中证明，语言是通过大脑皮质暂时建立起各种规律联系，经多次重复而发展起来的。初生婴儿无语言功能，只能啼哭，以声门音、软腭声为主。约半周岁起，形成了条件反射，开始出现最早的语言性噪音如舌腭音，这些噪音随

着牙的萌出，唇舌的发育健全又渐渐分化形成语言的声音和音节，表现为丰富多变的唇齿音等。儿童的语言形成是通过模仿、学习而建立，通过重复修正而巩固的。成年后，人的语言受大脑皮质语言运动中枢支配（一般位于大脑左侧额下回后部），与语言功能有关的周围神经联系由三叉神经、面神经、迷走神经、副神经、舌下神经等传出纤维传出，各种神经与口咽部支配的对应部位如下：

（1）声带　由迷走神经的喉返神经支配。

（2）咽腔　由迷走神经的咽支支配。

（3）口腔后部　由副神经支配软腭升降。

（4）口腔中部　由舌下神经支配舌背升降。

（5）口腔前部　由舌下神经支配舌尖运动。

（6）口腔前庭　由面神经支配上、下唇运动。

（7）口腔开合　由三叉神经支配下颌运动。

2. 人的发音器官

人的发音器官不仅局限于口腔，还包括肺、支气管、气管、咽头、喉头、鼻腔以及相邻接的器官和结构。发音依靠喉部的一对声门颤动发声，声音的高低强弱则有赖于肺呼出气流量的大小和声波通过喉腔、口腔和鼻腔的共鸣作用才得以扩大及改变，而口腔在发音过程中因软硬组织，特别是舌的灵活性大，口腔运动能受意识的控制，可随着意改变共鸣腔的部位大小，对气流进行调控，所以变化比较明显，成为行使语言功能的重要器官之一。

口腔器官的状态与语音的两个成分，即元音和辅音的形成有如下关系：

（1）在发元音如汉语拼音中的 a、e、i、o、u 时，口腔器官方的活动有 3 种情况：

1）舌尖保持比较静止状态。

2）软腭上举向后以封闭鼻腔通道。

3）发不同元音时，口腔呈一定形状，如发 i 音时，上、下唇微开，上、下前牙相对，舌前部微上举，舌保持原形而向前用力。

（2）在发辅音时，可按气流在口腔内受阻部位不同分为 8 种，或按发音方式分为 4 类。

8 种辅音与口唇形态变化的关系为：

1）双唇音：上、下唇紧密相触，阻挡气流形成发音，如汉语拼音中的 b、p 等。

2）唇齿音：由上前牙切缘与下唇红唇内缘，阻挡气流而成音，如汉语拼音中的 f、v 等。

3)舌齿音:舌尖接触上前牙舌面,阻挡气流发音,如汉语拼音中的 d、t 等。

4)齿音:由上、下切牙相对,形成小缝,舌尖接近此缝隙,让气流通过缝隙摩擦而发音,如汉语 s、z、c 等。

5)舌腭音(或称舌前音):舌前份变宽,上升接近硬腭,使气流通过舌腭之间,摩擦发音,如汉语拼音中的 j、q、x 等。

6)喉音(或称舌后音):舌后部上升与软腭接触,阻挡气流而成音,如汉语拼音字母的 g、k 等。

7)舌音:舌上翘,使气流从舌的两侧挤出发音,如汉语拼音字母的 l、r 等。

8)出气音:舌后部上举,与软腭接近仅留一缝隙,使气流通过缝隙摩擦发音,如汉语拼音中的 h 等。

辅音按声音的发生方式,又可分为 4 类:

1)爆发音:气流被唇阻挡,达一定气压时,突然爆发成音,如发拼音 b、p、g、k 等。

2)鼻音:气流通过鼻腔共鸣发音,如发拼音 n、m 等。

3)边音:用舌尖封闭口腔前部,使气流从舌两边逸出所发出的音,如发拼音 l 音等。

4)摩擦音:口齿封闭不全,使气流通过唇、齿、腭狭窄缝隙摩擦而成音,如发拼音 s、z、w、h 等。

在语言的形成中,元音能单独形成语音,辅音由于声带不一定参与振动,只是气流在共鸣腔中受阻爆发或摩擦,故不能单独成音。只有通过元音与辅音的结合,才能形成千变万化的语音。总之,从生理学上看,人的语音是语言兴奋所引起的胸、喉、咽、口、鼻诸肌的复杂反射动作,通过声带被气流振动,发出音波,又受到口鼻腔内各种阻挡,而发生各种各样的变化,这是正畸临床医师在检查语言功能时必须具备的知识。

3. 口腔及周围器官的功能运动

口腔及周围器官的完整、健康和正常功能运动是正常发音的保证。同时,机体的代偿性(适应性)变化也对正常发音起着十分重要的作用。一般认为口颌的结构,运动和语言功能间有着如下关系:

(1)正常的形态结构＋正常的功能运动→正常发音。

(2)异常的形态结构＋不相适的功能运动→发音不良。

(3)正常的形态结构＋不相适的功能运动→发音不良。

(4)异常的形态结构＋适当的(代偿性)功能运动→正常发音。

由此可见,功能运动在正常发音中的作用是关键性的。

在口腔中,对语言功能影响较大的有唇、舌、腭、齿和颌骨,当这些部位由于疾病或其他原因造成缺损或畸形时,必将影响正常的语言功能。如在临床上,当存在唇(如唇无力、唇裂等)、舌(如舌系带短、大舌、小舌等)、齿(如牙弓前突、开𬌗、锁𬌗)、颌(如上、下颌前突或后缩等)等畸形时,则必然或多或少的妨碍语音表达。因此,通过发音的检查,可以了解病因及影响程度。如开𬌗者发齿音(s、z、c)不全,巨舌患者发舌音(l 等)不全,双牙弓前突患者发唇音(p、m、b)不全等。又如正常人发 s 音时,下颌前移至对刃,上、下切牙音隙约为 1 mm。当安氏Ⅱ类患者发 s 音时,下颌可发现显著前移,而安氏Ⅲ类患者发 s 音时,下颌几乎无前移趋势等。另外,由于健康和正常发音组织能发挥代偿作用使发音接近正常,所以适时恢复口颌的正常形态和运动,如早期矫治牙颌畸形,唇腭裂修复,舌系带矫正以及发音训练等,对语音的恢复和发育应是有益的。尽管代偿作用是有限的,而且受缺损原因大小范围、畸形程度的影响,但通过治疗训练,特别是早期矫正,仍有可能改善或重建患者的语言功能。

(陈扬熙)

二、下颌运动的检查分析

口颌系统的功能均是由下颌运动的方式来完成,而下颌运动的动力系来自颅面神经支配的咀嚼肌等神经肌肉的作用。下颌运动的最大特点是它有一个运动的上界,为其向上运动的终点,此上界标志就是个体上、下咬合最大接触的牙尖交错𬌗（ICP）。因此，咬合关系与下颌运动及咀嚼肌的作用密切相关。咬合关系具有引导下颌运动的作用，咬合运动及咬合关系可以影响咀嚼肌的功能。为了保持下颌运动正常和咀嚼肌功能正常，咬合运动及咬合关系的正常是决定性因素；如咬合有异常，下颌运动就可能发生异常，咀嚼肌功能也可能出现异常现象。而咀嚼肌功能异常，也可使颌位发生变化，从而使咬合关系异常。功能和形态之间的关系密不可分，是相互影响，相互制约的。

下颌运动分析是功能分析中很重要的部分，可帮助我们在进行功能矫形治疗时了解畸形性质，适应证的选择，𬌗重建时下颌前伸和垂直打开量，以及矫治预后的判断。

（一）常用基本概念

1. 𬌗与咬合

𬌗（occlusion）一般指上颌牙与下颌牙的静态接触关系。咬合（articulation）多指下颌运动中上颌牙与下颌牙的动态接触关系。

但在实际应用中很难明确划分，在𬌗学概念中，我国学者王惠芸建议，为简明起见，"𬌗"与"咬合"可以通用，一字则用"𬌗"，二字则用"咬合"。

2. 𬌗与颌位

𬌗与颌位是两个具有密切联系的概念：𬌗是建立在一定颌位关系之下的𬌗，而且具有咬合接触的、具有一定𬌗关系所确定的颌位，𬌗与颌位的研究常常相互渗透，难分彼此。𬌗有前伸𬌗、侧方𬌗、反𬌗、开𬌗、深覆𬌗等，它是上、下牙的接触关系，但未表明下颌的位置，其中有的是在相同颌位的关系。

颌位是指下颌骨对上颌骨乃至颅部关系的位置。颌位决定𬌗接触状态，因此要了解𬌗必须先了解颌位。颌位有很多，由边缘运动轨迹图可以看出，下颌可以位于边缘运动轨迹范畴内的任何一个位置，因此下颌相对于上颌的位置可以无数个。但基本相对静止，最常用、最基本可以重复的颌位只有3个，3个基本颌位也根据最新研究成果被重新命名，即：以牙尖交错位（ICP）代替正中𬌗位（CO）、以下颌姿势位代替下颌休息位、以下颌后退接触位（RCP）代替正中关系位（CR）。颌位与颞下颌关系

（TMJ）及咀嚼肌均有直接关系，颌位改变，TMJ 位置随之改变，咀嚼肌状态也有所改变。

3. 下颌姿势位（postural position）

下颌姿势位也叫息止颌位或临床休息位（clinical rest position），检查时头应直立，口腔无功能活动，支持下颌骨的肌肉保持轻微电活动，以对抗地心引力施予下颌骨的重量。此位不依赖于牙的有无，而在于肌肉的张力平衡，上、下牙列自然分开，保持一个前大后小的楔形间隙，此间隙在切牙区间为 2～3 mm，此间隙称为息止间隙（freeway space）。下颌姿势位的稳定性最差，其临床参考价值的争议最大。

4. 最大牙间交错位（intercuspal position, ICP）

它是指上、下颌牙牙尖交错达到最广泛，最紧密接触时下颌相对于上颌的位置，也叫牙位（tooth position）。牙尖交错𬌗（intercuspal occlusion, ICO），是指上、下牙达到最广泛、最紧密接触时的咬合接触现象。牙间交错位以牙尖交错𬌗为前提，并随着牙尖交错𬌗的存在而存在，随着牙尖交错𬌗的变化而变化，随着牙尖交错𬌗的消失而消失。牙尖交错𬌗强调的是咬合关系，牙间交错位强调的是当处于该咬合关系时，下颌相对于上颌的位置关系。

牙间交错位代替正中合位的意义；正中𬌗位（centric occlusion position, COP），这个名词中隐喻着上、下牙达此关系时，下颌相对于颅骨一定位于正中，例如单侧后牙反𬌗者，其下颌在其最广泛、最紧密接触的咬合状态时，可能略偏向于反𬌗侧，而并非位于"正中"，此时以"正中𬌗位"一词描述其颌位关系，显然不确切。牙间交错位则比较客观反映了此时的颌位特征，意即指不论下颌是否在"正中"，此时下颌确实处于其上、下牙最广泛、最紧密接触的位置上，所以现在以"牙间交错位"替代了"正中𬌗位"。

5. 下颌后退接触位（retruded contact position, RCP）

最新关于 RCP 的概念为：正常情况下 RCP 是一个张力性边缘位置，位于 ICP 的后下方，水平向距离为 0.5～1.5 mm，垂直向为 1～1.5 mm，距离的大小和方向与后牙的牙尖高度有关。RCP 时前牙没有接触。后退下颌的肌收缩是获得该颌位的重要条件，但后退的幅度主要由韧带确定。临床上

可以通过训练主动后退下颌而获得 RCP,也可借助外力,例如用手推下颌向后而被动获得。RCP 有一个前后、左右向约 300 μm 变异范围。

正中关系(CR)是髁突位于关节窝内最上,最前位时可做绞链运动——单纯的上、下运动而无滑动。绞链运动可使切牙处降颌约 18~25 mm,此运动范围内下颌相对上颌的位置关系称为正中关系(centric relation,CR),CR 不是一个颌位,而是在绞链开口度范围内下颌对上颌位置关系的一个范围,RCP 是正中关系的最上位,也是向后运动的极限位置。下颌从 ICP 后退到 CR 的运动,可以自觉活动,无须勉强,也不难受,是属于生理性的。从 CR位,下颌还可后退少许,但须对下颌施加外力,或者由本人用力勉强后退,不属于生理范围。

后退接触位与牙尖交错位间存在下列关系:

(1)一致性　即 ICP=RCP。下颌不能从牙间交错位后退,即牙间交错位与后退接触位为同一位置,称之为一位,在人群中约占 10%。儿童中一位的比例更高些。

(2)协调性　即 ICP 在 RCP 前 0.5~1 mm。当下颌骨在后退位咬合时,下颌受牙尖斜面引导,使下颌直向前滑动 0.5~1 mm,才能达到稳定的终止位,向前滑动的距离叫长正中(long centric),或叫自由正中(freedom of centric)。二者间的非一致性又叫二位,在人群中约占 90%。

(3)不协调性　从 RCP 到 ICP 的运动过程中存在不对称的滑动运动,或者下颌位于 RCP 时仅单侧后牙接触,则被认为是一种咬合干扰。也有人认为 RCP 时单侧后牙接触属于早接触。

虽然一度 RCP(过去称之为 CR)被当做全口义齿重建咬合关系的颌位,并被延伸到自然牙列患者治疗时通过咬合调改重建咬合的位置,但现在 RCP仅被建议用于诊断参考位,而不作为治疗位,一般情况下不应该将患者的颌位固定在该位上,而应建𬌗于 RCP 前方约定 1 mm 处,此处即为原 ICP的位置。

6. 肌肉接触位(muscular contact position, MCP)

MCP 也叫肌位(muscuiar position,MP),系指下颌由姿势位用很小的力闭合达到第一个接触点时的下颌位置,当牙重咬时下颌骨处于牙位。若轻咬与重咬时下颌的位置是一致的,即说明肌位与牙位协调,因此是稳定的;若由轻咬至重咬下颌有偏斜,说明肌位与牙位不协调、不稳定,有干扰。肌位与牙位是否一致是判断牙尖交错位是否正常的重要标志。

7. 生理性𬌗(physiologic occlusion)

也叫功能正常𬌗。即个体的咬合并未引起病理的症状和征象,且功能正常。即属生理。生理可有咬合异常因素,此种咬合异常,已为个体在其生理适应能力范围之内,此咬合称生理性。

8. 治疗性𬌗(therapeatic occlusion)

对于一个形态功能不是很理想,但又未出现明显的干扰和功能异常的,由于患者有较高要求而设计一种治疗方案。在改变或重建的形态和接触关系后,患者需要较小的适应和代偿即可达到生理性,如正畸治疗或修复治疗。

9. 创伤性𬌗(traumatic occlusion)

创伤性的标准在于是否产生创伤,而不是如何咬合,各种各样的型都有产生创伤的可能,而主要是发现产生干扰的部位。

10. 正常𬌗与错𬌗的生物学概念

Angle 的理想正常标准是上、下磨牙为中性关系,覆盖正常,32 个牙 138 个接触点,这种咬合是非常罕见的,这种正常是建立在形态学基础上的。而正常的生物学概念则是建立在神经肌肉基础上的。因此,绝对不能用静止的模型来诊断咬合,还必须看到其周围组织及整体的功能和健康状况。在形态上可能是满意的,但功能上可能有损害;相反,形态上的错𬌗,在功能上可能正常,生物系统中“正常”就意味着健康与舒适。Angle 所指的错并非都是病理。对咬合的评价应根据功能的潜力,而不宜用正畸学的形态学标准。

(二)下颌运动的基本形式

下颌运动其实质是下颌相对于上颌的位移,是下颌位置改变的总称。在髁突区下颌运动表现为髁状突相对于颅骨的运动,称为髁突运动。

1. 基本形式

下颌运动尽管非常复杂,但归纳起来仅有 3 种类型:即开合运动、前后运动和侧方运动。其运动的完成是通过髁状突的转动(rotation)和滑动

(translation)以及肌肉参与。

（1）开合运动 开合运动亦即下颌升降运动。它是双侧髁状突对称性运动。当张口时，由两侧翼外肌下头收缩，牵引髁状突沿关节结节后斜面向前下方滑动，在滑行同时，双侧髁突也依横轴略为转动。当髁状突向前下滑行达到最大限度时，髁突停止滑行，而单纯转动。因此，张口运动是滑动与转动的混合运动。当下颌上升时，由颞肌、嚼肌和翼内肌同时收缩，牵引下颌向后上方移动，使髁突、牙弓回到牙尖交错位。

（2）前后运动 下颌的前后运动也是两侧髁状突的对称性运动。在前伸运动时，由于有牙尖与窝相互交错咬合，下颌多不能直接前伸，而先由两侧翼外肌同时收缩，牵引髁状突沿关节结节后斜面向前下滑行，至上、下牙弓自然分开，然后下颌即可前伸。此时颞肌前纷纤维轻微收缩以悬吊下颌，使之不至于在前伸时下降，至前伸达最大限度。前伸运动主要是髁突在关节上腔的滑动，亦有可能横轴的旋转与滑行运动相配合，在后退运动中，翼外肌松弛，由颞肌中、后份纤维收缩使下颌向后，髁状突滑到牙尖交错位。

（3）侧方运动 侧方运动是双侧髁状突不对称运动。一侧髁状突滑动，而另一侧是转动。例如向左侧运动，先由两侧翼外肌略收缩，使下颌下移，脱离正中尖窝锁结，然后由右侧翼外肌和翼内肌及左侧颞肌收缩，使右侧髁状突沿关节结节后斜面后前、下、内滑行，同时左侧髁状突转动。而向右侧运动机制与左侧相同，仅是方向相反。

2. 下颌运动检查方法

下颌运动有转动和滑动两种类型，在相互垂直的3个平面（矢状面、冠状面、水平面）上进行。在分析下颌运动时，应注意以下几个方面：

①运动类型（转动还是滑动）；

②运动方向（在哪一个平面上）；

③运动幅度（位移量大小）；

④运动与形态的关系；

⑤运动的临床意义。

研究下颌运动较理想的方法是进行下颌运动描记，它是下颌功能检查的重要手段。下颌运动描记的类型，可分为以下几种：

（1）按观测部位分为切牙区描记和髁状突运动描记。

1）切牙区描记：以下颌切牙区作为观测部位，以此处捕捉到的信息来反映整个下颌的运动状态，目前被广泛采用。

2）髁状突运动描记：髁状突不仅与下颌体的运动不完全相同，而且两侧髁状突运动也不完全一致，因此切牙区描记不能反映两侧髁状突各自的运动特征，此时应以左右髁状突区分别作为观察对象，进行髁状突运动描记，尤其是在侧向运动以及双侧关节、肌肉的形态或功能不对称、不协调时采用。

（2）按运动的方式分为 边缘运动描记、咀嚼运动描记和叩齿运动描记。

1）下颌边缘运动（border movement）：它是下颌非功能运动，是下颌在上下、前后、左右各个方向上所能达到的最大限度的运动。其范围称为下颌边缘运动范围（range of motion，ROM）（图3-18）。ROM是判断下颌功能的重要指标。边缘运动描记的重复性好、影响因素小、结果客观可靠。

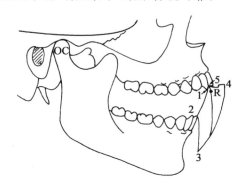

1. 后退接触位　1～2. 绞链运动　3. 最大开口运动
4. 前伸接触位　5. 习惯性牙尖交错位
R. 下颌姿势位

图3-18 下颌边缘运动（矢状平面）

2）咀嚼运动（chewing movement）：它是下颌功能运动中最重要的运动，反映了口颌的功能状况，描记时咀嚼食物或空口咀嚼。

3）叩齿运动（tapping movement）：即张闭口运动，为最基本的下颌运动。叩齿时，如张口道偏斜，提示左右髁突运动不协调。

（3）按描记手段分为电学法（MKG、SGG）、光学法（SVT）和直接描记法。

1）电学法（mandibular kenesiograph，MKG）：

即"下颌运动扫描仪"，由美国 Myotronic 公司研制。SGG（sirognathograph）由西门子公司生产。MKG、SGG 均采用电磁换能原理，将下颌位移通过固定于下颌区的磁钢位移表达出来，磁钢运动引起磁场变化通过电磁转化为电信号，被显示、打印、贮存。

2）光学法（saphon visitrainer，SVT）：下颌运动解析仪，由日本东京齿科材料研制。SVT 运用光电转换原理，将发光二极管固定于下切牙区，发光二极管的位移信号被光敏传感器捕捉后转换为电信号，被显示，打印和贮存。

3）直接描记分为口内法与口外法，口内法如哥特弓描记；口外法如髁突运动描记。

（三）牙尖交错位与后退接触位的检查分析

牙尖交错位与后退接触位的偏差（ICP-RCP discrepancy）反映了患者上、下颌骨或上、下牙列间相互的差异，换言之，上、下牙列或上、下颌骨的相对关系，应在颌骨关节处于正中位置时比较才有意义。如其 ICP-RCP 差值相差太多，则临床上应以 RCP 的位置为标准，以其与 ICP 之差来修正颌骨和牙列的相互关系。否则任何颌间或牙间的相互关系都不具有临床意义。所以，如何测试矫正患者的下颌是否已处于正中或中心（CR）的位置方法极为重要。临床上测试患者下颌骨关节髁突是否处于正中位置的方法有以下几种：

1. 手指引导法

医生以右手拇指轻轻顶住患者的下颌（轻触但切勿推移），同时以示指及中指支持下颌角区，引导患者做开闭口运动，在下颌闭口的同时诱导关节髁突回归到 CR 位置（图 3-19）。一般而言，如关节是处于真正的 CR 位置，理论上其张口及闭口时的途径是以 CR 位置为圆心的纯转轴运动。换言之，在张口的幅径 2.5cm 的范围内应是一个纯粹以 CR 为圆心的圆弧运动。

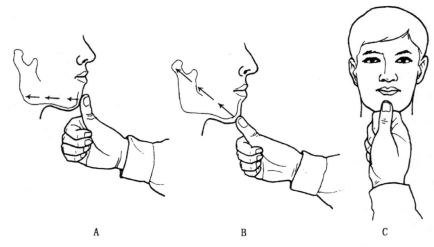

A. 正确手势侧面观　B. 不正确手势侧面观　C. 正确手势正面观

图 3-19　手推下颌向后的手势

2. 叩齿法（tapping test method）

令患者坐直、头部保持水平，全身放松。再让患者自然轻叩（轻轻咬合）牙列，此时医生以拇指、示指引导患者做轻快的叩齿运动，数次之后，患者的下颌处于轻放松（relax）状态，此时下颌即处于 CR 的位置。

3. 发音法（phonetic method）

令患者发出某些字母，如 s、m 等音，在发此音时，下颌较容易处于休息状态，此位置接近于患者 CR。

4. 吞咽法（swallowing method）

令患者吞咽口水，在吞咽时下颌容易回归 CR 位置。

5. 卷舌法

令患者向后卷舌，容易引导下颌回到 CR 位置。

6. 肌电图和下颌运动轨迹描记仪测试（EMG or kinesiograph kegistration）

利用特殊仪器定量描记下颌位置，微机可将下颌位置变化图形动态显示于屏幕上，可以用来确定下颌处于 CR 位置。此法虽然精确,但需要特殊仪器才能测试。

(四)下颌姿势位与牙尖交错位关系的检查分析

1. 下颌姿势位的确定

下颌姿势位是由头部和身体在重力影响下的姿势所决定,因此要求患者放松、端坐、头直立、两眼平视前方、眶耳平面与地平面平行。为了确定下颌姿势位,患者面部肌肉必须放松,在临床检查中常用以下方法确定下颌姿势位。

(1)发音方法(phonetic method) 患者被告诉发一些字母如 m、c 等音,5~10 次,或反复拼念一些单词,经过这些练习后 1~2 秒,下颌回到姿势位。

(2)命令方法(command method) 要求患者完成一些动作,如"吞咽",吞咽后下颌自行回到姿势位。

(3)非命令方法(non-command method) 让患者放松,使患者没有被检查感觉,通过讲活分散患者注意力,使其咀嚼肌放松,让下颌回到姿势位。

(4)组合方法(combined method) 最适用于儿童的功能分析。首先观察患者吞咽和说话;大一点的儿童,让患者做叩齿(tapping test)使咀嚼肌放松,此时医生可用拇指、示指引导患者做叩齿运动,这样使下颌回到姿势位。

2. 下颌姿势位的记录

(1)下颌姿势位的记录对于正畸治疗是很重要的,尤其是在功能矫形治疗时对治疗计划,和𬌗重建有重要指导意义,记录下颌姿势位的方法常用有 3 种。

1)口内直接记录:患者肌肉放松、轻闭双唇,医生肉眼观察后,用手指轻启双唇,再用毫米规在上、下颌前牙区记录间间隙;也可用修复学的方法,用蜡直接做口内记录。

2)口外直接记录:用垂直距离尺直接在患者面部分别测量姿势位与习惯位时软组织鼻根点至颏下点的距离,两数之差即为息止间隙(图 3-20)。

3)口外直接测量法

①头侧位片记录(roentgenocephalo metric registration):两张头侧位片,一张是 ICP 位时头侧位片,另一张是下颌姿势位时头侧位片,通过两张片的重叠对比,可测出息止间隙大小。

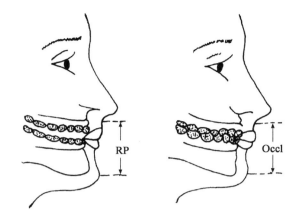

图 3-20　口外记录息止𬌗间隙

②下颌运动轨迹描记记录(kinesiographic registration):通过下颌运动轨迹描记可以从 3 个方向记录下颌各种运动和下颌姿势位以及息止𬌗间隙。

(2)下颌姿势位和牙尖交错位两位置间关系的分析 下颌由姿势位到牙尖交错位,对功能分析具有重要意义,它可从 3 个方向进行分析,即矢状方向、垂直向、横向,其方法可通过 X 线片、模型蜡及仪器分析等实现。

1)从矢状平面分析下颌姿势位和牙尖交错位之间的关系

①下颌运动形式的检查分析:下颌由姿势位到牙尖交错位的运动包含髁突在颞下颌关节窝内的旋转和滑行两种运动,分析检查的目的不仅在于确定下颌运动的范围和方向,同时还要确定旋转和滑动在下颌运动中各占的比例。可用头影测量分析闭口运动中,旋转和滑动两成分各占比例,通过两张头侧位片,一张是姿势位,另一张是 ICP 位,两张 X 片重叠,见图 3-21。

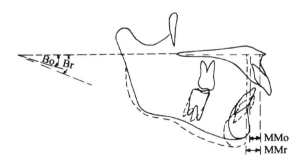

实线:为牙尖交错位图迹　虚线:下颌姿势位图迹

图 3-21　下颌运动形式的检查分析

B_0 表示在 ICP 位时的基底平面角。

Br 表示在姿势位时的基底平面角。

MM₀ 表示在 ICP 位时两垂直线的距离,垂直于上颌基线,向下做两条垂线通过颏前点(pg)和"A"点。

MMr 表示在姿势位时两条垂线的距离。

分析:角 B₀ 与 Br 差异提示有旋转成分;线距 MM₀ 与 MMr 差距提示有滑动成分。

②牙位和肌位一致性的分析:下颌由姿势位到 ICP 被分成两个阶段。

a. 自由阶段(free phase):即下颌由姿势位到上、下牙刚开始接触位(即肌位,MP),这一阶段髁头在关节窝内仅做旋转运动(rotation movement),亦即绞链运动(hinge movement)。

b. 咬合阶段(articular phase):下颌由刚开始接触到完全咬合,即从肌位(MP)到 ICP 位,此阶段髁突可能做向前和向后滑行两种运动,在此过程中,肌位和牙位是否一致是评价有无咬合干扰的重要方法,可通过两次蜡咬法检查。其具体方法如下:首先取患者模型,在口中采取患者正中位时蜡记录,将蜡记录放回模型上,在模型上记录出正中位的上、下磨牙关系线;然后第二次在患者口中采取上、下颌牙牙尖刚接触时(肌位)的蜡记录,并将蜡记录转移在模型上标记出新的上、下磨牙关系线。如果有干扰存在,两次记录线相差平均大于 4 mm;如果是干扰所致下颌后缩,下磨牙上的原咬合记录线明显前移;若是干扰所致下颌前突,则原咬合记录线明显后退。

③骨性和功能性错𬌗的判断:从矢状面上分析 Ⅱ类和Ⅲ类错𬌗,可以通过 X 线头影分析鉴别是否存在功能性错𬌗,该方法是由美国学者 Thompson 于 1949 年最早提出,1964 年经日本学者神山光男改进后的一种 X 线头影测量分析方法。该方法需常规同时摄取姿势位和牙尖交错位时的头侧位 X 线片,以进行重叠描图分析。其原理是功能性错𬌗患者,当下颌由姿势位做自然闭合运动时,由于早接触点的诱导,必然导致下颌位置的异常偏移,因而根据重叠描图中,下颌仅下切牙切点的异常变化,可判断分析有无功能障碍,并鉴别该错𬌗畸形属功能性或骨性(图 3-22)。

方法和步骤:

在同一条件下,同时摄取患者姿势位和正中位的头侧位片各一张。

绘出两位置的头影测量描图。

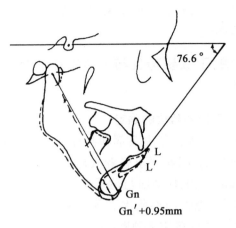

以 S 点为基准叠合 SN 平面
实线:为牙尖交错位图迹
虚线:下颌姿势位图迹

图 3-22　功能分析法重叠及定点

将绘有牙尖交错位的描图重合于姿势位的描图上,以 S 点为基准,叠合 SN 平面,同时在牙尖交错位描图纸上用虚线描记出姿势位的下颌及下切牙图迹。

在所得的重叠图上,标定以下计测点:

L₁:牙尖交错位时下中切牙切点。

L₁′:下颌姿势位时下中切牙切点。

Gn:牙尖交错位时颏顶点。

Gn′:下颌姿势位时颏顶点。

D:颅底平面(N-Ba)上,平分穿过下颌髁头段中心点。

按下列项目进行比较和计测:

SN-L₁L₁′后下交角:此角显示下中切牙由姿势位至牙尖交错位时闭合道(均值为 76.59°±12.0°,据神山)。

DG′n 与 DGn 长度差:此差距显示下颌由姿势位至牙尖交错位时髁突的偏移程度(均值为 0.95 mm±0.82 mm,据神山)。

在咬合功能正常情况下,当下颌以 D 点为轴心做闭合运动时,Gn 点在 D-Gn′为半径的圆弧上;当存在功能性Ⅱ类错𬌗时,Gn 点在 D-Gn′为半径的圆弧内侧(正值),当存在功能性Ⅲ类错𬌗时,Gn 点在 D-Gn′为半径的圆弧外侧(负值)(图 3-23)。

在咬合功能正常情况下,下中切牙切点 L₁′的闭合运动轨迹微向前上方;当存在功能性Ⅱ类错𬌗时,L₁′点闭合运动轨迹向后上方;当存在功能性Ⅲ类错𬌗时,L₁′的闭合运动轨迹向前方倾斜(图 3-24)。

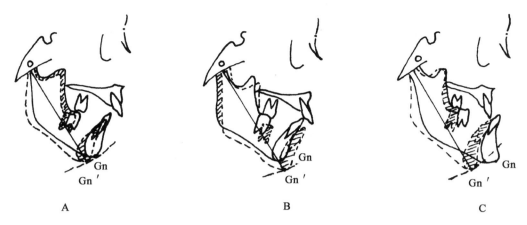

A. 正常时，Gn 点在 D-Gn′为半径的圆弧上　　B. 功能性Ⅱ类错殆 Gn 点
在 D-Gn′为半径的圆弧内侧　　C. 功能性Ⅲ类错殆 Gn 点在 D-Gn′为半径的圆弧外侧

图 3-23　功能分析的结果判断及分析(1)

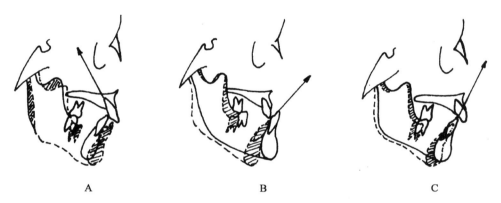

A. 正常时，下中切牙切点的闭合轨迹微向前上方　　B. 功能性Ⅱ类错殆 L₁′点闭合
轨迹向后上方　　C. 功能性Ⅲ类错殆 L₁′点闭合轨迹向前方倾斜

图 3-24　功能分析的结果判断及分析(2)

当功能性Ⅱ类错殆时，SN-L_1L_1'后交角增大，而骨性Ⅱ类错殆时，此角与均值相近(图 3-25)；在功能性Ⅲ类错殆时，SN-L_1L_1'后交角减少，而骨性Ⅲ类错殆时，该角与均值相近(图 3-26)。

④Ⅱ类错殆 3 种功能性(图 3-27)：在Ⅱ类错殆中，通过分析闭合道类型和关系，对分析错殆机制、了解功能矫治器使用及判断预后有帮助。

a. 无功能干扰的Ⅱ类：下颌闭合道是向上、向前的(图 3-27B)，髁头在关节窝内仅做旋转运动而没有滑行运动，这是真性的Ⅱ类错殆，没有功能干扰，这种患者用功能矫治器疗效差。

b. 有功能干扰的Ⅱ类：髁头在关节窝内既有转动，又有向上、向后的移动(图 3-27C)，这种在临床中常见，属功能性Ⅱ类错殆，用功能矫治器疗效好。

c. 有功能障碍的Ⅱ类：下颌从姿势位到 ICP 位时，闭合道向上、向前，从开始有接触时，由于牙尖有干扰，引导下颌前伸，髁头的运动既有旋转又有向上、向前移动，这种闭合道的变化，在Ⅱ类中较为少见(图 3-27D)。

⑤Ⅲ类错殆分析，分 3 型(图 3-28)。

a. 旋转运动没有滑行运动：闭合道向上、向前，无功能干扰，是真性Ⅲ类错殆，此类错殆应早期做矫形治疗(图 3-28C)。

b. 旋转和前滑动：在咬合阶段，下颌闭合道向上、向前，此错殆是功能性Ⅲ类错殆，非骨性，用功能矫治器矫治效果好(图 3-28D)。

c. 旋转和后滑动：此型临床少见(图 3-28B)。

2)从垂直平面分析下颌姿势位和牙尖交错位

之间的关系（图 3-29）：从垂直方向分析下颌闭合道，对深覆𬌗的矫治具有特殊价值。深覆𬌗类型的判断主要通过观察法、X 线片、仪器等方法。深覆𬌗有两种类型。

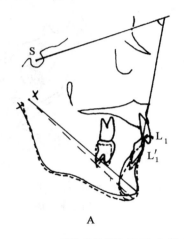

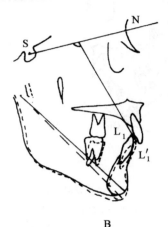

A. 骨性Ⅱ类错𬌗（SN-L₁L₁′与均值相近）　B. 功能性Ⅱ类错𬌗（SN-L₁L₁′增大）

图 3-25　功能分析的结果判断及分析（3）

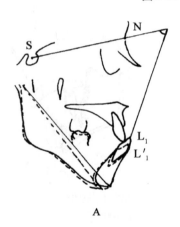

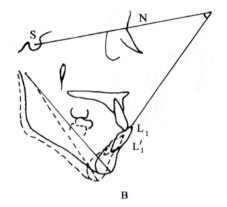

A. 骨性Ⅲ类错𬌗（SN-L₁L₁′与均值相近）　B. 功能性Ⅲ类错𬌗时（SN-L₁L₁′减小）

图 3-26　功能分析的结果判断及分析（4）

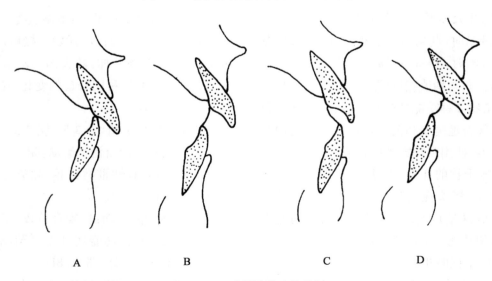

A　　　　　　B　　　　　　C　　　　　　D

图 3-27　Ⅱ类错𬌗的功能分析

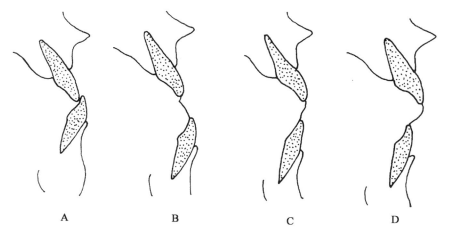

图 3-28 Ⅲ类错殆的功能分析

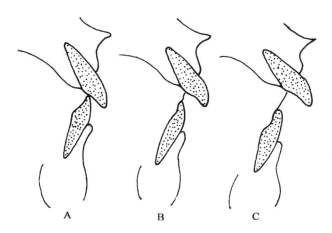

图 3-29 在矢状面根据下颌姿势位和最大牙
尖咬合位的关系,对Ⅱ类错殆进行功能分析

①真性深覆殆:由于后牙萌出不足所致,表现为息止间隙大(图 3-29C),有适宜的唇线关系,颏唇沟深;X 线片显示后牙槽高度不足。这种错殆应在替牙期进行矫治,排除抑制后牙萌出的环境因素,使用功能矫治器特别有效,若患者为水平生长型则疗效更佳。

②假性深覆殆:由于前牙过度萌出所致,表现为息止间隙小(图 3-29B),患者唇线关系差,在微笑时有露龈现象;X 线片显示后牙槽高度正常,前牙槽高度增大。该错殆用功能矫治器效果差,而应采用固定矫治器压低前牙来改正深覆殆。

3)从横向分析下颌姿势位到牙尖交错位的关系:从横向主要观察上、下牙弓的中线关系,通过正面张闭口运动观察或正位 X 线头片进行检测。正常情况,两种位置的中线关系协调一致,如中线偏离,通常有两种类型:

①在下颌姿势位时,上、下两中线一致;在 ICP 位上中线偏离,说明下颌闭合时侧向有干扰,产生了偏移,这属于牙性偏颌,消除牙间干扰便可治愈。常以扩大狭窄的上牙弓实现,是功能矫治器适应证。

②中线偏移同时存在两个位,属于骨性偏颌(图 3-30)。这种患者不适合功能矫治器治疗,程度严重的需考虑正颌外科手术。图 3-30 为下颌中线偏移正位片分析。

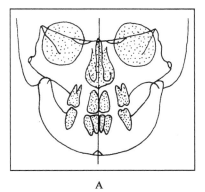

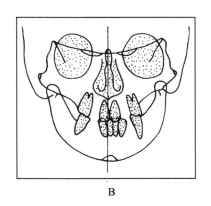

A. 姿势位:下颌中线与面中线一致 B. 殆交错位:下颌中线与面部中线不一致

图 3-30 下颌中线偏移正位片分析

(周 力)

三、颞下颌关节的检查分析

在功能检查中对颞下颌关节及其髁突运动的听诊、扪诊、X线片检查及功能分析记录的目的，是早期发现患者是否存在有颞下颌关节功能紊乱综合病（TMD）。很多研究报道，在青少年错𬌗畸形与各种早期颞下颌关节疾病的症状间有很大相关性。在错𬌗畸形的青少年、儿童中常伴有一些早期的颞下颌关节症状，及时发现颞下颌关节的早期症状的意义主要有两点：

（1）如果早期 TMJ 症状是由于咬合等方面的功能干扰引起的，就可以通过早期调整关系，矫正牙错位等排除功能干扰，从而预防或中止 TMJ 疾病的不良诱因，起到关节疾病早期防治的作用。

（2）如果这些早期症状是由于关节本身的结构关系不良或紊乱引起的，例如髁状突后上移位等，则可通过早期应用功能矫治器改变肌功能以及创造重建 TMJ 结构的条件（导下颌向前、向下等），使 TMJ 症状得到改善或治愈。

颞下颌关节疾病的早期症状有：关节弹响、髁突区及咀嚼肌敏感或触痛、功能运动受干扰（下颌运动过度、运动受限或张口偏斜）、X线片上可见关节形态或位置异常。这些症状与颞下颌关节本身的特殊形态结构和运动方式密不可分。熟悉颞下颌关节的基本结构和运动方式是正畸医生必须具备的基本知识。

（一）颞颌关节的正常结构和运动

颞下颌关节是颅颌部唯一的可动关节，也是机体唯一的双侧联动关节，在口腔运动中它具有负重功能，故在结构上和其他负重关节一样，内有关节盘，外有关节囊，关节韧带和强大的肌肉包绕附着，使其稳固而有力。同时，颞颌关节还承担着口颌部几乎全部主要功能，如咀嚼、吞咽、语言、呼吸和表情的协调运动等。因而在结构上又不同于其他负重关节。而具有关节窝相对大、髁突相对小、关节囊薄而松、韧带较弱、关节盘有肌肉附着等特点。因此，要全面进行口腔功能检查，就需要具备正常颞下颌关节基本解剖及其与功能关系的知识。颞下颌关节由关节窝、髁状突、关节盘、关节囊及关节韧带所组成。

1. 关节窝

下颌关节窝由颞骨下关节面构成，关节窝呈横的卵圆形，窝的前壁为关节结节，后壁为颞骨鼓部，有鼓板与外耳道隔开。关节结节的后斜面向下前方倾斜，后斜面的斜度与髁突运动有关，是关节的功能区，在下颌的各种运动中，髁状突在不同程度上依此斜面滑行，称为髁道，约与眶耳平面成30°～40°交角，但个体差异较大。下颌关节窝比髁突约大2～3倍，在其骨面覆有纤维软骨。在关节结节处纤维软骨层较厚，是承受压力的主要部位，也是一些损伤性关节疾病容易破坏之处。

2. 髁状突

髁状突的前后径短、内外径较长，其水平截面呈横卵圆形，顶部由一横嵴将髁突顶分为前后两个斜面，前斜面上覆盖有较厚的纤维组织或纤维软骨，为关节的主要功能区，也是很多关节疾病的易损处。两侧髁状突的水平轴延长线约相交于枕骨大孔前，约成145°～160°角。这个角度可使下颌做侧方运动时不致左右脱位。

3. 关节盘

关节盘介于下颌关节窝和髁突间，与髁突形态相应约呈内外径大、前后径小的卵圆形，盘的上面前凹后凸，下面形凹。似帽状盖于髁状突上，以调节和补偿关节窝与髁状突间在解剖形态上的不协调。关节盘由坚韧、致密的纤维组织构成，随着年龄增长可见有软骨样成分，有较好的抗压和抗摩擦能力，以承受和缓冲咀嚼时对关节的压力。关节盘周边与关节囊相连，前方还有翼外肌腱附着，内外侧有弹力纤维与髁状突内外极连接，以保证下颌前伸与后退时盘与髁突运动一致。关节盘的各部厚度不同，从前向后分为前带、中间带和后带，前后带厚，中间带薄，中间带正好介于关节结节后斜面与髁状突前斜面之间，为关节的功能区。关节盘的前带通过颞前附着和下颌前附着分别连附于关节结节的前斜面及髁状突前斜面的前端，并与翼外肌腱及关节囊融合。关节盘的后带最宽最厚,位于关节窝最深处,介于关节窝顶与髁突横嵴之间。该带的后方为双板区(bilaminar region),上板即颞后附着,止于颞鼓裂,下板即下颌后附着,止于髁状突后斜面的后下极,上、下板附着与关节囊相融合。在上、下板之间为富含神经血管的疏松结缔组织,可产生滑液供应关节盘及纤维软骨的代谢营养,并对周围张力起稳定作用,其丰富的神经末梢可调节肌肉功能,但也是临床上关节痛的主要部位。关节盘的任何附着松弛或损坏,是造成颞下颌关节紊乱病的因素之一。

4. 关节囊和关节腔

关节囊松而薄,是由韧性很强的纤维结缔组织构成,将整个关节结构密闭在一个囊内,囊上方起于关节窝周缘和关节结节,后方起于鳞鼓裂,下方连于关节盘的周缘,再向下附于髁状突颈部。由于关节盘介于关节窝与髁突之间,与关节囊相连,故将由关节囊环绕而成的关节腔分为上、下两腔,腔的内表面衬以滑膜分泌滑液。上腔大而松,允许关节盘和髁突做滑动,又称为滑动关节,下腔小而窄,只允许髁状突在关节盘下转动,又称绞链关节。

5. 关节韧带

每侧主要有 3 条,主要功能是悬吊下颌骨,限制其超出正常范围的运动。

(1)颞下颌韧带　为关节囊外侧增厚部分,起于颧弓根部外侧和关节结节下缘,斜向下后止于髁状突颈外侧和后缘,作用为防止髁突向外脱位及过度的后退运动。

(2)蝶下颌韧带　位于关节内侧,起于蝶骨角棘,止于下颌小舌,当迅速开口下颌向前滑动时,有悬吊下颌作用,并当下颌转动轴心在小舌附近时,它有保护进入下颌孔的血管和神经的作用。

(3)茎突下颌韧带　起于茎突,止于下颌角和下颌支后缘。由颈深筋膜增厚形成,张口时松弛。在下颌极度前伸时,此韧带最紧张,有固定下颌角,防止下颌过分前伸作用。

6. 下颌基本运动

前已述及,下颌的基本功能运动一般可归纳为3 种:即开合运动、前后运动和侧向运动。上述运动可单独进行,也可同时进行。这些运动必须通过髁状突的转动和盘突的滑动来进行,并通过肌肉参与而协调完成。

(1)开合运动　是两侧髁状突的对称运动,降下颌时,由两侧翼外肌下头收缩,牵引髁状突沿关节结节后斜面向下前方滑动。在滑动的同时,两侧髁状突也依横轴略为转动。当髁状突向下滑到最大限度时,亦即关节结节下缘,或更前些时,停止滑行,而变为单纯转动,直至最大张口,这一过程由二腹肌发挥主要作用。下颌上升闭合时,由颞肌、嚼肌、翼外肌上头和翼内肌同时收缩,牵引下颌沿关节结节后斜面向后上方移动,使髁状突返回正中位。在下颌开闭运动中,开合运动并无咀嚼作用,只是咀嚼的准备运动,闭颌运动才是咀嚼压碎食物的运动。

(2)前后运动　正常时,下颌多不能直接前伸,先由两侧翼外肌同时收缩,牵引髁状突顺沿关节结节后斜面向前下滑行,当至上、下咬合分开后,颞肌前部纤维轻微收缩以悬吊下颌,直至前伸到最大限度,然后退时翼外肌松弛,由颞肌后份纤维收缩,使髁状突滑回正中位。前后运动主要是关节上腔的盘突滑行运动,但亦可有横轴的旋转运动与滑行运动相配合。

(3)侧向运动　为不对称运动,即一侧髁状突滑行,而另一侧髁状突旋转,侧向运动时,先由两侧翼外肌略微收缩,使下颌稍向下移,然后再由一侧翼内、外肌收缩及另一侧颞肌收缩,使翼内外肌收缩侧的髁状突向前、下、内方滑动,而颞肌收缩侧则在一个小范围内转动。侧向运动的轨迹呈弧线形。

(二)颞颌关节杂音的听诊

关节弹响是颞下颌关节紊乱病最常见的症状之一。关节运动弹响发生的机制是多方面的,不同病例有不同的发生机制。最常见的是由于髁状突与关节结节后斜面或关节凹撞击或髁状突和关节盘的不同部位撞击。

在张闭口时产生的关节弹响,有时不需要借助任何器械即可听到;有时将手小指插入外耳道即可扪得弹响时产生的响动;有时需用听诊器放置于关节区才能直接听取张闭口时的音响。关节的杂音可分为弹响、捻发音、爆破音。弹响可产生在不同的时程,如开口的早期、中期、末期;或闭口的早期、中期、末期。声响的性质可分为清脆弹响、钝响、摩擦音、爆破音等。在髁突往返运动的同一部位开闭口均发生弹响者称为往返弹响,仅在开口或闭口时发生弹响者称为非往返性弹响。根据声音发生的时程,可推论盘——突不协调的程度。例如,可复性盘前移位是引起关节弹响的最常见原因。由于关节盘前移位,张口时髁头首先必须越过关节盘后带才能达到正常的盘突关节。此时,发生瞬间碰撞反跳而产生弹响(图3-31)。一般来说,弹响发生在开口早期,盘移位的程度较小。弹响发生在开口末期,盘移动程度较大;清脆弹响,多提示由关节盘变形反弹引起;钝响可能为撞击骨的声音;捻发音提示关节表面粗糙,有骨嵴增生或滑液过稠或分泌减少;爆破音可能有盘穿孔或盘折叠。

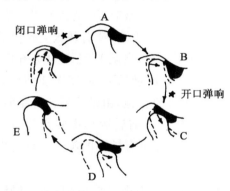

A→D. 张口过程中的盘突关系　　D→A. 闭口过程中的盘突关系

图 3-31　关节盘前移位造成
开闭口往返弹响示意图

(三)触诊

关节区及咀嚼肌触痛也是颞下颌关节紊乱病可能出现的早期症状之一,可通过触诊发现。颞颌关节触诊可通过以下部位进行。

1. 关节区触诊

关节区触诊位置一般在髁突外耳道前壁处,用示指触压两侧前耳屏的颞颌关节外侧,如有压痛,提示关节囊有损伤或炎症;用双手小指同时插入双侧外耳道内,对称性触压关节囊后壁,如有压痛,提示关节区有损伤。如果触压时嘱患者做张口运动,可同时感知弹响的时间及震动程度和性质。

2. 咀嚼肌触诊

口外触诊肌肉包括颞肌、嚼肌、二腹肌、颈肌、斜方肌与胸锁乳突肌;口内包括翼内肌、翼外肌及颊间隙。颞肌触诊从前份开始,然后中份、后份。

嚼肌触诊先沿颧弓触压其嚼肌浅份,然后触肌腹区,最后触下颌角区。触压胸锁乳突肌及二腹肌时,应让患者将头转向对侧,以充分显露肌腹后进行。翼内肌触诊系用示指从口外及口内压触下颌角内侧区。翼外肌触诊,应在示指上戴上指套,让患者下颌偏向对侧,中度张口,用手指分别沿上颌结节向后上触压翼外肌下头。触诊时注意观察其肌张力,扪压痛点或部位,疼痛性质,是触痛还是牵涉痛。

3. 颈椎触诊

触压颞骨乳突下份,系环椎横突部,有的人此突比较明显,触时疼痛。此外,可触压颅后份的颅底与颈椎间,是否有疼痛和不适。

4. 颅神经触诊

可通过扪压眶上切迹、眶下切迹,了解三叉神经有无触痛;扪口内的门齿孔,了解鼻腭神经有无触痛;扪腭大孔,了解前腭神经有无触痛。

青少年及儿童早期的关节症状多表现出触压咀嚼肌时有痛感,翼外肌单侧触痛是已有早期关节症状的重要诊断线索。此时,常还需要触诊其他肌肉及肌附丽,以辅助诊断。若双侧触痛,说明功能不良已较明显。

(四)张闭口运动检查

检查下颌打开及关闭移动及其在张闭口运动中的前伸、后退和侧方位移,是颞颌关节功能分析的重要内容。青少年及儿童早期颞颌关节功能紊乱,可表现为下颌张闭口运动中的张口过大、脱位、张口受限、张口时下颌偏移等。影响张闭口运动的因素可来自关节内、关节外和关节囊。

1. 张口受限

临床上粗略估计患者的张口度常用患者的自己的手指为标准,能放入三横指为正常张口度(约为 40 mm);能放入二横指为轻度受限(约 30～39 mm);能放入一横指为重度受限(小于 30 mm)。测张口度时应加上覆𬌗估计。造成张口受限最常见的关节外原因是升颌肌痉挛、炎症、挛缩而使肌纤维缩短,其受限程度与肌肉受累程度成正变关系。此外,关节囊炎性水肿或纤维性变,使囊的大小改变和变性也可造成关节受限。检查时,前者当用力大张口时疼痛,被动牵引可使张口度增大,前伸及对侧运动多不受限。后者前伸及侧方运动同时受限,但关节转动不受影响。关节内的原因可分为两大类:一是盘突结构紊乱,关节盘前移,使张口受限;二是盘突复合体与关节窝粘连,其开口受限更严重,但多为无痛性。并且用被动的牵引方法不能使张口度增加。

2. 张口异常

观察患者张口时的下颌运动轨迹,在正常时为直线下降(↓),如有张口异常,可观察到不是直线地向下张开,而是出现偏斜(向一侧),或出现微小偏摆(先偏一侧,后又回复),或出现微小震颤等。单侧偏斜可通过观察下中切牙中线的偏移估计其程度。手扪髁状突也能感知两侧髁状突运动不一致。造成张口异常的原因多为双侧咀嚼的不协调运动。例如,当翼内肌单侧受累时,张口时下颌向对侧(健侧)偏斜;若单侧颞肌或嚼肌受累时,张口时下颌向同侧(患侧)偏斜。但如上述肌肉双侧受累时,下颌可不发生偏斜,但有张口受限。

3. 关节绞锁

即指在张闭口过程中遇到阻碍而不能继续张大或闭合的现象。该症状常出现在弹响消失之后。绞锁可为一过性,即在张闭口过程中短暂受阻。可为张口后不能闭口,呈半脱位,或闭口后不能再张大。关节绞锁是关节盘移位或病变所造成髁状突运动中的阻碍所致。

开闭口运动的检查,除上述临床观察外,有条件时应通过下颌运动测定仪进行,这已在上节中介绍,必要时还可辅以肌电图以鉴别肌功能的紊乱和失调。

(五)关节 X 线片检查

一般仅对已确定患者有颞颌关节功能失调的青少年病例才做关节 X 线片检查,因为与成人相比,儿童及青少年的后期病理性损害相对较少。而且儿童的髁状突表面到 15 岁后才逐渐形成完整的骨皮质,在 X 线片上常显示骨白线不清晰,初学者常容易误诊为病理改变。关节 X 线片的检查分析主要观察髁状突在关节窝中的相关位置,关节间隙的宽度变化以及关节结节、关节窝及髁突的形态和结构有无异常,常用的 X 线片检查的选择程序为:

(1)薛氏位片最常首先选用,系经颅侧斜面投照。可同时显示在张口位及闭口位时左右关节凹、关节结节、髁突及关节间隙的状态。以此可分析关节间隙改变,髁突的运动度,两侧关节的对称性及骨质改变。

(2)髁状突经咽侧位片在薛氏位片显示髁突有可疑骨质改变而不能确诊时,应加拍髁突经咽侧位片,可以较满意地显示髁突的骨赘、磨平变短、囊样变等 X 线征。

(3)体层摄影检查在上述平片检查发现髁状突及关节窝有明显形态异常时或薛氏位片显示关节间隙不清时,可加拍关节侧位体层片,可从关节外侧至内侧做多层连续体层摄片,一般经关节凹中部矢状面断层最清楚。如怀疑髁突或关节凹形态主要改变在内外向时,可拍摄关节后前位体层片及颅底片进行观察分析。

(4)关节造影对平片检查发现有关节骨质改变、关节间隙异常、临床怀疑有关节盘穿孔、关节运动受限等症状,需进一步检查时,可做关节造影。关节造影对关节紊乱、关节盘移位、盘穿孔以及关节内软组织病变可做出较明确诊断,有广泛的适应证。一般仅做关节上腔造影即可满足临床诊断需要。如临床或 X 线检查怀疑有下腔病变等时,可增做下腔造影。

(5)其他如动态 X 线录像检查,特别是造影后动态录像检查,可以观穿髁突和关节盘的运动变化过程;CT 以及磁共振检查可以准确显示关节任一层面图像等。但上述技术用费昂贵,目前尚难普及,现仅用于特殊病例及科研中。随着现在锥形束CT(CBCT)技术的逐渐成熟,CBCT 以其相对低廉的价格和清晰地小范围成像的优点,在临床上已经得到广泛的推广和应用,并且取得了良好的效果。

当青少年及儿童患有牙颌畸形和口面功能障碍时,例如严重 Ⅱ 类 1 分类并伴吮唇习惯患者,牙颌畸形长期单侧咀嚼患者,内倾性深覆𬌗咬合运动受限患者等,常导致下颌不平衡负荷而在青春期发生颞颌关节功能运动失调,在分析这些患者的功能状态时,关节 X 线片检查只是作为一种进一步的辅助诊断检查手段,但也是必不可少的一种诊断分析方法。此外,对关节 X 线片分析对比,鉴定功能矫形前后的疗效,也是一种直观可靠的依据和手段。

(陈扬熙)

四、X线头影测量分析

在运用功能矫形方法进行牙颌面畸形的诊断治疗中,X线头影测量是十分重要而不可缺少的辅助手段。但是,由于功能矫治器使用的对象主要是处于生长发育期中的青少年和儿童,它不同于一般活动或固定矫治器,其矫治作用是通过改变口面部肌肉的功能、充分利用肌力、咬合力及生长力,促进殆的发育和颅面生长而完成的。因此,有关功能性矫治器的X线头影测量应有其不同的侧重点和相应的分析方法。其分析计测的内容应主要包括:

(1)确定畸形发生的机制　即确诊是骨性、牙性还是功能性畸形。如果是复合畸形,应能确定其主次。

(2)分析畸形发生的部位和程度　是上颌、下颌、颅底长度的过长或位置的过前过后,还是个别不调或是复合性不调及其差异程度。

(3)判断其生长型及生长趋势　即确定颅骨及上、下颌基骨已经表现出或可能表现出的旋转及代偿。

(4)评估牙殆牙槽的位置、倾斜程度以及软组织唇、面改善的可能性变化　即预测和评价功能矫治对颅面功能及审美的最终影响。

由于功能矫治器早期盛行于欧洲,在相当长的时间内,欧洲的正畸学者,如Ardresen(丹麦)、Herbst(德国)、Fränkel(德国)、Schwarz(奥地利)等发展、完善和形成了他们所行之有效的功能矫治器技术和学派。所以,由当代美国著名正畸学家LM Graber所编著的新版《牙面功能矫形治疗及矫治器(Dentafacial Orthodpedics with Fuctional Appliances)》一书中的X线头影测量章节,也由欧洲著名正畸学家T Rakosi撰写。而他所归纳出的适用于功能矫治器治疗中使用的X线头影测量计测方法中的多数计测项目,均源于欧洲学者,如Bjork、Schwarz等所倡导的方法和设计。同时也沿引了一些近期美国学者如Graber、Jarabak等的常用计测指标。由于T. Rakosi所归纳的计测方法广泛为欧洲、美国及亚洲临床正畸医师所沿用,因此,本节将对该法中的主要分析指标作简明介绍。并简介了几种常用于评估功能矫治疗效的重叠比较法。至于其他一些学者所提出的大同小异的分析

方法,可参考有关其他专著,将不一一赘述。

T. Rakosi系德国弗德堡大学正畸学教授,他倡导的适用于功能矫治器治疗中使用的X线头影测量方法可分为:

①面骨分析;

②颌骨基分析;

③牙-牙槽关系分析3部分。

为了使临床医师能全面分析颅面、颌、牙、面的形态变化。本节略去了原设计中一些不常用、重复意义的计测项目。另增补了目前世界上引用较多的几项软组织分析内容,仅供使用者参阅。以期更为简明完善。

(一)面骨分析

1. 计测项目(图3-32)

(1)鞍角(N-S-Ar)　连接鼻根点(N)、蝶鞍中心点(S)及关节点(Ar)所构成的内下角。用以评价髁头(下颌)相应于颅底的前后及上下位置关系。

(2)关节角(S-Ar-Go)　连接蝶鞍中心点(S)、关节点(Ar)及下颌角点(Go)所构成的前角。用以评价下颌位置。

(3)下颌角(Ar-Go-Me)　连接关节点(Ar)、下

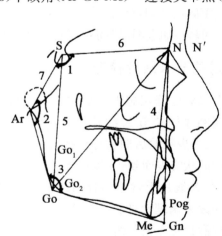

1. 鞍角(N-S-Ar)　2. 关节角(S-Ar-Go)
3. 下颌角(Ar-Go-Me)　4. 前面高(N-Me)
5. 后面高(S-Go)　6. 前颅底长(S-N)
7. 后颅底长(S-Ar)

图3-32　面骨分析

颌角点(Go)及颏下点(Me)所构成的内上角。应注意:下颌角点(Go)系由正切下颌骨升支后缘及正切下颌体下缘的两切线交点。此外,连接 Go 点与鼻根点的 Go-N(又称面深度)线,又将下颌角一分为二。居上者为上下颌角(Go₁);在下者为下下颌角(Go₂)(据 Jarabak)。

(4)前面高(N-Me) 连接鼻根点(N)与颏下点(Me)构成。用以评估前面垂直生长量及辅助评价生长型。

(5)后面高(S-Go) 连接蝶鞍中心点(S)与下颌角点(Go)的直线距。用以评价后面垂直生长量及辅助评价生长型。

(6)前颅底长(S-N) 连接蝶鞍中心点(S)与鼻根点(N)间的直线距。用以评价颅前底的长度及生长变异。

(7)后颅底长(S-Ar 或 S-Ba) 连接蝶鞍中心点(S)与关节点(Ar)间的直线距。用以评价后颅底的长度及生长变异。

2. 临床意义

面骨计测中的三个角及四项线距指标,主要用于判断颅颌关系和对生长型的影响及颅面生长趋势。

(1)鞍角、关节角、下颌角的补偿作用及意义 在正常𬌗人中,鞍角、关节角和下颌角间存在着互相补偿的关系。据1947年 T. Bjork 对322名12名瑞典男孩和281名21~23岁士兵进行的测量研究资料,该三个角的总和,在生长发育中应相对稳定,约为396°,以维持正常面形。当三角之和大于396°时,下颌呈顺时针旋转生长趋势;反之,呈逆时针旋转生长趋势。三个角中:

1)鞍角:可辅助判断髁突位置靠后或靠前,即下颌后份相对颅底处于后位或前位,同时也可反映出关节窝的前后位或高低位。这一点在临床上应予注意,如果一个下颌后缩患者,鞍角大,关节窝为后上位置,或一个下颌前突患者,鞍角小,显示关节窝为靠前位置,这种由于关节窝位置变异所致的畸形系骨性畸形,均不是功能矫治器的适应证。

2)关节角:可反应下颌位置。当下颌后缩时此角较大,前突时较小。功能矫治器治疗能改变关节角。

3)下颌角:可反映下颌形态及生长方向。下颌角小,如果系下颌平面较水平所致者,生长方向为水平型,功能矫形前移下颌的矫治效果较好;反之,

下颌角大,垂直生长型患者,一般不适于用功能矫治器治疗。

(2)面高比的诊断意义 按照 Jarabak 的面高比率公式:(后面高/前面高)×100,可判断面部生长型及生长趋势。对于正常平均生长型,该比率应在0.62~0.65,小于0.62为顺时针垂直生长趋势,大于0.65为逆时针水平生长趋势。

(3)颅底长度的变化 前、后颅长度随着牙龄增长而增长(见表3-1)。正常人平均生长型的前颅底长度约与下颌基长度相等。面部生长为水平型者,后颅底较长,面部生长呈垂直型及骨性开𬌗者的后颅底短。后者采用功能矫治器的预后差。

(二)颌骨基分析

1. 计测项目(图 3-33)

(1)SNA 角 又称上牙槽座角。为前颅底平面(SN)与鼻根点-上牙槽座点连线(NA)所形成的后下交角。用以评价上颌相对颅底的前后位置关系。

(2)SNB 角 又称下牙槽座角。为前颅底平面(SN)与鼻根点-下牙槽座点连结(NB)所构成的后下交角。用以评价下颌相对于颅底的前后位置关系。

(3)上、下颌平面角(PP-MP) 又称基底角。为上颌平面(ANS-PNS)与下颌平面(MP)形成的前交角,用以评价上、下颌骨的垂直关系,下颌倾斜

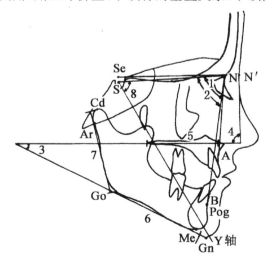

1. SNA 角 2. SNB 角 3. 上、下颌平面角(PP-MP)
4. 上颌倾斜角(PN-PP) 5. 上颌基长(A-PNS)
6. 下颌基长(Pog-Go) 7. 下颌支高(Go-Cd)
8. Y轴 S-Gn 及 Y轴倾角(N-S-SGn)

图 3-33 颌骨基分析

度及面形趋势。

(4)上颌倾斜角(PN-PP)　为鼻垂线 PN(软组织鼻根点 N 所引出的垂直于 Se-N 平面的垂线)与上颌平面(ANS-PNS)的后上交角。用以评价上颌相对于颅底的倾斜度。注意软组织鼻根点 N 点为 Se 点(蝶鞍入口中心点)和 N 点连线的延长线在鼻根部软组织外形线上的交点。国内学者曾祥龙等采用上颌平面角(SN-PP)代替上颌倾斜角(PN-PP),并测有均值标准(见表 3-1)。

(5)上颌基长(A-PNS)　由上牙槽座点向上颌平面(ANS-PNS)做垂线交于 A 点,从 A 点至 PNS 点的间距为上颌基长。用以评价上颌基骨的长度及生长量。

(6)下颌基长(Pog-Go)　在下颌平面(MP)上,颏前点(Pog)的垂直投影点至下颌角点(Go)的间距。用以评价下颌基骨长度及生长量。

(7)下颌支高(Go-Cd)　髁状突最上点 Cd 在下颌支后缘切线上的垂直投影点至下颌角点(Go)的间距。用以评价下颌支长度。

(8)Y 轴(S-Gn)及 Y 轴倾角(N-S-Gn)　Y 轴为蝶鞍中心点(S)至颏顶点(Gn)间连线,Y 轴倾角为 Y 轴与前颅底平面的前下交角,用以评价下颌相对于颅底的前后位置及生长方向。注意该 Y 轴角定义与原 Downs 法 Y 轴与 FH 平面的前下交角有所不同。

(9)上、下颌长度差(ArPog-ArA)　此项为计算值由关节点分别向颏前点(Pog)及上牙槽座点(A)引两条连线,通过计测该两段长度之差以评价替牙期下颌生长量。

2. 临床意义

(1)颌骨位置的估计　SNA、SNB(并结合鞍角、Y 轴角)可分别用于评价上颌及下颌相对于颅底的前后矢状位置关系。但不能反映上、下颌骨的大小和生长方向,因此还需要补充其他的计测项目以全面分析畸形的性质。据国内外学者研究资料,SNA 角随着生长的变化量较小,而 SNB 角在不同生长型患者的增长不同:水平生长型 SNB 角增长大而垂直生长型增长较小。因此,对下颌后缩,水平生长型的Ⅱ类患者,如果下颌较短,年龄较小,将预期有较多的下颌生长,使用功能矫治器的效果较好。对 SNA 角过大的Ⅱ类 1 分类上颌前突患者,不是单纯采用功能矫治器使用的适应证。

(2)上、下颌生长发育及治疗预后估计　主要通过上颌基长、下颌基长及下颌支长 3 个线距值进行评估分析。但临床分析中还应结合其他有关长度与位置关系的计测资料。例如,下颌后缩患者,下颌基骨可能长也可能短。下颌基骨短,颏后缩可能多系下颌生长不足所致。如果生长方向正常,用功能前导促进下颌生长的矫治器疗效好。但如果其下颌基长,颏后缩时,下颌后缩有两种可能:

①因功能因素造成颏后位;

②因关节窝位置靠后靠上致颏后缩(结合鞍角分析)。

临床上,前者治疗简单,只要去除干扰,下颌即可回复正常位置,后者为骨骼异常,使用功能矫治器治疗效果不佳。

此外,根据个体的各项长度比值,可估计颌骨的生长发育。据 Schwarz 的研究资料,在具有理想面形的个体中,前颅底长、上颌基长、下颌基长、下颌支长之间有如下比例关系:

前颅底长:上颌骨长＝10:7

前颅底长:下颌骨长＝20:21

上颌基长:下颌基长＝2:3

下颌支长:下颌基长＝5:7

根据研究,随着生长变化,上颌基长/前颅度长的比值较稳定,下颌基长/前颅底长的比值可随着牙龄而逐渐增大,而上颌基长/下颌基长的比值逐渐减少。从而提示在生长期中下颌较上颌在长度增长上有较大的生长潜力。因此,对下颌后缩其下颌体短的病例,若生长方向较水平,由于下颌生长潜力大,采用功能矫治器的预后良好。在正常𦅛人中,下颌支长/下颌基长的比值随着生长变化相对稳定,这对预测升支的变化很重要。例如当该比值偏小,显示下颌支生长不足。但如果患者生长方向趋于水平型,使用功能矫治器时,升支仍还可望有较多增长。如果该比值小而生长方向又系垂直生长趋势,升支将发育不足,后者不是功能矫治器治疗的适应证。

(3)颌骨旋转及生长方向的分析　主要根据上、下颌平面角(PP-MP)、上颌倾斜角(PN-PP)、Y 轴倾角(SN-SGn)、上下颌角与下下颌角之比(Go_1/Go_2)及上下颌长差值(Ar-Pog 减 Ar-A)进行判断。上、下颌平面角可反映上、下颌间的垂直位置关系

也可用于分析上、下颌骨的旋转。生长均衡的正常
𬌗人，其上、下颌平面角随年龄增长有减少趋势，该
角与面形有关，水平生长型者明显小于垂直生长型
者。上颌倾斜角主要用于分析上颌的旋转，此角
大，表示上颌基骨向上向前倾斜。此角小，表示上
颌基骨向下向后倾斜。但该角大小与生长型或面
形无关，功能矫治器可以影响该角的大小改变。Y
轴倾角大小可以评价下颌骨颏部的水平及垂直位
置及生长方向。角 Go_1 与 Go_2 间的变化差，可以了
解下颌体相对于下颌支的旋转及生长变化。当下
颌体向下后旋转生长时，角 Go_2 明显增大。在生长
期中，从下颌长与上颌长线距之差（Ar-Gn 减去 Ar-
A）的变化可以评价下颌相对于上颌的前后位置及
旋转。如果下颌是朝前上旋转生长趋势，此线距差
将随年龄增大；反之，向后下旋转生长趋势，此线距
差将逐渐减少。

　　上、下颌骨的总体旋转方式，还可以通过上述角
度及线距的增龄测量综合判断。上颌骨的倾斜一般
比较稳定，变化较小，但环境因素如口呼吸、吮下唇等
不良习惯，可改变其倾斜度，使上颌前部向上向前倾
斜。而上颌前份向下向后倾斜，则多见于下颌向后
下旋转垂直生长型患者的自然代偿改变。功能矫治
器治疗，可以改变上颌的倾斜度；下颌旋转在建立面
部骨骼垂直比例关系中，起着决定性的作用。下颌
的旋转受生长和功能的影响，变化较大。下颌向前
上旋转，前面高将缩短，有深覆𬌗趋势。下颌向后下
旋转，前面高趋大，呈开𬌗趋势。上、下颌骨的倾斜
变化直接影响面高及咬合关系，是形成前牙覆𬌗畸
形（深覆𬌗或开𬌗）或代偿正常的重要原因。

　　根据 Lavergne 和 Gassan（1976 年）用金属植
入标记的颌骨生长变化研究中，可将上、下颌骨的
旋转总体方式分为如下 4 种类型：

　　①颌骨聚合旋转型（图 3-34）：患者上、下颌骨
分别向下及向上相向旋转。上颌倾斜角（Pn-PP）和
上、下颌平面角（PP-MP）较小，导致严重深覆𬌗功
能矫治器疗效差；

　　②颌骨离散旋转型（图 3-35）：患者上、下颌骨
分别向上及向下反向旋转，上颌倾斜度和上、下颌
平面角均较大，前牙呈开𬌗。严重者需要通过正颌
外科方法才能矫正；

　　③颌骨前上旋转型（图 3-36）：患者上、下颌骨

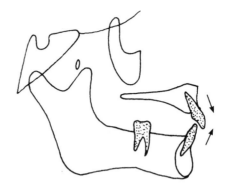

图 3-34　颌骨聚合旋转型

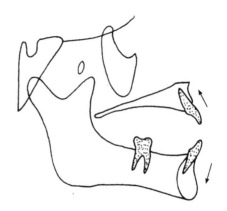

图 3-35　颌骨离散旋转型

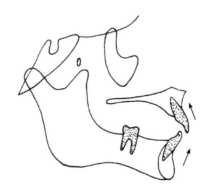

图 3-36　颌骨前上旋转型

均为向上、向前旋转，上颌倾斜角增大而上、下颌平
面角较小，下面高趋向变短，但通过代偿，𬌗关系可
形成正常覆𬌗；

　　④颌骨后下旋转型（图 3-37）：患者上、下颌骨
均向下、向后旋转。上颌倾斜角较小而上、下颌平
面角较大。下面高趋向变长，通过代偿可形成正常
覆𬌗而不会形成开𬌗。

　　上述 4 种旋转类型可以解释主要的颌骨畸形
机制，但并不是全部。据吴浩、周力等的研究，正常

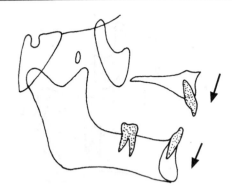

图 3-37　颌骨后下旋转型

骀和Ⅱ类 1 分类错**骀**除上述类型外，还存在一些其他旋转方式，例如上颌不旋转、下颌旋转，或下颌不旋转、上颌旋转……

（4）下颌的形态学分析　下颌骨的形态与面形相关，临床上 3 种不同的面形可表现出 3 种相应的下颌形态变化特征，即均颌面形、缩颌骨形和凸颌面形（图 3-38）。并可以此评估其生长方向。

①均颌面形：其下颌 X 线形态学特征为：下颌体、下颌支发育良好，且下颌体高度（包括牙槽和切牙的高度）与下颌支宽度相等。髁突与喙突几乎在同一水平面上，颏联合发育良好；

②缩颌面形：下颌体发育差，磨牙区较窄，颏联合窄而长，下颌支窄而短，喙突较髁突短，下颌角较大；

③凸颌面形：下颌体发育良好，磨牙区较宽，颏联合的前后宽度较宽，下颌支宽而高，下颌角较小。

在生长方向上，凸颌面形的下颌一般为水平向生长，即使在替牙期为平均生长型或轻度垂直生长型，在往后的几年中，可期望转为水平向生长。而缩颌面形的下颌生长很难改变生长方向。

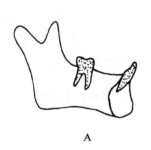 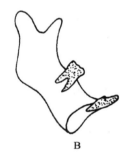 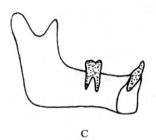

A　　　　　　　　B　　　　　　　　C

A. 均颌面形　B. 缩颌面形　C. 凸颌面形

图 3-38　下颌骨的形态与面形关系

（三）牙-牙槽关系分析

1. 计测项目（图 3-39）

（1）上中切牙倾斜度（SN-U$_1$）　为上中切牙长轴与前颅底平面的后下交角。用以评价上中切牙的唇舌向倾斜度。

（2）下中切牙倾斜度（MP-L$_1$）　为下中切牙长轴与下颌平面（下颌下缘切线）的后上交角。用以评价下中切牙的唇舌向倾斜度。

（3）上中切牙位置（U$_1$-NP 距）　为上中切牙切缘点至面平面（N-Pog）的垂直间距。用以评价上切牙的前后位置。

（4）下中切牙位置（L$_1$-NP 距）　为下中切牙切缘点至面平面（N-Pog）的垂直间距。用以评价下中切牙的前后位置。

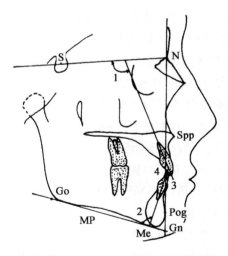

1. 上中切牙倾斜度（SN-U$_1$）　2. 下中切牙倾斜度（Mp-L$_1$）

3. 上中切牙位置（U$_1$-NP 距）　4. 下中切牙位置（L$_1$-NP 距）

图 3-39　牙-牙槽关系分析

2. 临床意义

(1)正常中国儿童及青少年的上中切牙倾斜度在乳牙期平均为90°,恒牙期为104°,并在以后的生长发育中保持不变。下中切牙位置,乳牙期为7 mm,恒牙期为9～10 mm,变化不大。下中切牙倾斜度在乳牙期平均为90°,随着生长发育逐渐唇倾至恒牙期约为95°。下中切牙位置,乳牙期为5 mm,随着生长也逐渐前移至恒牙期约7 mm。在各牙龄期的均值可作为判断切牙正常位置的标准。

(2)分析切牙倾斜度的位置对功能性矫治器的使用和矫治设计十分重要。功能性矫治器可使唇倾的上切牙内收直立。如果上切牙牙轴倾斜度正常而位置唇向,需整体移动才能矫治,则应考虑采用固定矫治器进行控根移动。下中切牙舌倾,用功能矫治器使之竖直及唇向定位很容易;反之,若下颌后缩,下切牙已唇倾,功能矫治器则需在前移下颌的同时,保持其倾斜度,甚至设计反向力使其直立。无论舌向内收上切牙或下切牙,均需要一定间隙,若有牙拥挤可考虑二期治疗时拔牙。此外,对替牙期患者,还应考虑到下颌生长量及下颌前移后,下切牙最后应有的位置和倾斜度。上、下切牙的位置和倾斜度对恢复牙列的功能及美观具有重要意义。

有关中国儿童及青少年各牙龄期,上述用于功能矫治器治疗的 X 线头影测量分析均值,国内曾祥龙已对北京地区乳、替、恒牙期共 140 人进行了计算机计测统计分析,可供参考(表 3-1)

表 3-1 中国儿童及青少年各牙龄期 X 线头影测量均值

(线距单位:mm,北京地区 1991 年)

测量项目	乳牙期	替牙期		恒牙早期	
		男	女	男	女
前颅底长(S-N)	58.4±1.9	62.8±2.7	60.8±2.5	66.7±3.9	63.2±3.6
后颅底长(S-Ba)	36.4±2.6	41.2±2.8	40.4±2.1	45.5±4.2	43.4±2.5
前面高(N-Me)	98.1±4.0	111.9±5.5	107.8±4.1	123.6±7.1	119.3±4.8
后面前(S-Go)	61.5±3.7	70.4±5.6	69.3±3.1	81.0±6.9	77.0±4.0
后面高/前面高	0.63±0.03	0.64°±0.03°		0.65°±0.04°	
鞍角(NsAr)	125.4°±5.3°	128.9°±3.8°		127.3°±3.8°	
关节角(SArGo)	147.7°±5.6°	148.7°±5.8°		149.6°±5.6°	
下颌角(ArGoMe)	125.0°±5.2°	122.6°±5.6°		119.8°±5.6°	
三角之和	397.8°	397.3°		396.8°	
下颌体长(Go-Pg)	59.0±23.1	68.8±3.8	67.2±2.9	77.1±4.5	73.2±3.5
上颌体长(A′-PNS)	39.1±1.8	42.3±2.3	40.2±1.8	44.4±3.0	42.3±2.2
升支高度(Ar-Go)	36.8±3.1	41.7±3.9	41.6±2.5	49.5±5.2	47.3±4.3
下颌联合高度	27.8±1.6	28.1±2.1	27.3±1.6	33.5±2.3	31.5±2.1
下颌联合前后径	13.0±1.1	14.0±1.1	13.3±1.4	14.3±1.8	14.1±1.3
升支最小宽度	29.8±2.2	32.4±2.3	32.5±1.9	35.1±2.5	33.3±2.2
下颌体长/前颅底长	1.01±0.06	1.10±0.06		1.16±0.07	
上颌体长/前颅底长	0.67±0.03	0.67±0.03		0.67±0.03	
上颌体长/下颌体长	0.66±0.04	0.61±0.04		0.58±0.03	
升支高度/下颌体长	0.63±0.03	0.62±0.04		0.65±0.06	
上颌突度(SNA)	80.9°±3.7°	81.3°±3.1°		80.9°±2.8°	

测量项目	乳牙期	替牙期		恒牙早期	
		男	女	男	女
下颌突度(SNB)	75.7°±3.2°	76.5°±2.5°		77.1°±2.8°	
上颌平面角(SN-PP)	8.4°±2.6°	9.7°±3.2°		10.0°±2.6°	
上下颌平面角(PP-MP)	29.8°±3.9°	27.6°±4.5°		26.6°±4.6°	
上中切牙倾斜(SN-U$_1$)	90.0±5.3	104.4±5.0		103.6±5.5	
上中切牙倾斜(MP-L$_1$)	90.2±6.9	97.8±4.6		95.4±6.1	
上中切牙位置($\overline{1}$-NP 距)	7.2±1.7	10.5±1.9	9.5±1.7	9.3±2.4	9.5±2.9
上中切牙位置($\overline{1}$-NP 距)	5.3±1.8	7.5±1.8	6.6±1.5	6.6±2.5	7.0±3.0

注:①本表中的下颌支长为 Ar-Go 距,不是采用 Go-Cd 距;

②本表中采用上颌平面角(SN-PP),代替上颌倾斜角(PN-PP);

③另外,本表上增加了评估形态变化的下颌联合高度、下颌联合前后径及升支最小宽度。

读者在引用数据中应予注意。

(四)软组织侧面分析

1. 计测项目

(1)颌骨侧面区(JPF)(图 3-40) 从软组织鼻根点(N)引出一条垂直于眶耳平面的垂线 Pn,同时,从眶下缘点(Or)引出一条平行于 Pn 的垂线 Po。两垂线间的空间,称为颌骨侧面区(Jaw-Profile Field. JPF,据 Schwarz),该测面区宽度,儿童为 13～14 mm,成人为 15～17 mm,用以评价颌位(主要是鼻下点及颏点)及面形。

(2)T 角(图 3-11) 从软组织鼻根点 Sn 向软组织颏前点 Pog 做切线 T。此 T 线与 Pn 线相交所形成的下交角称为 T 角(据 Schwarz),用以评价面形及唇位。

(3)E 线(图 3-10) 切过软组织鼻突点及颏前点的切线(据 Ricketts),用以评价唇位及变化。

2. 临床意义

(1)Schwarz 采用颌骨侧面区评价颌骨的倾斜及前后位,将可接受的侧面形分为 9 型(图 3-40)。由图中可见侧面形中,随颌骨前后倾斜改变,其软组织颏位对 JPF 的前后距离有所不同,但 A. 均面形(图 3-40 左侧所示)者的软组织颏 Gn 均在 JPF 区内。且软组织鼻底点(Sn)均与鼻垂线(Pn)相接触;B. 前突面形的 Sn 点均在 Pn 线过前方位置;C. 后缩面形的 Sn 点均位于 Pn 线的后方位置。此外,口裂的垂直位置,应在面下(鼻底点 Sn-颏下点 Me)

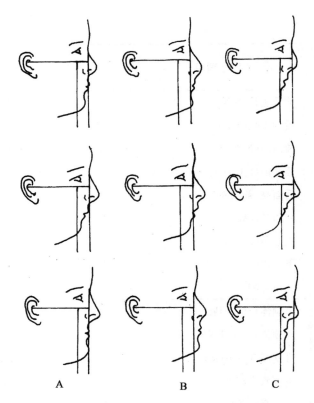

A. 均面形　B. 前突面形　C. 后缩面形

图 3-40　颌骨侧面区评价颌骨倾斜及前后位置,将侧面形分为 9 型

的上 1/3 交界处。在应用功能矫治器时,应尽力保障侧面形的可接受位置(图 3-40)。

(2)T 角大小体现了颏部对鼻下的关系,也确定着侧面下颌骨的位置。这在矢向错𬌗畸形时确定其矫治目标有重要意义。理想侧面形其 T 角大约为 10°。该线正切下唇前缘并平分上唇珠前突部(图 3-11),T 角大于 10°为后缩面形,T 角小于 10°为前突面形。为此,在功能矫治适应证的选择中应十分注意。例如对 T 角为 10°的下颌后缩患者也不要轻易移动下颌向前,以防产生相反的美容效果。一般而言,当 T 角改变不明显时,侧面和谐度也改变不会很大。但其表现有所变化,T 角轻度增大可给人以温柔感(女性适宜),而轻度减少,则给人以坚毅的感觉(男性适宜)。

(3)由 Rickerrs 所倡导用以评价上、下唇位变化的审美线(E 线),现广泛应用于临床(图 3-10)。上、下唇与 E 线的间距,随着年龄而减少,即儿童较前突的上、下唇,可因鼻、颏的发育而逐渐相对后缩而使侧面唇位相对变平直。在应用功能矫治器中应充分估计这种软组织的增龄改变。以防止过多后缩前牙造成"扁平面容"的后果。

(五)治疗评估重叠分析

对应用功能矫活器后的疗效评价,临床上常用以下 3 种 X 线头侧位片重叠分析方法:

1. Bjork 法

通过治疗前后 X 线头侧位线片在颧突前表面重叠获得上颌骨性、牙性以及下颌骨性变化;下颌牙性变化通过治疗前后 X 线片在下颌联合内皮质结构、下颌神经管以及牙根未发育前的已经钙化的下颌磨牙牙胚或者双尖牙牙胚下缘重叠来获得(图 3-41)。

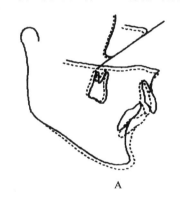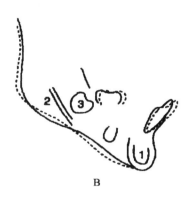

A. 颧突前表面重叠   B. 下颌联合内皮质结构,下颌神经管,以及牙根未发育前的下颌磨牙牙胚下缘重叠

图 3-41   Bjork 重叠法示意图

2. Ricketts 法

通过治疗前后 X 线头侧位线片 5 个部位的分别重叠比较,以评价治疗前后上颌、上牙列、下颌牙列、颏,以及侧面软组织改变(图 3-42)。

(1)颏部分析   以 cc 点(颅底平面 Ba-N 与面轴 Pt-Gn 的交点),重合颅底平面(Ba-N),以评价颏部变化。

(2)上颌骨分析   以 N 点为基准,重合颅底平面(Ba-N),以评价上颌骨变化。

(3)下颌牙列分析   以 Pm 点(颏前转析点)为基准,重叠下颌体轴(Xi-Pm),以评价下切牙及下第一磨牙的变化。

(4)上颌牙列分析   以 ANS 点为基准,重合腭平面(ANS-PNS),以评价上切牙及上第一恒磨牙变化。

(5)侧貌分析   **骀**平面为基准,评价审美平面(EP),以了解鼻、唇、颏致组织改变。

3. Pancherz 法

以**骀**平面(OL)为水平参照轴,过 S 点作 OL 的垂线 OLP(**骀**平面垂线)为垂直参照轴,以此作为参照平面来记录治疗前后的变化(图 3-43)。

(1)标志点   鼻根点 N,蝶鞍点 S,上齿槽座点 ss(即 A 点),下中切牙切缘点 ii,上中切牙切缘点 is,下磨牙前点 mi,上磨牙前点 ms,颏前点 pg,髁顶点 co。

(2)测量

1)测量平面

①NSL:前颅底平面,鼻根点(N)与蝶鞍中心点(S)连线;

②OL:**骀**平面,最凸中切牙切缘点和上颌第一

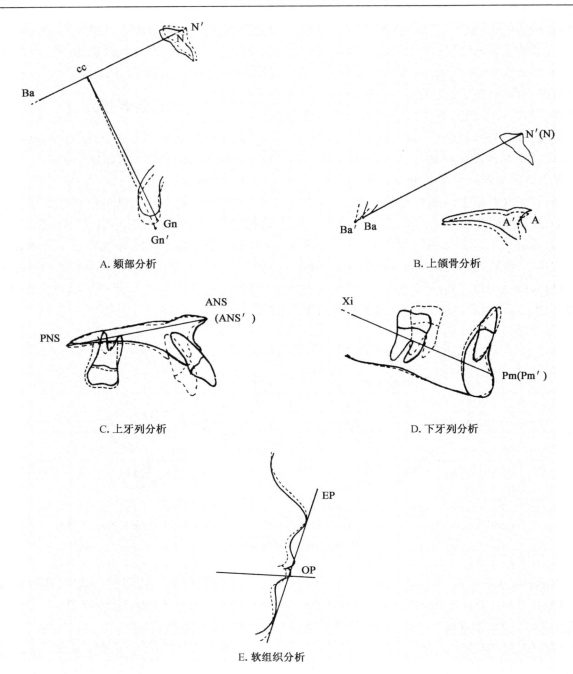

A. 额部分析　　　　　　　　　　　　　　　B. 上颌骨分析

C. 上牙列分析　　　　　　　　　　　　　　D. 下牙列分析

E. 软组织分析

图 3-42　Ricketts 重叠法示意图

恒磨牙远中颊尖点的连线；

　　③OLP：垂直参考线，通过 S 点垂直于 OL 的直线。

　　通过 ss、ii、is、mi、ms、pg 做 OLP 的垂线，分别记为：ss/OLP、ii/OLP、is/OLP、mi/OLP、ms/OLP、pg。

　　2）测量指标

　　①前牙覆盖：is/OLP-ii/OLP；

　　②磨牙关系：ms/OLP-mi/OLP（正值表示远中

关系，负值表示近中关系）。

　　3）骨测量

　　①上颌基位置：ss/OLP；

　　②下颌基位置：pg/OLP；

　　③髁突位置：co/OLP；

　　④下颌长：pg/OLP＋co/OLP。

　　4）牙测量

　　①上中切牙切缘的位置：is/OLP；

　　②下中切牙切缘的位置：ii/OLP；

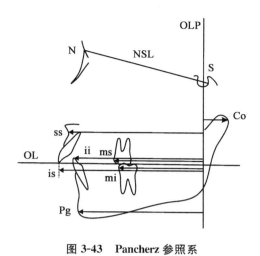

图 3-43　Pancherz 参照系

③上颌第一恒磨牙的位置：ms/OLP；
④下颌第一恒磨牙的位置：mi/OLP。

5）骨牙变化测量

①上中切牙相对于上颌骨的位置：is/OLP-ss/OLP；

②下中切牙相对于下颌骨的位置：ii/OLP-pg/OLP；

③上颌第一恒磨牙相对于上颌骨的位置：ms/OLP-ss/OLP；

④下颌第一恒磨牙相对于上颌骨的位置：mi/OLP-pg/OLP。

Pancherz 矫治前后的疗效分析方法，由于均在同一稳定坐标系 OL/OLP 中完成。定点、参考线、计量数据简明，所有的测量指标均只同 OLP 相关，便于分析各测量值变化的原因和相互关联情况，故多在功能矫治前后的对比分析中沿用。

（陈扬熙）

五、生长预测分析

颅面和口腔的正常生长发育知识是口腔正畸学的重要理论基础。错𬌗畸形的发生就是在颅面和口腔生长发育过程中，受遗传和环境因素的影响而形成的发育畸形。牙颌畸形发生后，反过来又可影响颅面及口腔的正常生长发育，二者互为因果和相互制约。因此，一个正畸医生必须充分理解和掌握颅面及口腔的正常生长发育知识。并用来指导其临床实践。在正畸治疗中，不仅要熟知各种治疗措施对颅面复合体的影响，而且还要能正确预见颅面及口腔的生长发育趋势，同时还必须结合两方面因素的影响对矫治结果做出准确预计。也只有这样，才能保证良好的矫治效果。由此可见，掌握预见颅面及口腔生长发育的知识和方法，对正畸临床治疗，尤其是功能矫形治疗具有十分重要的意义。

（一）颅面部生长发育的一般规律

我们知道，颅面和口腔的生长发育是一个相当复杂的过程。有着许多重要的特征和规律。而要进行生长预测，首先就要明确颅面和口腔各部分组织结构的生长方向及生长量，并选用正确的预测方法。在早期，研究颅面部生长发育的方法主要是用头影测量分析技术。而 Enlow 则是最早用头影测量技术进行颅面生长发育研究的学者。他通过对头影测量重叠图等纵向资料的研究，创立了平衡生长假说及配对分析原理。其研究方法和结论至今仍对颅面部生长发育的研究有着重要的影响。通过对头影测量重叠图的分析发现：颅面部的生长，尤其是面部的生长，呈明显的向前向下方向进行的趋向（图 3-44）。该结论反映了颅面部生长发育的一般规律，但还不能直接在临床上将其用来进行矫治和生长预测。而在进一步讨论颅面结构的生长方向和生长量之前，我们将不得不重新提及生长型的概念。在全身及颅面的正常生长发育研究中，生

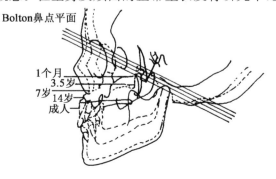

图 3-44　头影测量重叠图

长型是一个很重要的概念。生长型是反应身体各部分在生长发育过程中的空间比例关系变化。面部生长型能较好地反应面部生长的特征。通过对面部生长型的研究发现：

(1)同一种族的个体,有相似的生长型。

(2)同一家族的个体成员,有相似的面部生长型。

(3)同一个体,不同年龄阶段的面部生长型是一致的,有其连续性。

掌握了面部生长型的概念和特点,就可以用数学方法计算生长的比例速度关系;可了解各个时期的生长变化;更重要的是,也就可以按比例变化来预测个体的生长情况。

(二)青春高峰期的判断

青春高峰期是临床进行功能矫形治疗的最佳时机,因此,对患者青春高峰期的判断在功能矫形治疗中占有及其重要的作用。临床上,一般以下几种方法进行青春高峰期的判断：

1. 可根据患者的身高、体重状况进行判断

青春期身高、体重有快速增长,如儿童的饭量、身高、体重明显增加,提示该儿童可能开始进入青春期。较确切地判断可根据 1999 年叶凌、陈扬熙等测量我国四川省汉族 32 524 名中小学生的身高、体重,绘制出的青少年身高、体重标准生长曲线图。

2. 第二性征发育情况

基于性发育的不同程度,女孩青春期可分为 3 个阶段：

第一阶段为乳房和阴毛发育初期,这时身高生长高峰开始;

第二阶段出现于第一阶段后约 1 年,此时乳房发育明显,阴毛变黑且更广泛,腋毛开始出现,身高生长达高峰;

第三阶段发生在第二阶段后约 1～1.5 年,月经初潮,此时身高生长高峰已过,臀部丰满趋向成年,乳房发育完成。

故月经初潮表明生长高峰已过。Bjork 认为,月经初潮发生在青春生长高峰之后 17 个月左右,而绝不发生在快速期之前。因此,矫形治疗开始的最佳时期,对女孩来说应在青春期的第二阶段。确定男性的第二性征发育较女性困难,男性青春期开

始较晚,且跨越时间较长,约 5 年,女性为 3 年半。男性青春期生长可分为 4 个阶段：

第一阶段,男孩开始体重增加,变得丰满,这可能是睾丸中 Leydig 细胞产生雌性激素所致,此时阴囊体积开始变大,色素沉着;

第二阶段,大约是第一阶段后 1 年,身高高峰开始,此时皮下脂肪相对减少,开始阴毛出现,阴茎也逐渐生长;

第三阶段,发生在第二阶段后 8～12 个月,身高生长达高峰,此时腋毛出现,上唇开始出现胡须,肌肉生长达高峰,皮下脂肪继续减少,阴毛分布接近成年,阴囊和阴茎接近成人大小;

第四阶段,很难确定,在第三阶段后 15～24 个月,身高生长高峰处于尾声。

因此,矫形治疗开始的最佳时期,对男孩来说,应在青春期的第三阶段。

3. 骨龄的判断

由于个体生长的差异,年龄不能准确地作为判断生长发育的指标。而骨龄是国内外公认较为准确的判断指标。目前较常用的有以下几种方法：

(1)颈椎形态　M. T. O'Reilly 等结合 Lamparski 关于颈椎发育的标准和下颌骨发育的关系,将第 2～6 颈椎形态的变化分为 6 个阶段：

①所有颈椎体部下缘平,上缘从后向前倾斜;

②第二颈椎下缘形成凹陷,椎体的前垂直高度增加;

③第三颈椎下缘形成凹陷,其他椎体下缘仍平;

④所有椎体体部呈矩形,第三颈椎凹陷增大,第四颈椎出现明显凹陷,第五、第六颈椎的凹陷刚开始形成;

⑤所有椎体体部几乎均为正方形,体间间隙很小,各椎体外形清楚;

⑥所有椎体垂直高度增加,高度大于宽度,所有颈椎的凹陷加深。

其中前 3 个阶段发生于生长加速期,且在第二和第三阶段常常发生于下颌骨的最大生长前,后 3 个阶段发生于峰值后的减速期。近年来,Baccitti 等改良了此种方法,仅用第二、第三、第四颈椎分为 5 个生长发育期进行判断:CVMs Ⅰ、Ⅱ、Ⅲ、Ⅳ、Ⅴ。其中,CVMs Ⅱ、Ⅲ期是生长发育高峰期,在这一时

期中,下颌长度 Co-Go 生长了 5.4 mm。

(2)Grave 的手腕片(表 3-2) 国内张世采应用 Grave 手腕骨的钙化情况得出女孩 9~10 岁,男孩 12~13 岁进入快速期。女孩 11~13 岁,男孩 14~15 岁,进入高峰期。14 岁,16 岁女性男性分别进入减速期。

表 3-2 Grave 的指标和判断标准

符号	骨化情况	判断标准
(1)PiSi (2)R= (3)MP$_4$= (4)MP$_5$=	豌豆骨出现 桡骨骺宽与其干骺端等宽 第四指中节指骨的骺宽与干骺宽相等 第五指中节指骨的骺宽与干骺宽相等	加速阶段
(5)S (6)Rcap (7)PP$_3$cap (8)PP$_4$cap	拇指尺侧籽骨出现 桡骨的骺端呈帽状 第三指近节指骨的骺端呈帽状 第四指近节指骨的骺端呈帽状	高峰阶段
(9)PP$_2$u (10)PP$_3$u (11)PP$_4$u	第一指近节指骨骺端完全愈合 第三指近指骨骺端完全愈合 第四指近节指骨骺端完全愈合	减速阶段

目前,多应用 Hagg 手腕片作为判断青春期的指标。该方法简单、明了、易于判断。Hagg 将手腕 X 线片的中指中间指骨的骨骺钙化程度分为 6 个阶段(图 3-45),以此作为判断指标。E 阶段:骨骺宽度只有指骨宽度的一半,中间部分稍厚;F 阶段:骨骺开始变宽与指骨宽相等;FG 阶段:除骺宽与指骨宽相等之外,其骺的中央部分向着远中明显的形成一分界线;G 阶段:骺边开始变厚,形成帽状,盖着指骨骺端;H 阶段:骺与骨骺端开始融合;I 阶段:骺与骨骺端完全融合。他认为,FG 阶段是功能矫形开始的最适期,尤以下颌后缩的 II 类畸形,此时可获得下颌最大的矢状生长量,髁突的矢状生长可达 3.6 mm。

(三)面部生长方向的预测分析

Enlow 在研究颅面生长发育时,以前颅底平面(Nasion-Sella Plane)作为纵向头影测量片的重叠基准平面,进行头影测量图的重叠,得出了颅面部

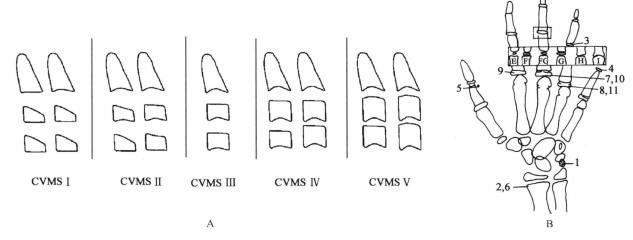

A. 颈椎成熟度分期 B. 手腕骨及中指中间指骨的钙化

图 3-45 骨龄判断

的生长向前下方向进行的结论。Graber 将面部生长型分为平均生长型、垂直生长型和水平生长型 3 种基本类型,并认为不同面部生长型个体的面部生长方向有所差异。个体的颅面生长方向均与头影测量 Dawns 分析方法中的 Y 轴有关联。他提出:平均生长型个体其下颌颏顶点(Gn)沿着 Y 轴向前下生长。其关节窝的下降及髁突的垂直生长与上颌体及上牙槽的垂直向下移动,下牙槽突的向上移动生长是平衡协调的(图 3-46)。水平生长型的个体,其下颌的生长方向向前旋转,颏顶点明显

向前上移位,上颌和下颌牙槽突的垂直生长小于关节窝及髁突的生长,多表现为短面形,有深覆𬌗趋势(图 3-47)。垂直生长型的个体下颌的生长向后旋转,颏顶点明显向后下移位,上颌和下颌牙槽突的垂直生长大于关节窝及髁突的生长,多表现为长面形,有开𬌗趋势(图 3-48)。同 Enlow 的研究方法相类似,Graber 的研究也是以前颅底平面作为纵向头影测量片的重叠基准平面,以该平面在颅面生长发育过程中相对稳定作为前提进行研究。

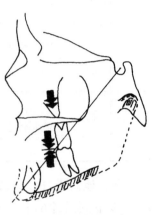
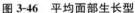

图 3-46　平均面部生长型

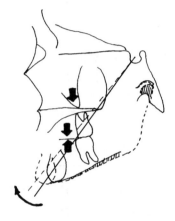

图 3-47　水平生长型

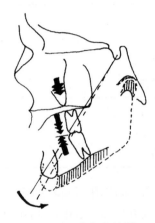

图 3-48　垂直生长型

　　Ricketts 等学者在掌握了大量正常生长发育纵向资料的基础上,经潜心研究后发现:面轴(Pt-Gn 连线)在颅面部的自然生长过程中更为稳定。认为在正常情况下,面部的生长是沿着面轴的方向,向前、向下进行。并把这一认识贯彻到其著名的生长及矫治预测系统(rockey mountain data system,RMDS)中。经过临床的长期运用和大量纵向资料的对照统计分析,认为面部的生长沿着面轴方向向前、向下进行的判断较为可靠。同以往研究方法不同的是,Ricketts 的头影测量方法是以全颅底平面(Nasion-Basion Plane)作为纵向头影测量片的重叠基准平面,同时为了方便对各个部分(颏部分析、上颌骨分析、上牙列分析、下牙列分析和侧貌分析)随着生长和矫治变化情况的观察比较,还提出了进行颅底平面、下颌体轴、腭平面、𬌗平面的重叠方法和要求。

　　Bjork 采用在颅面颌骨中植入金属钛钉的方法,进行连续纵向头影测量研究,揭示出了颅面部组织旋转生长的内在规律。应该明确的是,旋转生

长是颅面生长的固有特性,而且旋转生长对颅面结构的生长变化有显著影响。但对于颅面部组织旋转生长的预测较为困难,缺乏简便、准确的预测方法。Bjork 曾提出一个预测下颌旋转生长的方法,该方法要求依据髁突前后向的倾斜度、下齿槽神经管的曲度、下颌骨下缘的形态、下颌联合的倾斜度、上下切牙交角、上下磨牙长轴间交角、前下面高的大小进行综合分析,预测下颌骨的旋转生长趋向。但该方法的运用较为复杂,临床难以普及应用。如何更加有效地预测颅面旋转生长的趋向,仍将是正畸学中对生长及矫治预测的努力目标。

　　迄今为止,头影测量技术仍是临床研究颅面生长发育的重要手段。在横向比较中,尤其是个体对正常𬌗群体测量均值的比较,头影测量分析主要用来判断个体的颅面结构特征,分析错𬌗形成机制,借以指导临床和进行研究;在纵向比较中,头影测量分析的有些角度测量指标能很好地反应个体的颅面部生长的趋向。如在以角度分析为主的 Dawns 分析中,将同一个体的连续纵向头影测量资

料以 S 点为原点沿 SN 平面重叠,即可循 Y 轴等观察颅面生长方向;在 Ricketts 分析中,以 Ba 点为原点沿 Ba-N 平面重叠,即可循面轴等观察颅面生长方向。

(四)面部生长量的预测分析

虽然颅面部组织结构的生长是在三维空间的范围内进行,但由于颅面部宽度的发育完成较早,有学者发现,儿童的面下宽度在 6 岁时已达成人面下宽度的 85%左右,而面上宽度在 2 岁时约达成人的 75%,10 岁时达 90%。因此,矫治期间的颅面部生长改变主要是表现在面深度和面高的二维方向上的变化。而头影测量片正是从该二维方向上进行观察和分析。对颅面部各部分在生长及矫治过程中的增量变化,目前仍然是依据线距测量和侧方图上面积大小的计算来进行评估。国内外的青少年生长发育研究中心通过纵向追踪调查的方式,积累了大量颅面部各部分组织结构在生长发育期间面高度和面深度上生长量改变的数据和资料。通过对这些资料的分析发现,颅面部各部分组织结构的生长量并不是一个匀速增长的过程。而是随着种族、年龄、性别和个体的不同而有所差异,且不同的组织结构在同一时期的生长量也不一样。例如,颅部的生长发育完成最早,上颌次之,下颌最晚。在青春期快速生长过程中,下颌矢状向的生长量明显大于上颌。上、下颌矢状向生长量之比约为 1:2。面高度和面深度的生长量有一定的相关性,但不同面部生长型的个体,其面高度和面深度的生长各有其特点。有学者发现:平均生长型的个体其面高度和面深度的生长量之比约为 1:1;垂直生长型的个体其面高度和面深度的生长量之比约为 2:1;水平生长型的个体面高度和面深度的生长量之比约为 1:2。目前,在国外的生长及矫治预测系统中,普遍采用的是年平均生长量的概念。个体的年平均生长量在矢状方向上,上颌的生长量约为 1 mm/年;下颌约为 2 mm/年。上、下颌骨的矢状生长量之比约为 1:2。

在颅面生长的增量变化研究中,目前临床上运用较为多见的还是线距测量。运用有限元分析和计算机图像处理技术进行颅面结构的体积及面积计算分析尚未常规用于临床,而是主要用于科研。

如在以线距测量为主的 Wylie 分析中,将同一个体的连续纵向头影测量资料以 S 点作为参考标准点,以 Frankfort 平面作为基准平面,分别从蝶鞍点及牙、上下颌骨、颅骨上的一些骨性标志点向眶耳平面做垂直投影线,然后在眶耳平面上测量各个投影点至蝶鞍点的距离,以评价各部分的前后位置与长度变化,反应面深度的变化特点;用垂直于眶耳平面的垂线做参考线,进行前后面高度的计算,反应面高度的变化特点。但在 Wylie 分析中,惟有下颌长度的测量没有使用眶耳平面,该项测量所使用的参考平面是下颌平面。

(五)生长及治疗预测技术的发展

在预测方法上,早期的治疗预测主要是手工操作为主,包括在模板图上剪切拼对进行手术效果预测和以头影测量描点为基础的矫治预测 VTO。这种以人工描迹和剪切拼对进行的预测结果存在操作复杂及误差大的缺陷。近来,随着计算机技术的发展和正颌外科的兴起,用计算机技术模拟正颌手术,进行预测的研究得到了极大的发展。用平均模板图比较分析的方法得到了广泛的重视。Jacobson 使用比例模板技术、Moorees 使用有限元分析,以及 Bhatia 和 Lowery 等建立的模拟系统都使手术预测达到了较高的水平。国内学者也稍后在成都、北京、上海、西安分别建立了相应的系统。用计算机技术模拟手术进行预测的直观性强,并可进行定量分析,能迅速反应骨骼畸形的特征和手术的效果。预测结果的准确性高,临床应用价值进一步提高。而矫治预测由于涉及生长和矫治两方面因素的影响,系统制作较为复杂。因此,国内外用于矫治预测的系统也远不如正颌手术预测系统发达。

矫治预测是现代口腔正畸学的重要内容。Holdway 在 20 世纪 70 年代初创立了可视化治疗目标新概念(visual treatment objective,VTO)。并介绍了他包括软组织侧貌改变在内的预测方法。Ricketts 和 Bench 也分别介绍了他们的预测方法。并强调从治疗开始就牢记治疗结果的思想。1987 年,Magness 介绍了 mini-VTO 的预测方法。提出进行矫治预测所必须的两个基本要素。即预测者必须具备预见颅面生长的能力,并熟知矫治对颅面复合体的影响。后来,Ricketts 和 Holdway 等在掌握大量临床资料的基础上,经过深入研究,也在原来预测分析方法的基础上,发展了用于正畸矫治预测的计算机系统。尤其是 Ricketts 等设计的 RMDS 系统在国际口腔正畸界有着广泛的影响,他综合生长和矫治作用的影响,预测主要以人机交互方式进行。在系统设计中,对颌面生长的方向和量有较好的处理,并针对不同面部生长型的生长特点进行专门设计。许多应用研究报告均认为该系统对临床有较好的指导作用。

华西医科大学口腔医学院正畸科同四川大学图像图形研究所联合开发了一个计算机化 X 线头影测量及诊断预测系统。该系统包括头影测量、生长预测、矫形治疗预测、正畸治疗预测和侧貌改变预测共 5 个部分。在生长预测的系统设计中,借鉴了国外预测系统的一些有益之处,同时又做了许多创新性的设计。该系统的特点为:

(1)对生长预测进行单独设计,使之成为一个独立的预测系统。

(2)在预测生长方向上,我们以得到广泛认可的面轴作为颌面部生长的基本引导方向。

(3)生长量采用的是青少年生长发育研究中心发表的男女青少年在不同年龄段的平均生长数据。不同于国外使用的年平均生长量(1~2 mm/年)。使系统预测更能反映男女青少年生长发育的一般规律。

(4)在面深度和高度生长量的比例上,使用的不是 1:1 或 1:2;2:1 的简单比例关系,而是以面部生长型的重要判断指标面轴角(PtGn-Nba 角)的大小为依据,用一个连续的函数演变关系来改变面部深度和高度的生长量比例。例如,当受试者的面轴角正好为面部平均生长型的均数值(约为 85° 为例)时,其面部生长的深度高度比为 1:1;当其面轴角正好大于或小于 1 倍标准差(约为 4°)时,这时的受试者已属接近水平和垂直生长型的边缘个体,其面部生长深高比则逐渐从 1:1 演变为 1:0.75 和 1:1.32;当其面轴角正好大于或小于 2 倍标准差(约为 8°)时,这时的受试者就已是水平或垂直面部生长型的个体,其面部生长深高比则又演变为 1:0.55 和 1:1.80,该结果可近似表达为 2:1 和 1:2,这和国外对水平与垂直面部生长型的个体使用的面部生长深度高度预测比例相一致。这表明生长预测系统具有更好的适应范围;同时,用连续的函数演变关系来改变面部深度和高度的生长量比例也有利于对个体的面部生长进行个性化预测。

该设计可避免因面部生长型判断失误而导致的系统误差。简化了预测操作过程。进行生长预测时,操作者只须按系统提示输入受试者的年龄、性别和预测的时段(通常为 1~2 年),生长预测即可自动完成。系统的自动化程度高,使用极为简单,实用性得到了加强。据作者以该系统对 24 例功能矫形治疗前后的头影测量片进行对照统计分析的结果表明,4 种头影测量方法(华西、Holdway、Bishara、Burston 方法)的全部角度测量指标的预测符合率高达 80%。说明该系统的预测结果对临床有一定的参考价值。

(周继祥)

六、功能矫治器治疗的适应证

通过以上各种功能检查和预测,对错𬌗畸形形成的性质、机制、严重程度、生长潜力和病因有了进一步的了解,从而得出明确的诊断。同时也就相应明确了矫治畸形的方法。现将功能矫治器治疗的策略思想和适应证叙述如下:

(一)策略思想

(1)观念的改变。由于人们过去对功能矫形比较陌生,认为正畸治疗只能在恒牙期进行。使得很多适宜于功能矫形的患者错失了矫形的最佳时机。实质上替牙期是最适合功能矫形治疗的最佳时机。

(2)对于轻度的骨性畸形和边缘拔牙病案通过功能矫形治疗后,有可能免除拔牙或者手术。

(3)将需要进行较复杂的手术的患者,通过矫形治疗改变为较简单的手术,如骨性Ⅲ类患者。

(二)适应证

(1)功能矫治器治疗适用于生长发育期的儿童,目前多认为青春前期或高峰期为最佳的开始治疗时间,可取得事半功倍的效果。颌面生长发育过程与全身的生长基本同步。

(2)肌功能紊乱,不良习惯唇、舌、𬌗干扰等因素引起的功能性安氏Ⅱ类和安氏Ⅲ类错𬌗畸形,以及下颌编斜等。

(3)轻、中度牙列拥挤或牙弓狭窄的患者。

(4)轻、中度骨性安氏Ⅱ类错𬌗,特别是Ⅱ类1分类错𬌗患者,上颌发育基本正常或轻度前突,下颌发育不足或后缩,面下1/3稍短,水平生长型。下颌具有生长潜力的患者。

(5)轻、中度骨性Ⅲ类错𬌗,上颌轻度发育不足,下颌发育基本正常,轻度前突,下颌能后退至对刃𬌗,具有有利的生长型,无明显地下颌前突遗传史。

(6)TMJ功能紊乱的早期患者。

(7)骨性Ⅲ类错𬌗固定矫治器矫治后,或腭裂下颌前突手术后,可用功能性矫治器进行保持和肌功能训练。

(8)轻度垂直向发育不足或者过度的患者。

(9)患者合作是功能矫治器取得疗效的保证。

(10)对个别牙错位严重的患者,可进行双期治疗,即先利用功能矫治器改变颌骨三维空间关系后,再利用固定矫治器排齐牙列。

(11)青年或者年青成年人亦可用固定的Herbst矫治器。

(三)功能矫治器的限度

(1)无生长潜力的成年人不宜应用。

(2)严重的骨性畸形,一般不采用功能矫治器治疗。

(3)有神经肌肉疾患或大脑发育不全的儿童,以及精神异常者不宜应用。

(赵美英 杨 璞)

参 考 文 献

1 Graber TM. Dentofacial Orthopedics with Functional Appliances. St louis:Mosby,1997

2 Graber TM. Current principles and techniques st louis:Mosby,1985

3 Proffit WR. Contenporary orthodontics. St louis:Mosby,1986

4 Baker J. The tongue and the dental function. Am J orthod,1954,40,927

5 Cleall JF. Deglutition:a study of form and function. Am J. orthod,1965,51:560

6 Moyers RE. Differetial diagnosis of class Ⅱ malocclusion. Am J orthod,1980,78:477

7 Mcnamara JA. Components of class Ⅱ malocclusion in children 8~10 years of age. Angle orthod,1981,51:177

8 Harris EF,Johnson MG. Heritability of craniometric and occlusal variable:a longitndiual sib annlysis. Am J orthod,1992,99:258

9 Sassouni v. The class Ⅱ syndrome:differential diagnosis and treatment. Argle orthod,1970,40:334

10 Thompson,J. R:The rest position of the mandible anol its significance to dental science. J. Am. Dent, Assoc, 1946,33:151

11 Grave KC et al. Skeletal Ossification and the adolescent growth spust. Am J Orthod,1976,69:611

12 Hagg U. Pancherz H:Dentofacial orthopedics in relation to chronological age,growth period, and skeletal development. An analysis of 72 male patients with class Ⅱ division, malocclusion treated with the Herbst appliance. Enr Jorthod,1988,10:169~176

13 Watson WG. Sifting in search of truth [Editorial]. AM J ORTHOD,1979,75:334~336

14 Magness WB. The mini-visual treatment objective. AM J ORTHOD,1987,91,361~374

15 Bench RW. The visualized treatment objective:orthodontic's most effective treatment planning tool. Proc Foundation Orthod Res,1971,4:165~195

16 Enlow DH. Facial Growth. 3 rd ed, WB Saunders Co. Philadephia,1990

17 Bhatia SN. A manual of Facial Growth. Oxford University Press. Oxford,1993

18　Profit WR. Contemporary Orthodontics. The C. V. Mosby Company,1986

19　Thomas JC. Reliability of computer-generated prediction tracing. The Angle Orthod,1995,65(4)277

20　Bjork A. Prediction of mandibular growth rotation. AM J ORTHOD,1969,55:585~599

21　Ricketts RM, Roth RH. Orthodontic diagnosis and planning. Vol. 1. Denver: Rocky Mountain Orthodontics,1982

22　Ricketts RM. The keystone triad. AM J ORTHOD, 1964,50:244~264

23　Thomas LT. The accuracy of computerized growth prediction in class high-angle cases. AM J Orthod,1985, (5)398~405

24　Rocky Mountain Data System: RMDS computerized cephalometric manual,ed. 2,August,1972

25　Riolo ML,Moyers RE,McNamara JA,Hunter WS. An atlas of craniofacial growth. Ann Arbor: University of Michigan,1974

26　Gu Y,James A,McNamara Jr. Mandible growth changes and cervical vertebral maturation. A cephalometric implant study. Angle Orthod,2007,77:947~953

27　Franchi L, Baccetti T, McNamara Jr. Mandibular growth as related to cervical vertebral maturation and body height. Am J Orthod Dentofacial Orthop,2000, 118:335~340

28　Baccetti T,Franchi L,Macnamara Jr. An improved version of cervical vertebral maturation(CVM)method for the assessment of mandibular growth. Angle Orthod, 2002,72:316~323

29　Mito T,Sato K,Mitanbi H. cervical vertebral bone age in girls. Am J Orthod Dentofacial Orthop,2002,122: 380~385

30　罗颂椒. 当代实用口腔正畸技术与理论. 北京医科大学-中国协和医科大学联合出版社,1996,11~25

31　徐樱华. 实用𬌗学(第 1 版),成都:四川大学出版社,1990

32　曾祥龙. 功能性矫治器治疗的 X 线头影测量分析. 中华口腔医学杂志,1991,3:149

33　郭英,徐樱华. 前牙覆𬌗覆盖对下颌边缘运动的影响. 实用口腔医学杂志,1989,5:114

34　杨四维,赵美英. 正常𬌗及安氏Ⅱ类 1 分类错𬌗下颌运动的研究. 华西口腔医学杂志,1992,10:37

35　周力,赵美英. 功能性矫治器矫治安氏Ⅱ类 1 分类错𬌗儿童咀嚼肌肌电活动的初步探讨. 华西口腔医学杂志,1995,13:18

36　马玉慈,罗颂椒. 正常𬌗人下颌运动时嚼肌,颞肌肌电活动的定量研究,1993,11:188

37　周力,赵美英. 功能性矫治器矫治安氏Ⅱ类 1 分类错𬌗下颌运动轨迹初步分析. 口腔正畸学,1998,3:115

38　陈扬熙,叶凌,娄新华等. 正畸临床身高,体重标准生长曲线的绘制与应用. 口腔正畸学,1999,6(2):51~53

39　张世采. 手腕部 X 线像作为青春期生长突增指标的评价. 中华口腔杂志,1983,18:45

40　胡林. 成都地区正常𬌗软组织侧貌的 X 线头影测量研究. 华西医科大学硕士研究生学位论文,1986,9

41　敬万年. 牙颌面矫形学及功能矫治器(第 1 版). 重庆出版社,1994

第四章　肌激动器(Activator)

早在 20 世纪初期 Robin 就提出了单一体矫治器(monoblock)，它可使下颌有效地保持在前伸位。当时 Robin 主要用于矫治新生婴儿小下颌与唇腭裂畸形的 Pierre Robin 综合征患者，以防止舌下垂。随着口腔医学和口腔正畸学基础理论研究进展，Roux 和 Wolff 提出了骨的形态与功能密切相关，功能可以改变骨的内部结构和外部形态的理论。由此 Andresen 设想对生长期儿童施以功能力，改变口颌系统的功能，可能会导致骨的结构与形态的改变，并在他女儿的身上证实了这种设想。他女儿在夏季野营前取下了固定矫治器，换为上颌改良式 Hawley 保持器，在保持器前方附斜面导板，引导下颌前伸 3～4 mm，Andresen 的初始目的是保持疗效、防止复发，但经过 3 个月的野营生活后，他发现女儿的上、下颌矢状关系已完全得到矫正，并明显地改善了面部的侧貌与美观、疗效稳定，此后他又将其应用在很多生长期的 Ⅱ 类患者中，也取得了良好的疗效。由此，Andresen 认为上、下颌基骨及神经肌肉在矢状方向的改变是传统的固定矫治器难以获得的。

Andresen(1908 年)最早设计的肌激动器结构简单，仅有上唇弓和联结上、下颌的基托，矫治器戴在口中较松动，主要靠大气压力、口周肌及咀嚼肌的收缩力使之固位，因此训练了神经肌肉的功能。近几十年来，随着对 Activator 矫治器的不断改良，并对其矫治原理进行了多方面的研究，对它的看法从不一致逐渐地发展到比较一致。我们认为只要病例选择合适、患者合作、设计合理，该矫治器确实是一种早期矫形治疗有效的矫治器。

一、肌激动器的矫治原理

肌激动器主要是依赖生长潜力，引起 TMJ、颌骨和牙槽的生长改建。从而刺激下颌骨矢状向生长、垂直向生长和抑制上颌骨生长。

从而使异常的上、下颌骨矢状向关系得到矫正(图 4-1)。

肌激动器是在下颌前伸 3～5 mm，垂直下降，即咬合打开 3～4 mm 时进行殆重建求得新的殆关系的位置上制作的矫治器，由于下颌前伸及下降，使前伸肌(主要是翼外肌，其次为嚼肌浅层)和提下颌肌群(翼内肌、嚼肌深层、颞肌前、中份)功能活动增加，肌电活动增强，后收肌(颞肌后份)和降下颌肌(舌骨上肌群、二腹肌前腹)松弛，使原来功能亢进的颞肌后份随着肌张力松弛而功能逐渐减弱并恢复正常，同时下颌前伸也消除了异常的口周肌功能。王昕、陈开云、黄宁、袁晓、车晓霞、倪琳、高辉等对动物体内外实验研究发现，前伸肌，特别是翼外肌由于功能活动增强，肌小节增长，肌细胞内的有氧代谢增强、糖原颗粒增加，胰岛素含量增加，K^+-Na^+-ATP 酶活性及其 mRNA 增加，Ca^{2+}，Ca^{2+}-Mg^{2+}-ATP 酶活性及其 mRNA 增加，翼外肌细胞膜上乙酰胆碱受体的结合容量增加，为肌肉的功能活动提供了物质基础。由于肌肉的功能活动和形态发生变化，尤其是翼外肌的功能活动增强，刺激了髁突软骨向上、向后生长，可使下颌升支增

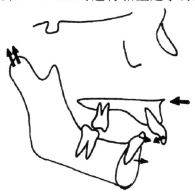

图 4-1　肌激动器矫治的基本原理

长,下颌的综合长度增加。同时,当前伸肌(翼外肌)疲劳时,下颌趋向于后退回到休息位。而戴矫治器后,由于下颌与矫治器接触,被动地保持在前伸位上,下颌后退时将产生向后的力(据报道此力约为500 g),该力将传导至矫治器的上颌诱导丝上,从而抑制了上颌骨向前的生长,使上、下颌矢向关系异常得到矫正;但下颌牙弓前份及下前牙受力后可产生不希望的唇向移动。以上是目前大多数学者比较一致的看法,但是关于肌激动器的矫治原理,存在较多的分歧,主要的分歧焦点为以下几方面:肌激动器能否刺激下颌髁突生长?下颌究竟应前伸多少毫米?咬合需垂直打开多少毫米?双重咬合问题?全天戴矫治器还是只睡眠时戴矫治器等问题。基于对以上这些问题看法的不一致,近年来很多学者从临床和动物实验两方面进行了很多研究。

1. 关于能否刺激下颌髁突生长的问题

Petrovic、Jakob、Basciftci、Cozza,以及国内的饶跃、白玉兴、赖文莉、周征、李小兵、杨红梅、宋锦麟、梁文勇、罗颂椒等人从不同的层面进行了大量的动物实验研究,由于下颌髁突为活跃的生长区,非生长中心,除受遗传因素影响外也受环境因素影响而发生改建,此外下颌髁突软骨为继发性软骨,它既受全身激素及生长因子调控也受局部反馈链影响。研究发现动物在生长期时,功能矫形前伸下颌后,颞下颌关节的双板区血供增加,盘后垫活动增强,盘后垫的往复活动起到了代谢泵的作用,不断地为髁突软骨的改建输送营养,通过旁分泌和自分泌髁突软骨局部调控生长的激素(胰岛素,生长激素,雌二醇,睾丸酮,甲状旁腺素)和生长因子(IGF-I,TGF-β含量及受体)增加,从而使髁突软骨细胞的生长率和生长量增加。由于翼外肌的功能活动增强,髁突软骨的上后份细胞增生、生长量增加,从而使下颌长度增加,功能矫形治疗同时伴有抑制上颌生长的作用,通过生长诱导,引导面颌骨骼和牙槽骨发生适应性生长改建。Petrovic还发现切断大鼠翼外肌远中端后,髁突主要的血供中断、营养缺乏,肌力对髁突无刺激作用,髁突软骨的生长显著下降,不可能产生下颌骨的矫形治疗效果,进一步说明肌功能对骨骼改建的作用。

大量临床研究也证实,矫治后的Ⅱ类错𬌗患者与未矫治的Ⅱ类错𬌗患者比较,Ⅱ类错𬌗患者功能

矫形可使其下颌长度增加。从矫治前后的X线头影测量显示下颌骨的长度明显增长。有人认为下颌的生长总量受遗传控制,是不会变化的,但是尽早地引导面颌正常生长,使上、下颌矢向生长协调一致,这对患儿的牙面形态,面部美观,心理状态均有良好的作用。

Greckmore、Rader、Ricketts等人认为功能矫治器对下颌生长无明显影响,这可能与他们病例选择不当或患者不够合作有关。

Graber认为功能矫形治疗的目的是使患者获得最有利的功能环境,去除神经、肌肉功能的代偿性或适应性异常,从而达到矫治错𬌗的目的。矫治效果的评价应与类似的错𬌗儿童比较,而不应与正常𬌗人比较。

2. 关于双重咬合的问题

某些患者矫治后𬌗关系不能稳定在正常位置上,在咀嚼和吞咽时下颌仍有后退的情况,这种患者临床上偶尔也出现,追其原因多系患者不够合作,或患者年龄偏大,矫治时已处于青春生长高峰期的减速阶段,全身及下颌骨的发育已处于较缓慢的时期,剩余生长量已较少的患者。

3. 关于下颌应前伸多少毫米?咬合打开多少毫米为宜的问题上看法也不一致

Andresen认为下颌在无束缚的情况下才会处于休息位,下颌移动的多少与休息位有关,因此提出下颌前伸3～4 mm,咬合打开2～4 mm,不超过息止𬌗间隙。如果垂直打开过大患者难以合作,并可压低后牙。Frankel,Reiss等学者同意Andresen的观点,但Harvold认为垂直打开咬合较多可引起提下颌肌和后收肌群粘弹性变化,从而产生作用于牙齿的力。Woodside认为下颌垂直打开超过息止𬌗间隙,才会产生矢状方向的刺激作用。

1994年,日本Noro对Ⅱ类和Ⅲ类青少年错𬌗患者各15例,在睡眠2小时期间,每人均戴4种𬌗重建高度(2、4、6、8 mm)的Activator,用张力测量,肌电图,脑电图进行研究,得出当𬌗重建高度由2～8 mm递增时,Ⅱ类患者软组织的被动张力从80 g增至160 g,Ⅲ类患者从130 g增至200 g;同时力的方向也发生变化,Ⅱ类患者由垂直方向变向后,Ⅲ类患者由垂直方向变向前;而由闭口肌产生的主动收缩力,其大小和方向在𬌗重建高度由2～8 mm

变化时,两组均无明显变化,Ⅱ类组平均为 5.9 kg,Ⅲ类组平均为 6.3 kg;此外,被动张力持续时间(116 分钟)较主动收缩持续的时间(4 分钟)长得多,因此 Noro 认为由软组织的粘弹性产生的被动张力在 Activator 矫形治疗时起着更重要的作用。

赵志河采用三维有限元实验研究得出𬌗重建时,下颌矢状向前移量与垂直打开高度的组合如下:

𬌗重建时下颌矢状向前移量与垂直打开高度的组合

矢状向前移量	垂直打开高度
3	4*
4	3.5*
5	3
6	2.5

有 * 符号的组合为最常用的组合方式。

𬌗重建是功能矫治器发挥作用的关键步骤。在下颌前伸和垂直打开咬合的量上虽然还存在分歧,但目前临床应用可按以下原则设计。

(1)下颌矢状向前移量

1)如Ⅱ类错𬌗矢状向不调程度不严重的患者,下颌前移至上、下切牙切对切关系是完全可行的,多数患者前移不超过 4～6 mm。

2)如覆盖过大,下颌可逐步前移,每次 3～5 mm。Petrovic 等人研究证实,分段前伸更有利于髁突组织的改建,患者更易于适应。

(2)下颌垂直向位移量

1)改变下颌的姿势位,才能激活神经肌肉功能,达到矢状向或垂直向关系的改正。因此,下颌垂直向打开的距离,一般均超过息止𬌗间隙。

2)如果患者水平向生长潜力较大,下颌需前移6～7 mm,希望获得更多的矢状向关系改正的患者,垂直向打开一般不超过 4 mm。

3)如果下颌前移量较小,垂直打开的量可达4～6 mm,甚至 8 mm。同时,还需参考患者的生长型、生长潜力及牙槽高度等因素来决定。

总之,𬌗重建时不宜选择太大的下颌矢状前移量和太小的垂直打开高度,也不宜选择太大的下颌垂直打开高度和太小的矢状前移量。此外,除下颌矢状前移和垂直打开外还应注意水平向(横向)问题,即上、下颌中线应保持一致,以便下颌在三维方向重建在新的位置上。

不过由于人体组织器官有较大的适应性,无论打开多少毫米均有矫治作用。矫治的成败主要与矫治的年龄、矫治的时间、睡眠的姿势、病例的选择等因素有关,特别是病例的选择,患者生长的速度,生长方向和剩余生长量,以及患者合作的程度等最为重要。

4. 关于矫治器应全天戴还是仅夜间戴的问题,学者们的看法也不一致

Andresen 早期提出的肌激动器为仅夜间戴的松动型矫治器,由于有的患者不够合作以后很多人提出了改进意见。

Ahlgren 用肌电进行神经生理方面的研究,发现当下颌垂直打开咬合超过息止𬌗间隙时,肌肉容易伸展,肌张力增加,称之为强直牵张反射。强直牵张反射与睡眠深浅有关,清醒时反射最强,浅睡眠时反射减弱,深睡眠时反射消失,但舌肌与相关的肌肉发生抽搐从而推压矫治器,对牙产生间歇力,而白天戴矫治器时被牵张的肌肉产生被动的肌张力,对牙及周围组织的作用更为持续。

Thilander 发现当患者清醒,矫治器处于静止状态时肌活性不明显,但下颌运动时肌活性增强,尤其是后收肌活性增强。

Herren 认为即使咬合打开不超过息止𬌗间隙,也不可能增加患者在夜间闭口的次数从而刺激神经肌肉活动。Activator 使下颌长时间处于人为的姿势位上,下颌只能做垂直向移动。由于睡眠时体位常变化,下颌的休息位将随着之发生变化,为了保持矫治器仍处于原有的位置,肌肉收缩,肌张力变化,传递到矫治器上的肌力才能引起牙移动和牙槽改建。此外,由于睡眠时头位变化不定,但下颌、舌、矫治器的重量是不变的,平均约为 250 g,如果为仰卧、头直立,肌力必然应平衡下颌和矫治器的重力,但头位变化时,必将引起肌力发生变化。睡眠时与白天清醒时各种头位产生的肌力不同,白天患者可主动前伸下颌,而夜间睡眠时下颌一般为被动前伸,两者产生的肌力不同,由于人体的体位、头位变化多端,白天、睡眠时肌肉、神经的反应不一致。有学者报道睡眠时细胞内DNA合成增加,熊国平、陈扬熙、娄新华等研究发现功能矫形前伸大鼠下颌后,下颌髁突骨增殖细胞核抗原(PCNA)的表达,白天组高于夜晚组,软骨细胞内源性胰岛素的含量白天组多于夜晚组,而对骨组织有钙置换与骨重建双重作用的内源性甲状旁腺素的含量仍存在昼夜节律性,夜间组高于白天组,但两组均高于对照组。而人与大鼠的昼夜节律性正相反,因此功能矫治器夜间必需戴用,白天也应尽量增加戴矫治器的时间,才能保证疗效。

5. 关于矫治器设计为松动型、还是固位型问题,看法也不一致

主张设计为松动型的人认为,松动型的矫治器可以更好地训练口周肌、咀嚼肌及舌肌的功能活动,消除异常的肌功能,使口颌系统的肌张力受到训练,而逐渐达到协调、平衡。但是,有人认为矫治器为松动型时患者不容易合作,特别是初戴的患者难以适应,而降低了患者的合作程度和矫治信心,因此提出了一些改良设计,在矫治器的上牙弓部分增加固位体,适当地增加矫治器在口中的稳定性,提高患者的合作程度。

二、肌激动器的结构及制作

Activator 的制作比较简单,Andresen 早期提出的 Activator 的结构为上前牙唇弓(诱导丝)和联结上、下颌骨的基托,具体制作方法如下:

(一)印模模型

模型应准确反映口内软硬组织的情况,特别是下颌舌侧软组织伸展的范围,因此取印模时要求患者的舌应做适当的功能活动,以免印模伸展过多。

(二)𬌗重建方法

先让患者反复多次训练下颌伸向正前方,一般前伸至切对切关系,在前伸的咬合位置上重建新的𬌗关系,临床上可视前牙覆盖(超𬌗)的大小决定前伸多少,一般下颌前伸 3～5 mm,垂直打开咬合 3～5 mm,如下后牙萌出不足,下颌矢状𬌗曲线过大,后牙区𬌗间间隙可以适当增大;如上、下前牙覆盖过大,一次不能前伸过多时,可以分次前伸。当患者反复训练熟悉前伸的咬合位时,医生用厚度足够并烤软的红蜡堤置于下牙弓𬌗面,引导患者前伸下颌并咬至垂直打开需要的正确位置上。检查下颌是否偏斜,位置是否居中,如下颌前伸时有偏斜情况应重新训练患者,重调𬌗关系直到正确为止。待蜡堤冷却变硬后仔细取下,放在冷水中完全硬固后待用。

(三)上𬌗架

将上、下颌工作模型按重建蜡𬌗记录的𬌗关系准确地咬合在一起,上𬌗架,为了制作矫治器时操作方便,可将模型的侧方或后方朝向𬌗架的开口方向,以便糊塑上、下颌舌侧基托。

(四)制作诱导丝(上前牙双曲唇弓)

一般用直径 0.9～1.0 mm 的硬不锈钢丝弯制上唇弓,可弯制成普通的双曲唇弓,也可弯制呈曲向远中的水平曲唇弓,有利于尖牙的萌出(如图 4-2),连接体放置于上颌腭侧,为了增强固位可将连接体部分钢丝弯成多个小弯,或在钢丝末端做小圈。具体的制作方法是用手指将长约 15 cm,直径 0.9～1.0 mm 的硬不锈钢丝弯制呈与牙弓前段唇面形态一致的弧形,放于前牙唇面中份,在双侧尖牙唇面近中 1/3 与中 1/3 交界处做记号,用尖头钳将弓丝弯向龈方,与唇弓呈约 90°角并离开龈缘,在约 3～4 mm 处用梯形钳将钢丝弯向𬌗方,左右侧分别形成 U 形曲,在尖牙与双尖牙邻间隙处将弓丝弯向腭侧形成连结体,注意不损伤工作模型,诱导丝的放置按不同的畸形患者的需要而定,一般安氏Ⅱ类 1 分类患者,诱导丝放在上颌,可做成垂直双曲或水平双曲唇弓,如为严重的Ⅱ类 1 分类,超𬌗过大,唇肌、颏肌紧张的患者,除用上颌双曲唇弓外还应增加下颌双曲唇弓,并使下唇弓离开下前牙唇面 2 mm,以支开下唇,消除下唇对下前牙的异常肌张力,或加下唇挡以消除过大的颏肌张力(图 4-3)。

安氏Ⅲ类患者应选用颌间诱导丝,即钢丝的连结体部份置于上颌基托内,从上颌尖牙与侧切牙之间弯向下颌,位于下切牙唇侧,唇弓通过下切牙中 1/3 与颈 1/3 交界区。如上唇张力过大,可再增加

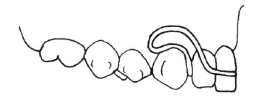

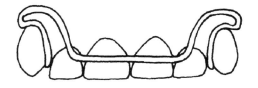

图 4-2　横曲唇弓消除下唇对下前牙的异常肌张力

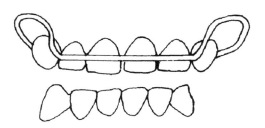

图 4-3　Ⅱ类患者的上颌诱导丝

上唇诱导丝并使之离开上前牙唇面 2 mm 以支开上唇，为了便于制作，也可将上颌诱导丝置于上颌，下颌诱导丝置于下颌（图 4-4）。

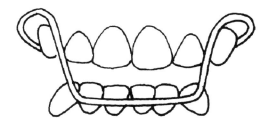

图 4-4　Ⅲ类患者的下颌诱导丝

（五）塑胶基托

一般采用自凝塑胶分区糊塑，然后再联成一整体。基托的范围为：上颌至最后一个磨牙，呈马蹄形；下颌基托止于最后一磨牙。

具体操作的方法是：

（1）先糊塑上颌腭基托及后牙𬌗面，𬌗面糊塑的厚度视咬合打开的间隙而定，一般应小于打开的间隙，以覆盖后牙牙尖为宜。

（2）糊塑下颌基托并伸展至下前牙舌面，覆盖

至下切牙及尖牙唇面切缘下 2 mm 左右及下后牙𬌗面一薄层。

（3）将上、下颌咬合在一起，如后牙𬌗间余留有间隙，可视间隙多少，调适量的塑胶置于𬌗面，再将上下颌模型咬合在一起，将基托联成一体，并使其表面光滑。

（六）打磨抛光

常规打磨抛光。

（七）基托诱导面的形成

基托与牙齿接触的部分称为诱导面，应根据不同的畸形与需要形成不同的诱导面，以引导颌骨与牙发生所需要的移动。

以下分别就Ⅱ类及Ⅲ类患者诱导面的修整方法及要求。

1. Ⅱ类患者诱导面的修整与形成方法

Ⅱ类错𬌗患者希望下颌前移，上颌后移，以改正矢状向关系不调，因此诱导面的形成应按以下要求进行修整。

（1）后牙舌侧诱导面的修整与形成

修整上后牙舌面基托的目的是：为了让上后牙向远中移动，应磨除每个上后牙牙冠舌面远中部分的基托，并使近中部分基托与各个上磨牙的近中舌面紧密贴合形成上后牙向远中的诱导面（图 4-5）。在修整远中舌面基托时应注意不损伤其后面一个牙的近中舌面基托。

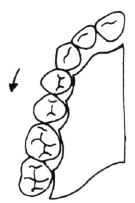

图 4-5　Ⅱ类患者上颌
诱导面的修整

修整下后牙舌面基托的目的是：为了达到让下后牙向近中移动，与上后牙舌面的修整恰相反，应

修整各个下后牙牙冠舌面的近中部分塑料,远中部份基托应与下后牙牙冠的舌面远中部分紧密贴合,形成下后牙向近中的诱导面(图4-6)。

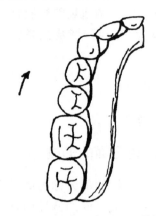

图4-6　Ⅱ类患者下颌诱导面的修整

(2)上前牙舌侧基托的修整,为了让上前牙向舌侧移动,可磨除部分塑胶,使基托不与上前牙舌面接触(图4-7)。

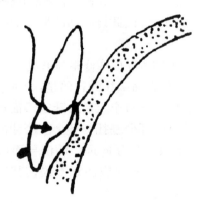

图4-7　上前牙舌侧基托修整

下前牙舌侧基托的修整,可视下切牙长轴的倾斜情况而定,如下切牙已向唇侧倾斜,应磨除下切牙舌侧基托少许,使基托不与牙接触,以免下切牙受力后继续向唇侧倾斜。

(3)后牙𬌗面的修整

1)Ⅱ类开𬌗患者为了压低后牙,让前牙萌出,促进下颌支的生长,改变下颌的生长方向,使下颌向前上方向旋转生长,𬌗面塑胶可以不做修整(图4-8A)。同时前牙唇弓放在切牙颈1/3处,舌侧基托与切牙舌面切1/3接触以促进切牙伸长(图4-8B)。

2)Ⅱ类1分类深覆𬌗患者

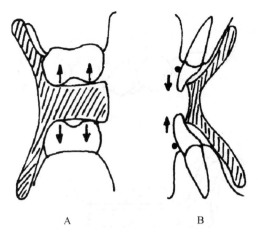

A. 开𬌗患者后牙𬌗面不做修整　B. 开𬌗患者前牙唇弓放在切牙唇面颈1/3处,舌侧基托修整至切1/3处

图4-8　后牙𬌗面的修整

如下颌矢状𬌗曲线过大,上颌磨牙及前磨牙牙冠高度正常者,𬌗面修整时应使上后牙牙尖与塑胶𬌗面接触,中央窝内塑胶可以去除,以防止上后牙伸长并有利于横向开展;而下颌前磨牙与磨牙牙冠𬌗面的塑胶则应去除,以便下后牙萌长,从而改正矢状𬌗曲线的曲度(图4-9A)。

如Ⅱ类患者上、下颌后牙均萌出不足,医师可在记存模型上仔细观察,然后视上下颌各个牙需要萌出的量,适当地修整覆盖在各个牙𬌗面上的塑胶以便引导后牙萌出(图4-9B)。

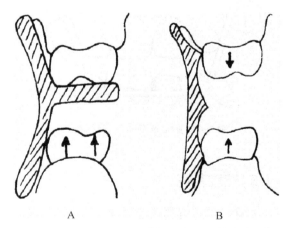

A. 让下后牙萌出的𬌗面修整　B. 上、下颌后牙伸长、塑胶基托促进后牙伸长

图4-9　Ⅱ类1分类深覆𬌗的修整

(4)前牙切缘诱导面的形成与修整

Ⅱ类患者下切牙常常萌出过多,塑胶应很好地覆盖在下切牙切缘上以抑制下切牙萌长,下切牙唇

面切缘部分应有塑胶覆盖，并呈规则的外形，以防止下切牙受力后向唇侧倾斜。

如系Ⅱ类开殆患者，上、下切牙均萌出不足时，可以去除覆盖在切牙切缘上的塑胶，以便切牙萌长。

（5）如需要适当地扩大上、下牙弓时，基托还可以做适当的修整，形成引导牙弓扩大的诱导面。

修整的方法：可从后牙舌面紧靠殆缘部份向殆面、向颊侧，磨成斜面以引导牙弓扩大，如图 4-10 所示。

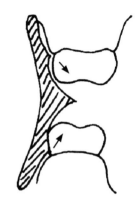

图 4-10　上、下后牙均需萌出，并扩大牙弓时的殆面修整

如需上后牙向颊侧、向殆方，而下后牙向舌侧移动时，可将基托修整如图 4-11 所示，则可引导上后牙向颊侧殆方移动，下后牙向舌侧移动。

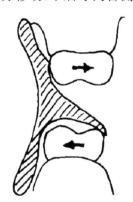

图 4-11　上磨牙向颊侧、下磨牙向舌侧的颌面修整

2. Ⅲ类患者诱导面的修整与形成方法

Ⅲ类患者与Ⅱ类患者相反，希望下颌后移、上颌前移以矫正矢状向不调。

（1）后牙舌面诱导面的修整与形成　Ⅲ类患者与Ⅱ类患者相反，需要上颌及上牙弓向近中移动，下颌与下牙弓向远中移动，因此修整的部位恰恰相反。

1）上后牙舌面基托的修整：应修整每个上后牙舌面的近中部分以便形成牙弓向近中移动的诱导面（图 4-12）。

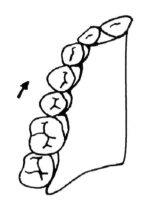

图 4-12　Ⅲ类患者上后牙的修整

2）下后牙舌面基托的修整：为了便于下颌及下牙弓向远中移动，应修整每个后牙的远中舌面部分，形成后牙向远中移动的诱导面（图 4-13）。

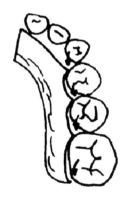

图 4-13　Ⅲ类患者下后牙的修整

（2）前牙舌面基托的修整　下前牙舌侧基托应修整，去除塑胶，使之不与下前牙舌面接触，以利于下前牙向舌侧移动。确保上前牙腭侧基托与上前牙舌侧面外形轮廓紧贴，以利于上前牙的唇倾。

（3）后牙殆面的修整

1）前牙反覆殆正常者：殆面可以不修整。

2）前牙反深覆殆患者：应在记存模型上观察是上颌后牙牙冠萌出不足还是下颌后牙牙冠萌出不足，或两者兼有，应根据情况进行修整。如双颌后牙均萌出不足时应修整上、下颌后牙殆面塑胶，以便上、下颌后牙同时萌长，如仅为上颌或仅为下颌后牙需萌出时，则仅修整需萌出侧，以便后牙萌长，而不需萌出侧殆面可不修整，或仅去除中央窝塑胶，只是牙尖与塑胶殆面接触，以免后牙长长。

3）Ⅲ类患者伴开殆趋势的高角病例，殆面可以不进行修整，希望后牙牙冠压低，以促进下颌支生长，改变下颌的生长方向，使下颌向前上旋转生长。

（4）前牙切缘的修整

1）Ⅲ类反深覆殆患者，下切牙切缘应覆盖以塑胶，以免下切牙萌长，但下切牙舌面塑胶应缓冲，使基托不与下切牙舌面接触，以便下牙弓向远中移动。

2）Ⅲ类下颌前突伴开殆患者，如切牙萌出不足，可以磨除切缘塑胶，让上、下切牙伸长。

3）Ⅲ类下颌前突，反覆殆正常患者，覆盖在下切牙切缘上的塑胶不应磨除。

（5）如需扩宽牙弓时，基托应视牙弓需扩宽的部位进行修整

Ⅲ类患者下颌后退后，下颌牙弓的中、后段常显示略窄于上牙弓，而需扩宽，因此基托应紧密与下后牙舌面近中部分接触，在殆缘外应形成引导牙弓扩大的斜面，以引导下牙弓扩大。如上牙弓略显宽时，基托可不与过宽的上牙弓部分的后牙远中舌面接触，以利于上牙弓的调整（图4-14）。

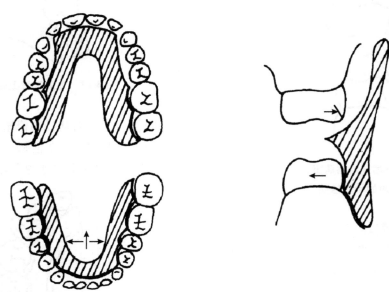

图4-14　上牙弓前磨牙区较下牙弓宽

三、肌激动器的改良设计

（一）增加固位体

增加固位体，增强矫治器的固位作用，减少矫治器的松动度，有利于初戴患者合作，可增加戴矫治器的时间。

方法：

（1）在上颌第二前磨牙与第一磨牙间加球状卡（图4-15A）。

（2）在上颌第一磨牙上加改良箭头卡环（图4-15B）。

（3）在上颌最后一个磨牙上放置单臂卡环（图4-15C）。

（二）Activator上附加唇挡

当Ⅱ类患者超殆过大、下唇肌与颏肌紧张时，可在下颌附加下唇挡，以支开紧张的唇肌与颏肌，改善其紧张的功能（图4-16）。

Ⅲ类患者面中分凹陷，需上颌前份继续发育，应增加上唇挡以支开唇肌，以便上颌前份向前发育（图4-17）。

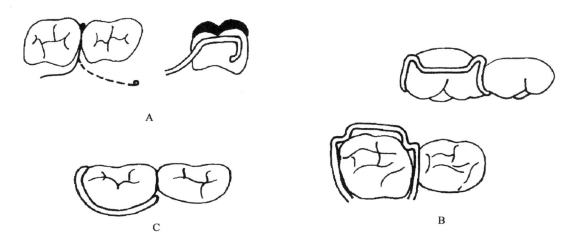

A. 增加球状卡或临间沟　B. 增加改良箭头卡环　C. 增加单臂卡环

图 4-15　增加固位体

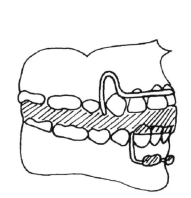

图 4-16　Ⅱ类患者 Activator 加唇挡

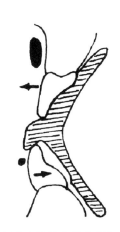

图 4-17　Ⅲ类患者上颌加唇挡

(三)制作方法上的改进

为了减少矫治器诱导面形成的难度,特别是初学者常感诱导面修整困难,可以在塑胶糊塑之前,对应修整的部位用红蜡或石膏先填充,如上颌后牙不需伸长,舌尖应用塑胶覆盖时,可用蜡或石膏覆盖在上后牙𬌗面中央窝,只露出不需伸长的牙尖。如下颌磨牙及前磨牙牙冠短,矢状𬌗曲线大,需要下磨牙及前磨牙伸长时,则用蜡或石膏覆盖牙冠𬌗面,按需牙冠萌长的高度来确定𬌗面覆盖的厚度(图 4-18)。

后牙舌面需磨除部分,用蜡仔细填塞,Ⅱ类患者下切牙舌面用蜡覆盖一层,以缓冲基托使之不与下切牙舌面接触。

以上修整部分按修整的需要,用蜡或石膏仔细填塞好后,再糊塑自凝塑胶。待矫治器制作好后再

仔细检查,试戴。在下次复诊时按需要再做适当的调改和修整。

(四)减少矫治器的体积,使患者易于接受

有很多临床医师为了减少矫治器的体积,常将上颌基托减少,设计上颌腭面 U 形连结丝。U 形丝应用直径 1.0～1.2 mm 的硬不锈钢丝弯制,放置于硬腭上,则可用以连接上颌左右基托(图 4-19)。

(五)矫治器上加双曲舌簧

有个别后牙或前牙舌向错位时,可以在矫治器上加双曲舌簧,同时矫治错位的牙齿。对这种加有舌簧的矫治器,应增加矫治器的固位作用,否则舌簧加力时原为松动型的矫治器更难以在患者口内稳定而影响患者对戴矫治器的合作程度。

（六）其他

上颌前突患者，Activator 可与口外唇弓或 J 钩合用，进行高位牵引，以抑制上颌骨的生长。（详见第五章）

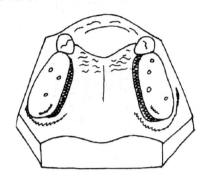

图 4-18　模型上用石膏覆盖

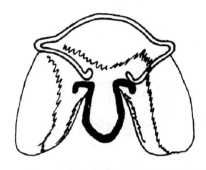

图 4-19　用 U 形丝做连接体以减少矫治器的体积

四、适应证及临床应用

（一）适应证

（1）所有应用肌激动器进行矫形治疗的患者均应是生长期的患者，最好的矫治时期是刚进入青春生长高峰期的患者。临床上各个患者进入青春期的时间不同，男女性差别为 2 年左右，可根据身高增长情况、手腕片、颈椎片和牙列的发育情况来确定个体的生长发育阶段。（详见检查诊断章节）

（2）Ⅱ类 1 分类，下颌后缩、发育不足，面下 1/3 短或基本正常，临床及 VTO 观察，下颌前伸后面形显著改善的患者。

（3）Ⅱ类 2 分类伴有下颌后缩，面下 1/3 短的患者，可先用上颌活动矫治器附上前牙舌簧移内倾的上切牙向唇侧，改正上切牙长轴后，再换为 Activator 矫治器矫正上、下颌骨的矢状关系不调。

（4）Ⅱ类患者如伴有上牙弓中段狭窄，下牙弓宽度正常，下颌前伸时形成𬌗干扰，妨碍下颌前伸者，可以先用活动或固定矫治器扩大上牙弓后，再换为肌激动器矫正上、下颌骨的矢状关系不调。或在基托上附置扩弓簧，增加固位卡环，在扩弓同时前导下颌。

（5）下颌功能性前伸或有轻度上、下颌骨骨骼发育异常的Ⅲ类错𬌗患者，可以选用矫治Ⅲ类错𬌗的肌激动器矫治，应在下颌尽量后退的情况下进行𬌗重建，求得新的𬌗关系。如伴有上前牙区，前颌骨发育不足的患者，应加上切牙区唇挡。

（6）下颌支发育不足的生长期开𬌗患者，或牙源性开𬌗患者，可选用矫治开𬌗的肌激动器治疗，促进下颌支的生长，以改善下颌的生长型，并改正不良的伸舌习惯。

（7）患者合作，能坚持戴矫治器，同时家长能理解，并能配合医师督促患者戴矫治器时可以选用肌激动器。

（二）矫治过程中应注意的事项

（1）嘱Ⅱ类患者反复多次主动伸下颌向前，训练口颌肌及口周肌，使之逐渐适应下颌的前伸位。Ⅲ类患者则应训练下颌向后，而不前伸下颌。

（2）初戴矫治器时可以先令其习惯，每天戴 3～4 小时，当逐渐习惯后应增加戴矫治器的时间，至少应在晚饭刷牙后戴上矫治器至次日早晨。最好是除进食、朗读课文和讲话外，其余时间均应戴用矫治器。

（3）矫治器戴入后可 1～2 周复诊，注意检查颞下颌关节区有无不适或压痛，嚼肌、颞肌有无压痛，口内唇、舌侧黏膜与龈组织有无压痛。一般快速生长期儿童，适应能力强，可能初戴矫治器时颞下颌关节区有不适或压痛，一般很快能适应。临床上常见下颌舌侧区出现压痛，应检查是否矫治器的下颌舌侧基托伸展太长，或进入倒凹区，应酌情予以修改。如无疼痛，患者比较适应后，可按前述方法调磨诱导面，调磨时应十分仔细，准确地去除塑胶，形成正确的诱导面，如一次调磨不好，可分两次完成以确保诱导面的准确性，待诱导面形成好后，可以4～6周复诊1次。

（4）复诊时应取下矫治器检查牙列情况有无改善，牙弓的长度、宽度有无变化，前牙覆𬌗、覆盖是否减少，后牙𬌗关系有无改善以及咬合情况等。

应特别注意下前牙是否向唇侧倾斜过多，因为戴入 Activator 后由于前伸肌疲劳后，下颌有后退的趋势，反作用力常使下切牙向唇侧倾斜，因此应密切观察下切牙的倾斜程度。如倾斜过多，一般可以调磨下切牙舌面塑胶，使之不与下切牙舌面接触，以便下切牙向舌侧回调至正常位置。当上、下颌骨矢状向不调严重，下颌发育过小，需要下切牙代偿性向唇侧倾斜移动，才能解除上、下颌牙覆盖过大时，则可根据需要决定是否调磨下切牙舌面塑胶和调磨的塑胶量。

如肌激动器附下唇挡时应检查唇挡与下前区牙龈的软组织有无接触，是否能撑开下唇，改善紧张的颏肌，是否妨碍下前牙齿槽继续向前增长等，如唇挡与前牙区牙龈接触，应调磨唇挡的组织面，或调节唇挡的连结丝，使唇挡向唇侧离开牙龈，但是最好不调改连结丝，因调改连结丝时唇挡的位置将发生变化，因此在制作之前应衬垫足够厚度的蜡层，以便唇挡与牙龈间有足够的间隙。

（5）如上、下前牙覆盖过大，患者一次不能前伸下颌过多时，可采用分次前伸下颌的方法进行𬌗重建，当第一次前伸下颌的矫治目的已经达到，但覆𬌗、覆盖尚未正常时，可重取上、下颌模型，在患者口中重新进行𬌗重建，求得新的𬌗关系，然后再上𬌗架，制作新的肌激动器。为了节约患者的经费，也可将原矫治器用砂片切割成上、下两半，分别置于新取的上、下颌模型上，检查矫治器是否合适，如合适，可在𬌗架上用自凝塑胶联结上、下颌矫治器，使之在新的𬌗关系位置上连结成一整体。

（6）嘱患者预备一个塑料盒子，当暂时不戴矫治器时应将其放在盒子中妥善保存，以免矫治器变形或遗失。绝不能将矫治器放在袋子中或餐桌上，很多患者因此而将矫治器遗失或压碎变形。医师应提醒患者和家长注意妥善保存矫治器，初戴矫治器时戴的时间不多，不戴时最好将矫治器放在盛有冷水的缸子中，以免矫治器失水后变形。

（罗颂椒）

参 考 文 献

1　敬万年．牙颌面矫形学及功能矫治器．重庆：重庆出版社，1994

2　F. V. 丹狄著，姚森译．口腔正畸矫治器图谱．世界图书出版公司出版，1991

3　当代实用口腔正畸技术与理论．北京医科大学-中国协和医科大学联合出版社，1996，6

4　徐芸主译．口腔正畸功能矫形治疗学．北京：人民卫生出版社，2004

5　罗颂椒，饶跃．大鼠下颌髁突生长发育的组织学和组织化学的研究．华西口腔医学杂志，1990，8（3）：212

6　罗颂椒，饶跃．功能矫形前伸下颌对幼年大鼠颅面颌生长发育影响的研究．华西口腔医学杂志，1992，10（3）：205

7　饶跃，罗颂椒．下颌前伸后大鼠下颌髁突适应性生长改建的影响的研究．中华口腔医学杂志，1994，12（4）：246～248

8　饶跃，罗颂椒．功能矫形前伸下颌后对大鼠髁突软骨DNA 合成影响的研究．华西口腔医学杂志，1992，10（3）：214

9　王昕，罗颂椒．功能矫形前伸下颌后幼年大鼠下颌前伸肌的超微结构观察．华西口腔医学杂志，1992，10（3）：217

10　王昕，罗颂椒．功能矫形前伸下颌后幼年大鼠下颌前伸肌的组织化学研究．华西口腔医学杂志，1992，10（3）：220

11　王昕，黄宁，罗颂椒．功能矫形前伸大鼠下颌后翼外肌胰岛素含量变化的定量研究．华西口腔医学杂志，1999，17（3）：269

12　杨红梅，罗颂椒．机械压力对大鼠下颌髁突软骨细胞体外培养研究．华西口腔医学杂志，1999，17（4）：

331～334

13　黄宁,罗颂椒. 功能矫形前伸下颌后大鼠翼外肌胰岛素分布的免疫组织化学研究. 华西口腔医学杂志,2001,19(5):322～324

14　陈开云,罗颂椒. 前伸青春期大鼠下颌后翼外肌细胞膜乙酰胆碱受体特性变化的研究. 华西口腔医学杂志,2003,21(5):400～402

15　车晓霞,曾宏,罗颂椒. 周期性牵张体外培养面颌成肌细胞肌浆网 Ca^{2+}-Mg^{2+}-ATP 酶活性及其 mRNA 变化的研究. 华西口腔医学杂志,2004,22(4):281～283

16　车晓霞,罗颂椒. 周期性牵张面颌致成肌细胞 Ca^{2+} 浓度变化的研究. 华西口腔医学杂志,2005,25(6):321～323

17　高辉,罗颂椒. 张应力对面颌肌细胞烟碱样乙酰胆碱受体基因表述影响的体外研究. 实用口腔医学杂志,2005,21(5):625～628

18　Yuan X,Lin Z,Luo S,Ji G,Yuan C,Wu Y,Effects of different magnitudes of cyclic stretch on Na^+-K^+-ATPase in skeletal muscle cells in vitro J cell Physiol,2007,Aug,212(2):609～618

19　宋锦麟,罗颂椒. 静张应力对大鼠髁突软骨细胞增殖效应调节的初步研究. 华西口腔医学杂志,2003,21(1):57

20　梁文勇,罗颂椒,饶跃. 功能矫形前伸大鼠下颌后髁突软骨的组织学组织化学观察. 华西口腔医学杂志,1994,12(4):246～248

21　白玉兴,罗颂椒. 大鼠下颌功能性前伸后髁突软骨雌激素含量变化的研究. 中华口腔医学杂志,1997,32(3):161～163

22　周征,罗颂椒,刘聪. 大鼠功能前伸后激活髁突胰岛素样生长因子Ⅰ基因表达. 中华口腔医学杂志,1998,33(6):369～371

23　李小兵,罗颂椒,张世羽. 功能矫形前伸大鼠下颌后髁突软骨β转化生长因子Ⅰ型受体(IBR-Ⅰ)表述变化的研究. 华西口腔医学杂志,1998,16(4):355～357

24　赖文前,赵美英,罗颂椒. 功能矫形大鼠下颌前伸后髁突胰岛素分布规律的研究. 中华口腔医学杂志,1996,31(2):129～131

25　黄宁,罗颂椒. 生长激素对兔下颌髁突软骨细胞增殖活性及分泌功能的影响. 华西口腔医学杂志,2004,22(5):370

26　熊国平,陈扬熙,罗颂椒. 功能矫形与大鼠髁突内源性甲状旁腺素昼夜节律变化的研究. 中华口腔医学杂志,2000,35(5):394

27　娄新华,陈扬熙,罗颂椒等. 前伸下颌后大鼠髁突内源性胰岛素昼夜节律变化的研究. 华西口腔医学杂志,2000,18(4):255

28　胡林华,赵志河. Herbet 矫治器对髁突、咀嚼肌和韧带的影响——三维各项异位有限元分析. 华西医大硕士论文,成都,2000,5月

29　Noro T,Tanne K,Sakuda M. Orthodontic forces exerted by activators with varying construction bite heights. Am J Orthod Dentofac Orthop,1994,105(2):169

30　Enlow DH. Handbook of facial growth. Philadelphia:WB Saunders company,1990

31　Frankle R. The theoretical concept underlying the treatment with functional correctors. Trans Eur Orthod Soc,1966,233

32　Graber TM et al. Dentofacial Orthopedics with Functional Appliances. 2nd ed. St Louis:CV Mosby,1997

33　Van der Linder. Facial growth and facial orthopedics. Quintessence Publishing Co Ltd,1986

34　Staggers J. A. The clinical use of maxillary protrusion appliance. J Clin Orthod,1992,26:87

35　Lee RT. Theoretical concepts. Dental Update,1984,8:181～187

36　Lee RT. The activator. Dental Update,1984,6:272

37　Graber TM. Functional appliances:an overview. In:Graber TM,Swain BF,editors. Orthodontics:current principles and techniques. St Louis:Mosby,1985

38　McNamara JA,Jr. Functional determinants of craniofacial size and shape,Eur J Orthod,1980,2:131

39　Petrovic AG. Control of postnatal growth of secondary cartilages of the mandible by mechanisms regulating occlusion. Cybernetic model,Trans Eur Orthod Soc,1974,50:69

40　Petrovic AG,Stutzmann JJ. Timing aspects of orthodontic treatment. Bull Orthod Soc Yugoslav, 1993, 26(1、2):25、36

41　Stutzmann JJ,Petrovic AG. Intrinsic regulation of the condylar cartilage growth rate. Eur J Orthod,1979,1:41

42　Ablgren J. A longitudinal clinical and cephalometric study of 50 malocclusion cases treated with activator appliances. Eur Orthod Soc Rep Cong,1972,48:285

43　Demisch A. Effect of activator therapy on the craniofacial skeleton in Class Ⅱ, division 1, malocclusion. Eur Orthod Soc Rep Cong,1972,295

44　Harvold EP. The activator in interceptive orthodontics,St Louis:Mosby,1974

45 Harvold EP, Vargervik K. Morphogenetic response to activator treatment. Am J Orthod,1971,60:478

46 Herren P. The activator's mode of action. Am J Orthod,1959,45:512

47 Jacobsson SO, Paulin G. The influence of activator treatment on skeletal growth in Angle class Ⅱ div. 1 cases. Eur J Orthod,1990,12:174

第五章　头帽式肌激动器
（Activator-Headgear）

头帽式肌激动器（Combined activator headgear Headgear-activator，HGAC）是由口外牵引装置与肌激动器构成的一种新型矫治器，它的历史远比它这两部分的历史短得多，其理论的成熟与系统化更是近年的事。

早在 1900 年以前的文献中就已开始提及"口外力"（extra oral force，亦称 occipital anchorage），但直至 Oppenheim 在 1936 年的《Angle》杂志上，将其描述为"最理想的产生生理性牙移动的方法"以后，才开始逐渐为人们所接受。经过诸多细微精致的改进，直至 20 世纪 60 年代，已广泛应用于 Ⅱ 类错𬌗的矫治，通过抑制上颌骨、上牙弓的前向生长来改变 Ⅱ 类关系。

与此同时，盛行于欧洲的治疗 Ⅱ 类错𬌗的方法是功能矫治器。随着欧美学术界的进一步交流，使不少学者开始关注口外力与功能矫治器矫治 Ⅱ 类错𬌗的最终效果的比较，发现口外弓对上颌磨牙、上牙弓乃至上颌骨的控制明显优于肌激动器，而肌激动器更有利于前伸下颌，尤其是下颌颏部位置的改变，因而侧貌改善更理想。

1972 年，Pfeiffer 首次将他们始于 1967 年的口外颈牵引与肌激动器同时使用的治疗方法及结果公诸于世，提出早期的矫形治疗可简化后期的固定矫治器治疗，这也许是最初的"两阶段治疗"理念。但他的联合矫治器是分别独立的，上颌磨牙带环、口外弓、颈带构成口外牵引部分，而肌激动器是在此基础上取模制作的（图 5-1）。他的矫治器最大的缺点是颈牵引向下的力会使上磨牙伸长（尽管有肌激动器的𬌗垫部分的抑制作用），从而使下颌后下旋转，抵销了一部分 Ⅱ 类矫治的效果，更禁忌用于高角、开𬌗的 Ⅱ 类错𬌗病例。尽管如此，新的构思仍是一种"令人吃惊的有效率的"治疗方法。

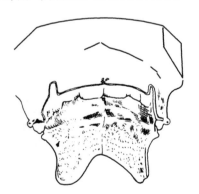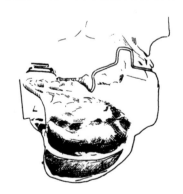

口外弓与肌激动器是分别独立的。为了加强矫治器固位，下颌翼尽可能长，基托包埋下切牙的 1/3，同时唇弓上焊接固位刺

图 5-1　Pfeiffer 的矫治器示意图

继而，Teuscher 将此"联合矫治器"做了改进（图 5-2），首先是将口外牵引改成高位牵引（枕支抗），其次将颊面管直接包埋于肌激动器的基托内固定，使二者真正"合二为一"。同时，又将肌激动器的唇弓部分转化成为转矩簧，用来防止可能发生的上切牙内倾，这便是目前为大多数人所接受的头帽式肌激动器的经典"原型"，不仅如此，Teuscher 还将有关理论综合提炼，使之系统化，尤其是关于口外力的应用，有极为详尽且实用的论述，也因此成为该领域的权威人物。

1982 年，Van Beek 又在此基础上做了更进一步的改进（图 5-3），除了埋于基托内的口外弓的固

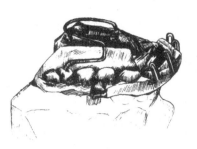
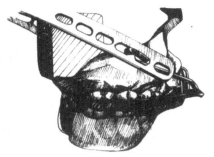

颊面管包埋于基托中，位于第一二乳磨牙之间，将口外弓与肌激动器合为一体；
转矩簧则在控制前牙轴倾的同时，有加强固位的作用

图 5-2 Teuscher 的标准型 HGAC

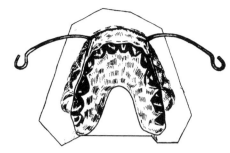

将口外弓直接包埋于基托的颌间部分

图 5-3 Van Beek 的改良型 HGAC

位部分，几乎是全基托式的，上前牙基托直伸至龈缘，达到与转矩簧同等的作用。同时，他研究了 40 例病例的治疗结果以证实矫治器的"高效性"。Van Beek 的头帽式肌激动器最大的特点是简便易行，操作性更好，对上前牙的控制效果更理想。

一、头帽式肌激动器的矫治原理

头帽式肌激动器可分为两部分：口外牵引装置和肌激动器，肌激动器的作用原理在前一章已做了详尽的讨论，因此这里重点讨论的是口外牵引装置部分，简而言之，即口外力对上颌、上牙槽突、上磨牙的抑制作用。

首先需要明确的是，功能矫形治疗的原则在于如何利用或促进有利的生长趋势，同时抑制不利的生长趋势，来达到理想的矫治目标。

正常情况下，生长快速期下颌的前向生长稍大于上颌，也就是说上、下颌骨存在差异性生长，那么，Ⅱ类错𬌗的矫治应是促进下颌的生长，控制上颌骨的生长，尽可能增加这种生长差异量。

从图 5-4、图 5-5、图 5-6 中可看到 3 种情况：图 5-4 中显示的是自然生长情况下，上、下颌的生长差异量。如果在矫治过程中我们只注重刺激下颌骨的增长，那么上颌的自然前向生长和上磨牙的自然伸长将对最终的差异生长量有所影响（如图 5-5）。因为根据生长平衡理论，平均生长型的个体关节窝的下降、髁突的垂直生长与上颌骨及上牙槽突的垂直向下移动、下牙槽的向上移动生长是平衡协调的，而这种生长平衡容易受正畸或矫形治疗的改变，如图 5-7 所示，若上、下磨牙各伸长 1 mm，则 Y 轴顺时针旋转 2.5°，SNB 减少 2.5°。因此，垂直向

生长在很大程度上影响到下颌联合的位置。如若抑制上颌的前向生长并控制上磨牙的伸长，就可以得到更好的 Ⅱ 类矫治效果，同时，下颌相应的逆时针旋转有利于侧面形的改善（图 5-6），这便是头帽式肌激动器欲达成的目标。

要使牙弓及骨按预定治疗目标移动，医生在计划施力方向时要考虑力与牙弓、颌骨阻力中心的位置关系，以及自然生长的影响。外力与生长力共同决定最终的移位方向。

根据 Teuscher 的研究，鼻上颌复合体的阻力中心在颧颌缝的中点偏上，上牙弓的阻力中心位于 45 的牙根间的根尖 1/2 处；赵志河等人的研究结果，更精确地将上颌复合体的阻力中心定位在正中矢状平面上，梨状孔下缘，56 之间，而上牙弓的阻力中心在正中矢状平面上，高度左双尖牙根尖，前后位置 5 区域。

经研究表明，利用枕支抗时，口外力通过二阻力中心之间时，上颌骨后旋，上牙弓前旋，彼此几乎可以抵消，这时磨牙区、切牙区均无伸长，𬌗平面不变或轻微前旋，因此是达到垂直向控制的最佳设计，即针对多数 Ⅱ 类错𬌗（下颌平面角正常或偏大的伴深覆𬌗的 Ⅱ 类错𬌗）的设计，如图 5-8。

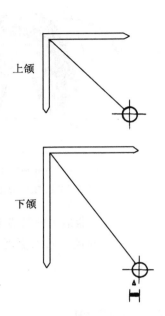

自然生长情况下的平均生长型的上、下颌差异性生长,在快速生长期下颌生长稍大于上颌(示水平生长部分、垂直生长部分及最终生长方向;△示意差异量)

图 5-4

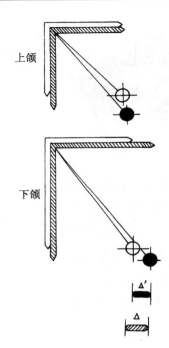

△表示上颌垂直关系稳定,促下颌生长所得的差异量;△' 表示垂直向控制不良时差异量受到影响

图 5-5

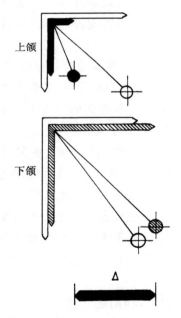

抑制上颌的前向、垂直向生长,可得到更好的 Ⅱ 类矫治效果;下颌相反的逆时针旋转也利于面形改善

图 5-6

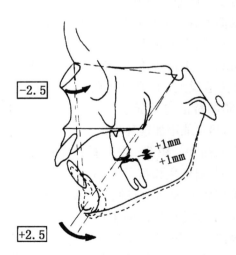

上、下磨牙各伸长 1 mm 对下颌位置的影响。这种生长型 SNB,减少 2.5°,Y 轴顺时针旋转 2.5°

图 5-7

　　针对 Ⅱ 类错𬌗的一些特殊情况,则需酌情调整口外力方向,如低角的 Ⅱ 类错𬌗,我们希望下颌能

有一些后下旋转,那么牵引力的方向则平直些,如图 5-9;而高角开𬌗的 Ⅱ 类错𬌗,则需要延长口外

弓,加大高位牵引角度,如图 5-10;治疗目标中欲压低上前牙为主,则口外弓臂短至尖牙区,有一定的压低上前牙甚至上牙槽的作用效果(图 5-10)。

总之,根据病例的不同情况调整口外力方向是有效治疗的基本前提。

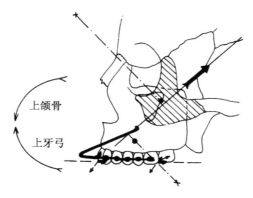

枕牵引,力通过上颌骨、上牙弓阻力中心之间,此时上颌的后旋与上牙弓的前旋基本可以抵消。这时矢量和显示磨牙与切牙区均无伸长,达到最佳垂直向控制。骀平面不变或轻微前旋

图 5-8

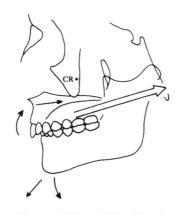

图 5-9　低角病例的牵引方向

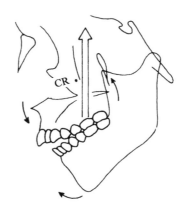

图 5-10　高角病例的牵引方向

二、矫治器的结构及制作

本节中我们将介绍两种矫治器——Teuscher 的标准型及 Van Beek 的改良型以及一些联合设计。

(一)Teuscher 的标准型

1. 上颌部分

主要包括基托、腭弓、转矩簧、颊面管及口内、外弓部分。

(1)基托(图 5-2)

基托面与所有牙骀面及切缘贴合,以保证上牙弓的支抗。基托向两侧伸展至颊尖外缘,前方延伸至上前牙区,覆盖牙冠唇面 2 mm,舌侧约 3.5 mm,以支持切牙牙冠;腭顶部分两侧从尖牙近中至第一(第二)磨牙远中面,中央则代之以直径约 1.2 mm 的腭弓,以提供舌的空间,感觉较全基托覆盖要舒适得多。

(2)颊面管(图 5-2)

颊面管即联系肌激动器与口外弓的部分,直径约 1.0 mm 的圆管,固定在上、下牙弓间的基托内,矢状方向上位于第一、第二乳磨牙之间,垂直方向上更靠上颌牙弓,因为治疗过程中一般不调磨上颌牙部分的基托,但亦不宜太近,至少应有 1 mm 的距

离,否则塑胶太薄容易在颊面管受力时断折。

（3）转矩簧（图 5-2）

用 0.5～0.6 mm 不锈钢丝弯制转矩簧,其水平部分是固位部分,包埋于塑胶中;垂直部分要离开基托以保持一定的弹性,前端弯向腭侧并接触近龈缘的牙冠。

转矩簧的主要作用是防止前牙在矫治器的作用下可能产生的舌倾,即加强支抗,而不是腭向移动牙根;其次,转矩簧有稳固矫治器从而加强上牙弓支抗的作用,如图 5-11 所示,口外力有使矫治器后份脱落的作用,而转矩簧所施反向力矩使矫治器稳固。

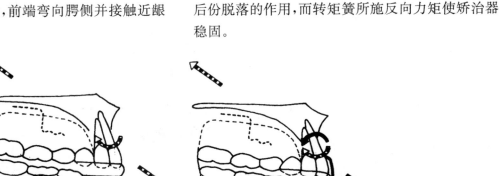

图 5-11　转矩簧的加强固位作用

一般来说,转矩簧不主动加力,戴用矫治器后,只要牙冠有舌倾趋势,转矩簧就产生作用,这是指切牙略唇倾的情况下。

若切牙牙轴正常,则转矩簧需稍加力。根据 Teuscher 的数据,簧端压力（可用 Cores 测力器测量）为 100～150 g,且转矩簧臂长 6～8 mm,那么只要口外力不超过 300～400 g/侧,就可有足够的轴倾度控制作用。

若切牙过于竖直或内倾,则需做预备治疗,改正切牙牙轴或改变矫治器设计（见后）。

Ⅱ类病例中上前牙前突常是一种"视觉误导",但也有上前牙唇倾的病例存在,常伴前牙区间隙,这种情况则可用唇弓代替转矩簧（见后）。

（4）口内、外弓部分

口内、外弓部分与常用的口外弓相似。

需要特别注意的是,口内弓部分应尽可能贴近基托,这样使所施力尽量靠近牙及牙弓部分的基托,有利于稳固上牙弓的支抗。

口外弓部分长度一般正对第一磨牙,角度在𬌗平面上 15°～30°以上。事实上,临床针对不同的病例在外弓长短及角度上都有所调整,如前所述。

2. 下颌部分

下颌部分主要是基托的伸展,原则上应尽可能接近口底。注意乳第二磨牙下方的倒凹区的处理,

此处是患儿戴用矫治器后诉疼痛的常见原因之所在。

下尖牙之间的舌侧牙槽区域是牙槽支抗区,应充分利用,舌系带处应适当缓冲,下颌牙的舌侧与𬌗面均应与矫治器贴合,𬌗面基托延伸至颊尖,前牙唇侧覆盖 2～3 mm,以保证良好支抗。

（二）Van Beek 的改良型

1982 年,Van Beek 首次详尽描述了他使用的联合矫治器,同样是肌激动器与口外装置的联合使用,同样有控制前牙牙轴和避免下颌发生顺时针旋转的作用,但其结构及制作相对简单,且固位较好。

简而言之,这是一种包埋口外弓的全基托式矫治器（图 5-3）。

1. 基托部分的伸展

上颌腭侧部分的基托类似 Halwey 保持器;后牙牙间部分覆盖前磨牙及磨牙区的腭尖部分;上前牙唇侧包埋至颈缘,起到类似转矩簧的作用,同时,增强了固位效果。

下颌部分除下颌翼的伸展外,基托与下切牙舌面不接触,超过切缘并覆盖少许唇面,以防止下切牙唇倾。

2. 口外弓的位置

口外弓在基托内的位置在后牙牙间部分靠上

后方，约在上颌侧切牙下方处从基托内伸出，其外弓短，在尖牙前方结束，且避开软组织以免牵引时压迫软组织，这样的外弓有最大的压入上前牙的效果。

（三）临床操作程序

1. 取模及重建咬合

取模的原则是相同的，即完整、准确地重现口内牙及软组织形态，仅就 HGAC 而言，尤其要注意腭穹隆、下颌舌侧后份区域的伸延及咬合面。

重建咬合是功能矫治器制作的关键一步，它涉及到下颌前伸量及打开咬合的多少。

关于下颌矢向及垂直向移位量众论不一，其理论依据尚不甚清楚。Teuscher 认为𬌗打开程度应比息止𬌗间隙稍大，使提下颌肌被拉伸，一般上、下第一前磨牙间距不超过 2～4 mm，下颌前伸量不超过 5～6 mm，过度的矢向、垂直向移动不仅增加患者不适，还可能带来不良的结果；Van Beek 则称可一次性前伸到切对切，约 6～10 mm，𬌗蜡高 5～8 mm，垂直生长型病例蜡堤更是要达到 10 mm；更甚者如 Gaumond 认为只要患者能耐受，切牙切缘间垂直距离应有 12～15 mm。

重建咬合时的操作见前。

2. 制作矫治器

（1）首先依照重建咬合蜡记录将工作模上𬌗架，注意模型后缘应在𬌗架的侧方或前方，以利于塑胶涂敷。

（2）Teuscher 的标准型，应首先固定转矩簧，再涂敷上颌基托部分，同时在𬌗面基托相应位置放置颊面管；然后涂敷下颌塑胶，最后形成颌间部分。也可在此之前先分别打磨上、下颌基托。口、内外弓部分可粗成后在患者口内调整。

（3）Van Beek 的改良型，则应先弯制口外弓固位部分，注意保持两侧口外弓的对称平衡；在上颌𬌗面用自凝塑胶固定口外弓，再完成上、下基托及颌间部分；口外弓在椅旁调整。注意因前牙区基托应尽量贴紧牙体，故分离剂应尽可能薄。

（四）矫治器的某些改动设计

1. 上颌唇舌弓

（1）用带 U 形曲的唇弓代替转矩簧

这也是头帽式肌激动器的原始设计，但由于其对上切牙的转矩控制作用相对转矩簧差，故建议用于上切牙唇倾需内收上前牙的病例或轻型Ⅱ类错𬌗、治疗时间较短的病例。

需要注意的是，Ⅱ类错𬌗的上切牙唇倾度常常有视觉误差，可通过让患者前伸下颌后观察上前牙的唇倾度，判断其是否正常或接近正常，因此，用唇弓内收上前牙要谨慎；同时，由于矫治器本身便有内收上前牙的作用，因此，若一开始就用唇弓收前牙，很可能导致切牙过于内倾而达不到Ⅰ类关系。

因而内收上前牙适于在Ⅱ类关系矫正后进行。

（2）唇舌弓联合应用

对 4 个切牙过于竖直的病例或侧切牙轻度腭侧错位，因而形成𬌗干扰引起的Ⅱ类错𬌗，可用唇舌弓辅助设计。唇弓弯成理想弧度，并不需与每个牙接触，舌弓远中带曲以保持弹性。

一般在患儿适应矫治器 4～6 周后再做唇舌弓加力，并磨除相应区域塑胶，排牙完成后切牙切缘再重新用自凝塑胶包埋。

2. 下颌唇舌弓

下颌唇弓是在下切牙轻微前突并有间隙时加的带曲唇弓，同时下切牙舌侧塑胶调磨，但要注意舌侧近口底的支抗部分不能改变。

下颌舌弓则是在内倾下切牙需唇侧移动时使用。

3. 下唇缓冲挡（bumper）及下唇挡（lip pad）

在下切牙内倾的病例中，也可采用从舌侧基托自后牙𬌗间伸出的下唇缓冲挡。

若患者有颏肌紧张，也可加用下唇挡，下唇挡是指 Frankel 矫治器中所指唇挡，较下唇缓冲挡位置低，一般位于龈下 5 mm，有牵张骨膜的作用。

三、适应证和临床应用

(一)适应证

总的来说,头帽式肌激动器几乎适用于所有生长快速期的骨性Ⅱ类错𬌗的病例,尤其是一般功能矫治器的治疗禁忌——高角病例,因为它在垂直向生长的控制上有其独到之处。

相对于其他功能矫治器而言,头帽式肌激动器更适用于:

(1)较严重的骨性Ⅱ类错𬌗,其上颌前突,下颌后缩,伴或不伴深覆𬌗或开𬌗。

(2)较严重的骨性Ⅱ类错𬌗,其下颌角大,下颌有后下旋转生长趋势。

(3)较严重的骨性Ⅱ类错𬌗,下颌后缩。

(4)较严重的骨性Ⅱ类错𬌗,上牙弓间隙不足。

(二)诊断及治疗计划的拟定

准确地诊断是取得良好疗效的前提,在这里我们强调的不仅仅是指骨性Ⅱ类错𬌗的诊断,还包括相对于矫治器设计而应做出的基本判断。明确诊断之后我们应该是确定以下3个问题:

(1)是否适宜用头帽式肌激动器治疗?

(2)是否需要预备治疗或联合固定矫治器治疗?

(3)口外力的大小方向如何?矫治器设计是否需做某些变动?

若不伴牙𬌗问题的Ⅱ类1分类病例,可单独用头帽式肌激动器(简称HGAC)矫治矢状关系。但一般来说,头帽式肌激动器治疗只是整个治疗计划的一部分而已,可能存在以下几种情况:

(1)最初用HGAC矫治Ⅱ类关系,随后用固定矫治器完成更精细的牙𬌗关系的调整。

(2)在Ⅱ类错𬌗中,常见由于上前牙错位影响下颌骨的位置及发育,在轻度的病例,可改动HGAC设计(如前所述)来解决,但较严重的如上、下切牙严重内倾或上牙弓尤其是尖牙区牙弓狭窄的病例,则需要去除干扰因素即预备治疗后再使用HGAC。

(3)在固定矫治过程中同时应用HGAC,前提条件是上、下牙弓已基本协调,舌、腭侧的矫治器附件已去除。由于有固定矫治器的支抗,HGAC可简化成夹板式(Teuscher的标准型不用转矩簧或Van Beek改良型),待Ⅱ类关系矫正后再继续完成固定矫治。这种一般是在Ⅱ类矫治遇到阻碍时采用。

(4)如果固定矫治完成后,长正中过大,或侧貌改善不理想,则需HGAC保持(同时下前牙用粘结型保持器保持),HGAC仅需夜间戴用。

(三)矫治器的初戴

先分别上、下颌戴入,检查是否贴合,再闭合检查完全戴入时的情况。Teuscher的标准型必须先戴入上颌,否则转矩簧容易变形。戴入困难通常是由于下颌未做倒凹缓冲,或者小心磨短下颌后侧翼缘。检查固位情况。

口内矫治器调整好以后,调整口外力的大小和方向,检查力与阻力中心的大概位置关系。一般混合牙列期200～300 g/侧,恒牙列期400～500 g/侧。

医嘱应包括:

(1)学会戴用矫治器及吞咽。

(2)前1～2周每日试戴10～12小时。

(3)Teuscher型矫治器戴用必须同时使用口外弓。

(4)矫治器的清洁与保护。

(5)切忌在戴矫治器的情况下做剧烈运动或打闹。

(四)复诊及可能需要的临床处理

第一次复诊应于1～2周后,主要内容是检查患者戴用时间及有无不适,并开始辅助装置的加力;

第二次复诊相隔3～5周,若患者合作良好,无需密切观察,可将复诊时间延至6～8周1次,在Ⅰ类关系达到后可保持数月,然后逐渐减少戴用时间,间日夜间戴,而后1周戴2次。

复诊时要注意检查矫治器是否贴合,不贴合的

需要重衬或根据口内牙萌出情况调改矫治器,因此,复诊时临床处理的两个主要内容是:

(1)重衬

由于矫治器需对上牙弓有良好的控制,因此保证矫治器的贴合是很重要的,一般半年之后矫治器上牙弓部分即需要进行重衬。

反复定时的重衬还有一定扩弓作用。当混合牙列期病例前伸下颌后上牙弓略窄,上、下牙弓宽度不很协调时即可采取这类办法。具体做法是:调磨上颌后牙颌面沟凹,但切记不能磨除牙尖部位的塑胶以保持垂直向控制,然后在上颌后牙区包括腭顶部分的矫治器上放入足够的自凝塑胶,塑胶的黏滞度恰好要凝住但还可流动。将矫治器在冷水中浸一下,去除一些异味,再放入患儿口中嘱其紧咬几分钟,用调拌刀刮去溢出的多余塑胶。当塑胶开始固化但仍有一定可塑性时,小心取下矫治器,一定不能太晚,完全固化后再取出容易造成创伤。打磨抛光尤其舌侧面,这样的重衬每8周1次,1年内牙弓宽度可增加3~4 mm。

(2)调磨

如需控制下磨牙高度,则应保持𬌗面塑胶厚度;如需促进下磨牙伸长,从而平整下颌 Spee 曲线,可磨除下颌磨牙𬌗面塑胶,范围可至第二乳磨牙的远中部分或整个后牙区,视替牙情况而定,舌侧要磨至龈缘。但若是下前牙萌长过度的病例,则需要在固定矫治阶段处理。

替牙阶段的病例也应注意矫治器相应部位的调整,以引导恒牙正位萌出。尤其是恒尖牙,其颊舌径较大,需相应磨除其舌侧部分,但注意上颌垂直向的塑胶磨除应适当,避免上前磨牙垂直萌出过多,Spee 曲线过大。

若矫治期间第二磨牙萌出,应予以特别注意,塑胶应延伸至远中,避免第二磨牙过度伸长。一旦牙冠萌出高度合适,就应用重衬将其纳入矫治器。

(五)疗效评价

头帽式肌激动器的理想目标是通过抑制上颌

骨及上磨牙的生长,以获得更好的改善侧面形的效果,那么在应用中究竟如何呢,不少学者对 HGAC 的治疗效果做了测评:

1. 由于口外弓的向后的牵引力的作用,加之肌激动器本身前伸下颌后传递到上颌的向后的作用力,使上颌前向生长明显受抑制。

2. 上牙弓远中移动,主要是上磨牙的远中移动,有利于牙𬌗关系的改善。

3. 上磨牙的自然伸长明显受抑制,多数病例都表现出垂直向距离的恒定,同时下颌有前向旋转。

4. 上切牙舌向移动,在上切牙竖直的病例,需要转矩簧的控制以防止内倾,而 Van Beek 型矫治器的独到之处不仅在于内收上前牙,同时还有压入作用,据 Van Beek 的研究病例,甚至对上前牙槽突亦有矫形作用,一个微笑露龈的患者在治疗结束后有了极明显的改善。

5. 较其他功能矫治器而言,HGAC 对下前牙的控制较好,不或少有唇倾,希望下前牙唇倾的病例应调整相应部位基托。

6. 促进下颌骨生长。

概括地说,HGAC 对上颌的抑制及垂直向的控制使其较其他矫治器有了许多优势。

2003 年,Sari 等对 Activator-Headgear(HG)和 Jarpes Jumpes(JJ)合并头帽(即上、下为夹板式的)矫治Ⅱ错𬌗患者,得出的临床效果好。两种矫治器均可使 ANB 角明显减小(总面高 HG 比 JJ 组增加的较多),JJ 组对上颌的抑制更好;两组对上面高无明显的改变,但下面高增加,HG 组比 JJ 更多;两组对上切牙明显后收,上磨牙远中移动,下磨牙近中移动,下切牙的垂直生长受抑制JJ 组比 HG 更多;HG 组对下颌有更多的疗效,而 JJ 组主要作用在上颌。因此 JJ 矫治器对高角,特别是上颌发育过度,下颌发育不足的患者更为有利。

(乔 鞠)

参 考 文 献

1　Pfeiffer JP, Grobety D: Simultaneous use of cervical appliance and activator: An orthopedic approach to fixed appliance therapy, Am. J. Ortho, 1972, 61: 353~373

2　Pfeiffer JP. Grobety D: A philosophy of combined orthopedic-orthodontic treatment, Am. J. Ortho, 1982, 81. 185~201

3　Teuscher U: A growth related concept for skeletal class Ⅱ treatment, Am. J. Ortho, 1978, 174: 258~275

4　Teuscher U: An appraisal of growth and reaction to extraoral anchorage, Am. J. Ortho, 1986, 89: 113~121

5　Harvold EP, Vargervik K: Morphogenetic response to activator treatment. Am. J. Ortho, 1971, 60: 478~490

6　Thurow RC: Craniomaxillary orthopedic correction with en masse dental control, Am. J. Ortho, 1975, 68: 601~624

7　Meach CL: A cephalometric comparison of bony profile changes in class Ⅱ, Division 1 patients treated with extraoral force and functional jaw orthopedics, Am. J. Ortho, 1966, 52: 353~370

8　Jakobsson SO: Cephalometric evaluation of treatment effect on Class Ⅱ, Division/malocclusions, Am. J. Ortho, 1967, 53: 446~457

9　Lagerstrom LO. et al. Dental and skeletal contributions to occlusal correction in patients treated with the high-pull headgear activator combination, Am. J. Ortho. Denlcfac. Orthop, 1990, 97: 495~604

10　Weiland FJ. et al. Initial effects of treatment of Class Ⅱ malocclusion with the herren activator, activator-headgear combination, and Jasper Jumper, Am. J. Ortho.

Dentofac. Orthop, 1997, 112: 19~27

11　Cura N, et al. Orthodontic and Orthopedic effects of Activator, Activator-HG combination and Bass appliance: a comparative study, Am. J. Ortho. Dentofac. Orthop, 1996, 110: 36~45

12　Bondevik O: Treatment needs following activator-headgear therapy, Angle Orthod, 1995, 65: 417~427

13　Ozturk Y, Tankuter N: Class Ⅱ: a comparison of activator and activator headgear combination appliances, Eur. J. Orthod, 1994, 16: 149~157

14　mellor KR, Craven PD: Headgear activator appliance, Dent-Teeth, 1992, 45: 12~13

15　Dermaut LR, et al. Skeletal and dento-alveolar changes as a result of headgear activator therapy related to different vertical growth patterns, Eur. J. Orthod, 1992, 14: 140~146

16　Deguchi T: Skeletal, dental, and functional effects of headgear-activator therapy on class ii malocclusion in Japanese: a chinical case report, Am. J. Orthod. Dentofac Orthop, 1991, 100: 274~285

17　Chabre C: Vertical control with a headgear-activator combination, J. Clin. Orthod, 1990, 24: 618~624

18　Gaumond G: Hyperopulsor Activator, J. Clin. Orthod, 1986, 20: 405~411

19　Iafen Sari, Yasar Goyenc, Cenk Doruk et al. Comparatire Evaluation of a New Remorable Jarpen Jumpes Functional Appliance Vs an Activator-Headgear Combination Angle Orthod, 2003, 73: 286~293

第六章　生物调节器(Bionator)

生物调节器是 1965 年由 Balters 提出的一种调节舌位置、促进唇闭合的功能性颌骨矫治器。主要是通过前伸下颌，调节舌的位置完成唇闭合，改善口颌肌群的功能状况，促进面和颌骨发生适应性改建，达到矫治畸形的目的。该矫治器的特点是体积比 Activator 小、腭顶部分用粗钢丝腭杆唇弓及颊侧丝将上颌双侧塑胶连接成一体，舌背可与腭部黏膜接触，从而可以调节异常的舌位。下颌塑胶基托体积小，唇弓向后延伸形成颊曲，具有颊屏的作用，可以撑开颊肌，消除紧张的颊肌张力，使缩窄的上牙弓由于舌肌的作用向颊侧扩大（图 6-1）；该矫治器利用了更多的生长潜力。因此，Balters 称之为生物调节器。由于该矫治器体积较小，患者容易接受，除进食外可以全天戴用，疗效好，因此目前已广泛用于临床。

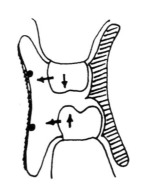

图 6-1　Bionator 唇弓向后延伸形成颊曲，具有颊屏的作用

一、生物调节器的矫治原理

许多学者认为，牙弓内侧的舌肌与牙弓外侧的唇颊肌之间的平衡是正常牙列形成的必要条件，这种平衡的失调，将会导致各种错𬌗的产生。各种功能性矫治器通过各种方式利用或者抑制肌肉的活动来纠正肌力的不平衡状态，从而达到矫治错𬌗的目的。生物调节器是在肌激动器的基础上改进发展起来的一种功能性矫治器，但两者的作用不完全相同。

Balters 认为在牙弓内外肌肉平衡中舌的作用很重要，它是口腔内反射活动的中心，他特别强调舌与口周肌间的协调作用，认为牙弓的外形受牙弓内外的肌力环境影响，舌的功能位置是口面系统正常发育的必要因素，功能异常是引起各类牙颌畸形的重要病因。生物调节器的目的就是建立良好的功能协调性，去除限制生长发育的异常情况。

Ⅱ类错𬌗患者舌的位置靠后，干扰咽部的发育致呼吸受阻，导致口呼吸与吞咽功能异常。根据 Balters 观点，矫治Ⅱ类 1 分类错𬌗主要是把下颌引向前方，达到切对切的关系。他认为这种关系对机体的自然生长方向是很重要的。由于下颌前伸增大了口腔的功能间隙，与功能调节器主要注意外部神经肌肉作用不完全相同，通过刺激舌背的远中部分来达到，也就是通过 U 形腭弓对舌背的刺激来达到；Bionator 的固位与其他功能性矫治器一样比较差，正是利用了这种固位差的特点，迫使患者在戴用时闭口以及舌背与腭弓接触抵住腭部以增加矫治器的固位，矫治Ⅱ类错𬌗的腭弓设计是开口向前，弯曲突向远中，以刺激舌背的远中部分，从而达到矫治舌后缩的目的，使下颌向前发育以建立Ⅰ类𬌗关系。Balters 认为颈部器官也被引向前方，这种变化增大了呼吸通道，增强了吞咽反射，从而使之正常化。这个观点得到了研究证实。有学者研究了 Bionator 治疗口呼吸的Ⅱ类儿童，发现上气道矢状径明显增加，下颌骨位置明显前移，舌骨位置也发生向前、向上的移位，使附着于颅底和下颌体的舌骨上肌群发生了适应性的改变，有效地维持了口咽部气道的通畅。Bionator 不仅使下颌颌位发生变化，而且能使牙弓形态发生变化，这是由于唇弓向后延伸的颊挡弯曲减弱了颊肌对牙弓的压力,而牙弓内侧的基托诱导使上、下牙弓的宽度明显增大,上牙弓的长度减少,上中切牙突度减少,下牙弓的长度增加,下颌体总长度增加。戴用矫治器时,下颌位于被迫的咬合重建位置。下颌运动肌群尚未适应这个位置,对下颌有一个向前牵拉的力量,这种力量一方面刺激了下颌骨的矢状向生长;另一方面力量通过下前牙舌侧基托,上唇弓传达到上颌,对上颌产生了一种向后的力量,抑制了上牙弓的向前生长。

Almeida(2004 年)对于 Bionator 治疗安氏Ⅱ类 1 分类做了对比分析,使用 Bionator 治疗患者平均 16 个月,下颌体及下颌综合长度均比不治疗的对照组有明显的增长,同时后面高也有一定程度的增加,后牙槽高度明显增加,伴随上前牙的舌向倾斜和下前牙的唇向倾斜。作者认为,Bionator 治疗安氏Ⅱ类 1 分类成功的效应来源于下颌骨的生长以及牙和牙槽的有利变化。Araujo(2004 年)应用种植钉研究 Bionator 治疗前后的头侧位片重叠分析,发现在生长方向上,髁突和关节结构明显向后调整,下颌则向前移位,不过真性的(即 Bjork 的总旋转)下颌向前旋转并不明显。

Ⅲ类错𬌗患者舌的位置靠前,使下颌前移,致下颌前突,前牙反𬌗。而Ⅰ类牙弓狭窄、牙列拥挤的患者,舌在姿势位、功能位时向两侧施加的压力不足,与颊肌张力不协调,由于颊肌张力相对大,导致牙弓狭窄、牙列拥挤。开𬌗及双牙弓前突的患者常常是舌前伸的功能活动过度所致。生物调节器的作用是通过矫治器建立协调的口周肌力环境和口颌系统的功能适应性,消除异常的肌功能,阻断畸形的发展,引导牙、颌、面正常生长。

Winders(1956 年)报道正常𬌗人的舌加于牙弓上的压力是唇颊肌的 3~4 倍,而 1995 年林珠、李克非等对安氏Ⅱ类 1 分类、2 分类错𬌗正常𬌗儿童各 12 名在姿势位时用电阻应变计和压力传感器测量系统对唇、舌肌施加于上、下中切牙及磨牙的压力进行了测量比较研究,得出正常𬌗人在姿势位时上唇压力为$(1.82 \pm 2.31) g/cm^2$,下唇压力为$(4.97 \pm 2.26) g/cm^2$;下切牙舌侧压力为$(0.82 \pm 0.71) g/cm^2$;下后牙舌侧压力为$(3.32 \pm 2.14) g/cm^2$;表明姿势位时舌对牙的压力不大,而Ⅱ类错𬌗患者牙弓唇、舌侧的压力差异不显著,下唇压力明显大于正常𬌗人,舌侧的压力则较正常𬌗小,差异无显著性,这与 Winders 的研究不同。1998 年,袁虹、傅民魁对 30 名正常𬌗使用自行设计的肌压力传感器与口周肌压力测试系统进行测量研究发现,口周肌压力与性别有相关性,并与牙位相关,不同牙位肌压力分布特征各异,息止𬌗位时下切牙唇侧肌压力为$(10.44 \pm 4.33) g/cm^2$,而舌侧肌压力为$(6.05 \pm 3.31) g/cm^2$,吞咽时肌压力大于息止颌位时肌压力,下切牙唇侧压力为$(143.18 \pm 89) g/cm^2$,下切牙舌侧压力为$(154.93 \pm 116.52) g/cm^2$,差异有显著性。

不管以上研究的结论如何,颊、舌侧肌力的平衡是至关重要的。U 形腭杆是 Bionator 的重要矫治部件。标准型的 U 形腭杆开口向前,戴用时嘱患者常用舌舔 U 形腭杆的开口,有利于训练Ⅱ类𬌗患者原本位置靠后的舌,逐渐向前有利于矫正Ⅱ类错𬌗。Balters 认为Ⅲ类错𬌗患者舌的位置靠前,因此Ⅲ型 Bionator 将 U 形腭杆的开口置向后,训练患者将舌后舔 U 形腭杆的口,有利于训练舌向后回到正常位置。

Balters 设计的生物调节器的作用,主要是调节肌肉的功能活动,而不是激活肌肉,因此𬌗重建时前伸下颌至上、下切牙的切缘相对,他认为此种状态,舌有更大的活动空间,可以训练舌与腭部接触,有助于唇闭合。使患者更好的建立正常的唇、舌功能,以利发挥正常的生长潜力。此点与肌激动器利用肌肉和软组织的粘弹性和反射性伸长来改变垂直向高度不同。Balters 提出垂直咬合不宜打开太多,其理由是如果打开咬合过多,则生物调节器与面形和面部的生长方向不适应,不能充分发挥自身的生长潜能;另外,垂直打开咬合后,舌的功能难以控制,当下颌下降咬合打开后,舌可能本能地前移,以维持呼吸道通畅,常造成患者伸舌和开𬌗。如果覆盖(超𬌗)太大,下颌不能一次前伸到切嵴对切嵴关系时,可以分次前伸下颌。

研究表明,Bionator 在调整下颌骨颌位方面有着良好的效果,但在调整个别牙位方面效果不佳,必须结合其他固定或活动矫正器加以补偿。

二、矫治器的结构和制作

（一）生物调节器的基本结构

生物调节器的基本结构为以下3部分组成。

1. 唇弓及颊曲

用0.9～1.0 mm的硬不锈钢丝弯制唇弓。在前牙区，唇弓位于上前牙唇侧中1/3处，与唇面轻轻接触（如上前牙有间隙，则需内收）；或离开唇面1～2 mm（如不需内收上前牙），在乳尖牙近中1/3处弯向下颌，在乳磨牙区两侧向后延伸形成双后牙区颊曲（屏）。每侧弯曲均离开牙齿2～3 mm，然后在上颌乳尖牙与第一乳磨牙间越𬌗面，转向腭侧，形成连接体。

2. 腭杆

用直径1.2 mm硬不锈钢丝弯制成U形曲，以连结上颌后牙区塑胶，Balters以此曲引导舌位于正常位置。标准型腭弓开口向前，U形曲较长，后至上颌第一恒磨牙远中边缘，前至第一乳磨牙中央，离开腭黏膜2～3 mm。

3. 塑胶基托

基托范围，上颌为后牙腭侧，包裹唇弓及腭弓的连接体，下颌为所有牙的舌侧，上、下颌基托在舌侧连为一体，并充塞于上、下后牙牙间形成𬌗垫。如果为了防止下前牙前倾，基托可延伸至下前牙切端的唇侧，形成下颌切牙帽。

（二）生物调节器的基本类型

为了矫治不同类型的错𬌗，Balter将生物调节器设计成3种基本类型，即标准型、Ⅲ类错𬌗型（反向型）、开𬌗型（图6-2A、图6-2B、图6-2C）。

标准型用于治疗安氏Ⅱ类1分类错𬌗，唇弓的唇侧部分位于上颌切牙的唇面，能有效地刺激唇闭合，唇弓在后牙的颊面形成颊曲，颊曲挡住了颊肌的压力，有助后牙的垂直向萌出和牙弓宽度的增宽。颊曲相当于Frankel矫治器的颊屏，尽管作用小一些。树脂基托只覆盖下牙弓舌侧5 mm和上颌磨牙及双尖牙腭侧龈下5 mm，上颌前牙腭侧无基托覆盖，所以不影响发音。下切牙切缘一般无基托覆盖。

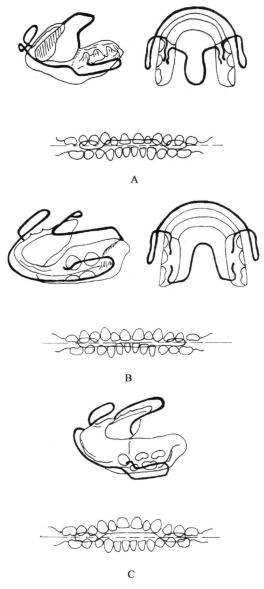

A. 标准型　　B. Ⅲ类错𬌗型　　C. 开𬌗型
图6-2　生物调节器基类型

Ⅲ类错𬌗型（反向型）于治疗下颌前突，与标准型相似，所不同的是U形腭杆开口向后，唇弓位于下颌切牙唇面，基托部分与标准型类似，但基托离开下切牙舌面1 mm，目的是让下切牙可后向移位。

开𬌗型用于前牙或后牙开𬌗和颞颌关节紊乱综合征患者。与标准型结构大致相同，不同的是唇弓位于开𬌗间隙中间处以及基托应覆盖上切牙的舌面,以防止舌嵌入到前牙开𬌗间隙。后牙有𬌗垫,可抑制后牙的萌出,便于前牙萌出改正开𬌗。

(三)制作方法

1. 按常规取模

特别注意印模应做功能修整,以免下颌舌侧伸展过多,应准确地反映舌系带与口底情况,灌注石膏模型。

2. 𬌗重建

Balters 要求下颌前伸至切嵴对切嵴,不过分打开咬合,如果超𬌗过大则应分次前伸,一般前伸 3~5 mm,用软蜡条咬蜡𬌗,形成𬌗重建的位置。咬合重建的准确采取是 Bionator 取得治疗成功的关键,一般建议使用 Talass 咬合重建公式,以Ⅱ类治疗为例,即下颌向前移动量与下颌垂直打开量之和≤8~10 mm。临床具体操作时,嘱患者做正中咬合,然后做下颌前伸运动,直至面部侧貌比较协调、面部肌肉不紧张,上、下颌中线一致,再检查是否符合上述的咬合重建原则。如果以上均得到满意的效果,则嘱患者在这个确定的下颌前伸位置上反复练习及记忆,并检查其是否正确,随后取 1 条蜡条,一般宽 1.5 cm、厚 0.5 cm、长 5 cm 在热水中变软后放入患者的双侧后牙区,嘱患者在先前的位置上咬合 1 次,待蜡冷却后嘱患者慢慢张口,轻轻拿出蜡条,放入冷水中。之后将蜡记录放在模型上,与患者口内情况进行对比,如无异常,即成功取得患者的咬合重建蜡记录。

Ⅲ类的𬌗重建基本一致,不同的是下颌在后退至切对切的位置上取得咬合纪录。

3. 上𬌗架

为了方便糊塑塑胶,应将模型的后方上在𬌗架的前方或侧方。

4. 弯制唇弓及颊曲(屏)

标准型及开𬌗型的唇弓与颊曲相同,其弯制方法如下:

取一段足够长度的直径 0.9~1.0 mm 硬不锈钢丝,在其中形成位于上颌切牙唇面中份的唇弓段,在双侧尖牙唇面中份钢丝弯向下并稍向内,向后至下颌第一前磨牙冠颊面颈 1/3 份时,转向后并与𬌗平面平行,至下颌第一磨牙近中颊尖处转向上,至上后牙冠颈 1/3 份时,再转向前与𬌗平面平

行形成钢丝颊曲(屏)。注意颊曲应离开牙面 2~3 mm 以便撑开颊肌,使牙弓向颊侧扩大,钢丝行至上颌尖牙与上颌第一前磨牙邻间隙时,转向腭侧形成连接体。开𬌗型的唇弓弯制处于开𬌗间隙的中部其余部分类似标准型。

Ⅲ型唇弓与颊曲的弯制与上述相反,称为反向唇弓。弯制的方法为先形成位于下切牙唇面中 1/3 区的下唇弓,双侧弓丝平行向后,在下颌第一磨牙近中时再转向上至上颌第二前磨牙与第一磨牙间,上行至上后牙牙冠的颈 1/3 区时弯向前与𬌗平面平行并向前形成钢丝颊曲(屏),注意颊曲应离开牙面 2~3 mm,双侧钢丝在上颌尖牙与第一前磨牙邻间隙处转入上颌腭侧形成连接体。

5. U 形腭杆

常用直径 1.2 mm 的硬不锈钢丝弯制,Balters 设计的标准型与开𬌗型的 U 形腭杆,开口向前,目的是训练舌向前有利于矫正Ⅱ类错𬌗。Ⅲ型 Bionator 的 U 形腭杆的开口向后,舌后舔 U 形腭杆的开口,有利于训练舌向后回到正常位置。

U 形腭杆的弯制的方法为:

(1)标准型、开𬌗型 U 形腭杆的弯制　从双侧第一前磨牙腭侧近中起将钢丝形成连接体,钢丝至腭部中份弯呈 U 形杆,U 形口正对第一前磨牙,U 形曲末端约平齐于上颌第一磨牙远中边缘。

(2)Ⅲ类错𬌗的 U 形腭杆的弯制　沿双侧第一磨牙近中腭侧先将钢丝形成连接体,钢丝弯向后至生物调节器的后界转向上再向前形成曲,使曲位于腭部前方,末端正对第一前磨牙处再弯向后与对侧形成对称的外形并形成连接体,则使 U 形曲的开口位于后方,正对第一磨牙远中。

注意 U 形腭杆均必须离开腭部黏膜 1~2 mm,以免压迫腭黏膜。

6. 糊塑塑胶基托

下颌至第一磨牙远中形成马蹄形基托,上颌形成双侧后牙区𬌗垫和下前牙舌侧基托,U 形腭杆连结双侧后牙区基托。

7. 生物调节器的诱导面修整

由于生物调节器的体积较小,戴在口中较松动,为了让患者习惯,因此初戴矫治器时一般不做任何修整,待患者习惯后再分次修整。

(1)后牙舌面修整

Ⅱ类患者与 Activator 相同,上后牙舌面修整远中舌面区,近中面与牙紧密接触,以便上后牙向远中移动,下后牙则修整后牙舌侧近中面区,以便下后牙向近中移动(参见第四章图 4-5 和图 4-6)。

Ⅲ类患者与Ⅱ类患者的修整相反,目的是希望上后牙向近中移动,下后牙向远中移动。

(2)前牙舌面修整

Ⅱ类患者如下切牙向唇侧倾斜过多时,可调磨下切牙舌面塑胶,使之不与下切牙舌面接触,以便下切牙回到正常位置。

Ⅲ类患者应缓冲下前牙舌侧基托以便下切牙向舌侧移动。

(3)𬌗面的修整

①开𬌗患者:为了压低后牙,让前牙萌出,上、下颌后牙𬌗面只修去中央窝的塑胶,保持牙尖与塑胶接触(图 6-3A)。

②深覆𬌗患者:应视𬌗曲线的情况进行修整,如需上、下颌后牙均伸长时,则应去除上、下颌后牙𬌗面塑胶(图 6-3C),如只需下颌后牙伸长,不需上颌后牙伸长时,可以只去除下颌后牙𬌗面塑胶,和上颌后牙𬌗面中央窝区的塑胶,上后牙舌尖应与塑胶保持接触,以免上后牙萌出过多(图 6-3B)。

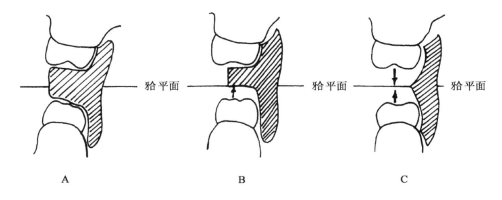

A. 开𬌗患者　B. 深覆𬌗患者需下颌后牙伸长时的调磨方法　C. 深覆𬌗患者需上、下颌后牙均伸长,去除上、下颌后牙𬌗面塑胶

图 6-3　𬌗面的修整

三、生物调节器的改良设计

(一)生物调节器与唇挡联合使用

安氏Ⅱ类颏部发育不足,颏肌紧张的患者,为了促进颏部发育,松弛颏肌,常在下颌前牙唇侧龈方加唇挡。

制作方法是在下前牙唇侧龈方先衬垫红蜡,一般约 1 mm 厚,弯制唇挡钢丝支架,注意缓冲唇系带(图 6-4),再用自凝塑胶糊塑唇挡。

(二)生物调节器加下唇弓

下颌增加唇弓丝,形成上唇弓附颊曲及下颌唇弓的生物调节器以防止下前牙向唇侧倾斜过多。如果颏肌过度紧张,可以将下唇弓做成波浪形,置于下切牙龈 1/3 份,并离开下切牙唇面以代替唇挡(图 6-5)。

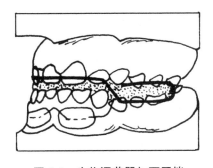

图 6-4　生物调节器加下唇挡

(三)减小塑胶基托

基托只位于上、下颌的牙槽嵴区,为舌的活动提供更大的空间。

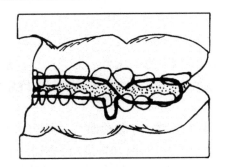

图 6-5　生物调节器加下唇弓

(四)减少位于后方的 U 形曲

将腭杆的 U 形曲减少,置于后份,曲开口向前,以便有更大的空间让舌背更好地与上腭部接触,更好地训练舌的功能(图 6-6)。也可在上前牙舌侧加一前突弓至于舌隆突上(类似 FRII)防止上前牙伸长。

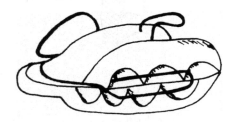

图 6-6　减少位于后方的 U 形曲

(五)增加邻间加强固位

为了增加生物调节器在口中的稳定性,可以在上颌第一磨牙近中或尖牙上加一对固位钢丝,类似邻间钩的设计,有时固位钢丝也可放置在第二乳磨牙近中(图 6-7)。

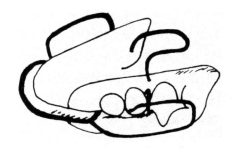

图 6-7　增加邻间钩加强固位

(六)增加矫治器的稳定性

为了阻止下切牙萌出,防止下切牙唇倾,可在下切牙切缘和唇面切 1/3 处覆盖一层薄塑胶,以增加矫治器的稳定性,并有压低下切牙的作用,因此前伸下颌至切嵴对切嵴后,下颌仍需轻微(约 1 mm)的咬合打开,以便塑胶能覆盖下切牙切缘并延伸到下切牙唇面切 1/3。

(七)𬌗面修整的改进

制作时可在工作模型上视𬌗曲线的情况进行修整。明确哪些牙需萌出,哪些牙不需萌出,如需萌出,萌出的量是多少均应充分估计。用红蜡片或石膏将不需萌出的牙的𬌗面中央窝填好,只暴露牙尖;对需萌出的牙视其应萌出量用蜡或石膏覆盖牙面,其厚度按萌出量决定,然后再糊塑胶𬌗面。矫治器完成后,𬌗面呈规则的𬌗曲线外形,减少了在口中调磨的难度。

四、适应证及临床应用

生物调节器主要用于调节舌的位置,促进唇闭合,引导面颌正常生长,改善牙弓的形态和矢状向、横向、垂直向的牙弓关系不调,矫治器在口内比较松动,一般无支抗和固位装置,主要靠唇、颊、舌肌力保持矫治器在口内的正常位置上。由于矫治器体积较小,要求患者除进食外全天戴用,以便更好地训练舌肌、唇肌和口周肌。

(一)标准型生物调节器的适应证与非适应证

标准型的生物调节器主要用于替牙期的安氏 II 类 1 分类,上颌发育正常,主要为上颌切牙前突,牙排列基本整齐,无牙列拥挤和牙错位;下颌主要为功能性后缩,即下颌位置靠后,发育正常,或下颌轻度发育不足,面下 1/3 短或基本正常,VTO 检查当下颌前伸时,无明显𬌗障碍,面形明显改善的患者。对Ⅱ类深覆𬌗病例，生物调节器主要用于后牙萌出不足的患者，在矫治器引导后牙萌出的作用下，促进前磨牙和磨牙正常萌出。

不宜用于垂直生长型，下颌骨位置正常而上颌骨前突者，以及下切牙唇向倾斜过多的Ⅱ类患者，不合作患者，牙列严重拥挤者，呼吸系统疾病引起的张口呼吸患者。

（二）开𬌗型生物调节器的适应证与非适应证

主要用于牙源型开𬌗患者，一般是由于吮拇、吮指习惯及舌习惯，如伸舌吞咽或吐舌习惯所致，上、下颌前牙萌出不足的开𬌗患者。不宜用于矫治骨性开𬌗病例。

（三）Ⅲ类错𬌗型（反向型）生物调节器的适应证与非适应证

主要用于矫治上切牙舌向错位，下切牙唇向错位或下颌功能性前伸的前牙反𬌗病例。一般只能移动牙齿，使下颌后退，而不能刺激上颌向前生长，即使矫治器加用上唇挡，对于上颌向前生长的促进也不明显，因此不能用于矫治上颌发育不足的骨性Ⅲ类患者。

前牙反𬌗时，下颌因上前牙的阻挡不能后退，肌位、闭合道、关节位均靠前，故矫治的重点是改变异常的颌间关系，若矫治设计只单纯地针对矫治异常的前牙关系，则不能达到有效恢复正常口颌功能的目的。Bionator 通过𬌗重建不仅解除了前牙的异常锁结关系，而且使下颌后退并稳定在肌位附近（前牙呈对刃状态），口颌系统的神经肌肉将重新适应；同时因前牙反锁结的解除和前伸的髁突及下颌的后退回位，有利于恢复和建立后牙的正常牙尖交错𬌗关系，实现牙位、肌位、颌位的协调一致，咀嚼效能随之而改善，有利于维护口颌系统正常的生理功能和结构。

（四）生物调节器也可用于矫治夜磨牙患者和颞颌关节功能紊乱有弹响的患者

Bionator 矫治器通过下颌骨和髁突的前移，使关节后间隙增加，减少该部的压力，并减轻对关节盘的撞击，恢复正常的盘-突关系，从而使关节结构趋于协调和稳定，有利于缓解关节症状，改善儿童面部美观，恢复牙、𬌗、面生长发育的正常功能。同时刺激咀嚼肌兴奋产生矫治力，并传递到牙齿、颌骨，通过功能性颌骨矫形作用以改变上、下颌骨的矢状关系。夜磨牙患者颞肌后份肌电活动大于正常𬌗者。Bionator 矫治器能使下颌姿势位前移，使前伸肌活动增强，后退肌如颞肌后份受到抑制而活动减弱（尤其是对于翼外肌痉挛的患者），使异常的肌收缩功能恢复正常，从而促进下颌骨和髁突发生适应性生长改建，同时双曲唇弓的调整可刺激唇闭合，并通过舌体的锻炼，改善口颌系统肌群的功能状况，恢复牙弓内外肌肉的动力平衡。

（五）临床应用技巧

功能性矫治器取得治疗成功的关键除了医生必须诊断正确，合理选用矫治器外，患者的合作也是非常重要的。Bionator 矫正器只有在戴用的时候才发挥作用，尤其是白天，唇、颊、舌部的肌张力大于晚间，故白天戴用矫正器比晚间戴用更有效。Bionator 有别于其他功能性矫正器的一大优点是体积小，上前牙腭侧无基托，患者容易接受，初戴适应后，发音一般不受影响。临床观察发现，患者除了进食、刷牙或参加剧烈运动时取下，其余时间均能戴用，无不适感。临床医生要鼓励患者尽可能全时戴用，才有良好的治疗效果。

第一次初戴后，嘱患者除进食、刷牙、剧烈运动时取下，其余时间均戴；1 周后复诊。第二次复诊时，询问患者有无关节区不适，口内黏膜有无压痛，并进行检查。如无异常，则嘱患者继续坚持戴用，以后改为 4 周复诊 1 次，每一次复诊时进行后牙区诱导面的调磨，以便后牙萌出建𬌗，直至建𬌗完毕。这个过程一般需要 1 年左右完成，之后应戴用原矫治器保持半年至 1 年，保持期间只需晚间戴用。最近（2010 年）据 Malta 的长期 Bionator 疗效的研究（观察期 6 年）得出骨骼、牙槽、软组织均有改变。下颌长度治疗组比对照组平均增加了 3.3 mm，软组颏突点（pog）改善了 2.5 mm。

（罗颂椒　赖文莉）

参 考 文 献

1　R. T. Lee Functional Appliances：1. Theoretical Concepts April 1984/ Dental Update，181～187

2　R. T. Lee Functional Appliances：3. The Activator June 1984/Dental Update，272～281

3　R. T. Lee The Fränkel Appliance May 1984/Dental Update，239～246

4　Thomas . M. Graber. ORTHODONTICS—Current Principles and Techniques Chapter 6，Functional Appliance 1985. The C. V. Mossby Company

5　Xiao-bing Li，Zheng Zhou，Songjiao Luo. Expressions of IGF-I and TGF-β1 in The Condylar Cartilages of Rapidly Growing Rats The Chinese Journal of Dental Research，1998，vol 1(2)：52～56

6　Takuji Noro，Kazuo Tanne，Mamoru Sakuda. Orthodontic forces exerted by activators with varying construction bite heights Am J Orthod，1994，Vol 105(2)：169～179

7　MR Almeida，JFC Henriques etl. Treatment effects produced by the Bionator appliance. Comparison with an untreated Ⅱ sample E. J. Ortho，2004，26(1)：65～72

8　Proffit WR. Contemporary Orthodontics，ed 2，St Louis，1993 Mosby

9　Graber TM，Neumann B. Removable Orthodontic Appliances，Philadelphia，1984 WB Saunders

10　AM Araujo，PH Buschang etc. Adaptive condylar growth and mandibular remodeling changes with Bionator therapy—an implant study E J Orthod，2004，26(5)：515～522

11　冯云霞，陈淑玲. Bionator 矫正器. 临床口腔医学杂志，1996，12(2)：123～125

12　张雷英，蔡中. Bionator 矫治Ⅱ类 1 分类错𬌗的临床机理探讨. 现代口腔医学杂志，1999，13(2)123～125

13　姚霜，刘晓君，杨霜，张琼华. Bionator 矫治器治疗下颌后缩伴 TMJD 替牙期患者疗效观察. 华西口腔医学杂志，2001，19(6)：402～403

14　Luciana Abrao Maltai，Tigano Baccptli Lorengo Franchi et al. Long-teim Dentorkeletal effectl and facial pnofile changed induced by Bionator thenopy，Angle J orthod，2010，80(1)：10～17

15　林珠，李克非. Angle Ⅱ类错𬌗口周肌力的研究. 中华口腔医学杂志，1995，30(6)：359

16　袁虹，傅民魁. 正常𬌗口周肌压力的研究. 中华口腔医学杂志，1998，33(1)：30

第七章　功能调节器(Fränkel)

一、功能调节器(FR)的矫治原理

功能矫治器不同于传统矫治器采用机械力进行矫治,而是以独特的作用方式利用矫治器本身引起的肌力、**䶞力**、粘弹力等通过神经反射,将此力传递、消除或引导(transmit,eliminate or guide)自然之力(即肌肉活动、生长、牙齿萌出等)来改变口颌系统的功能环境,刺激生长发育期间儿童的颅颌面软硬组织的正常生长发育。改变颌面的三维空间关系和面部肌肉活动型,建立起新的正常的"功能型",使形态和功能协调一致,从而达到新的"形态型"。Fränkel矫治器的设计思想视角独特,有如下特点。

第一,Fränkel认为肌肉和口周囊性组织,特别是颊肌和口周组织,在替牙阶段对牙弓的发育具有

潜在性的抑制影响(图7-1)。不正常的口周肌肉功能产生异常的作用妨碍正常的生长发育。Fränkel从功能与形态相互影响、相互制约的生物学规律出发,注重口颌系统生物力学的动力平衡,将这种平衡协调视为形态正常发育与稳定的基础。因而他所设计的Fränkel功能调节器(简称FR)将颊屏和唇挡作为一种肌肉训练器,成为与牙弓形态相适应的"功能性基质"(详见第二章)。其作用方式与传统的其他活动功能矫治器不同的是:力不是由内向外而是将颊屏作为一种人为的支架结构隔除外部的肌力,使舌发挥作用,促使牙槽突和基骨形态良好的发育,这种未经舌侧加力,仅使内外肌力动态协调平衡而获得的牙弓扩展效果是稳定的。

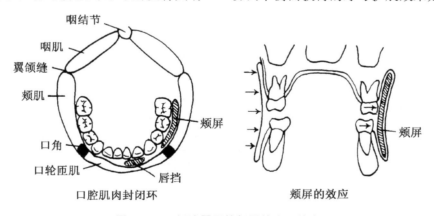

口腔肌肉封闭环　　　　　　　颊屏的效应

图7-1　FR矫治器唇挡颊屏的生理效应

第二,Fränkel特别强调,戴用FR矫治器进行功能矫形治疗,不仅仅是解决不良的姿势型,还要建立正常的口腔功能间隙(function spaces)。口面复合体是一个极其复杂的多功能区。如Moss所强调的,口和鼻咽间隙的功能完善,对消化和呼吸系统起着重要的作用(图7-2)。图中所示口鼻咽各通道的功能良好是保证口鼻咽间隙功能的基础。出生后在功能间隙的发育中,囊性肌肉部分的功能影

响增加,肌肉的姿势行为型具有控制间隙的潜能,如它们的张力决定着有关囊性的大小和形态。因此,对于被口周软组织囊所包绕的硬组织,特别是齿槽骨的发育它们具有重要的形态形成影响,有经验的正畸医师都能理解骨具有生物可塑性,对机械治疗的力可以产生反应,而对"功能间隙"的临床意义理解上具有一定困难,因为间隙本身不能形成一种动力因素产生力。但Moss强调我们必须建立起

功能间隙的概念,因为它很重要,所以临床上涉及间隙紊乱时,必须矫正。而一般的固定或活动矫治器治疗不能直接改变间隙和扩大囊的体积。FR设计的指导思想之一就是针对此问题。以下的模式图可以使我们更好地理解间隙因素如何结合到诊断和治疗之中,以及如何应用FR使口腔功能间隙的容积得到改变。

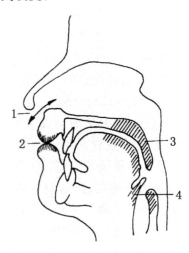

1. 鼻腔阀门　　2. 口腔封闭的前阀门
3. 口腔封闭的后阀门　　4. 会厌阀门

图7-2　口鼻咽腔阀门

　　图7-3A所示下颌后缩所存在的功能间隙紊乱,由于间隙空间的紊乱,影响了下颌向前发育。因此,功能矫形治疗下颌后缩的主要目的是重新建立适当的颌部功能间隙。FR的颊屏唇挡扩展了口面软组织囊,允许下颌向前发育(图7-3B、图7-3C)。

　　图7-4A显示ClassⅢ类错𬌗的间隙紊乱,该类异常主要受上颌部口面软组织囊所抑制,导致上颌发育不足。可用FR-Ⅲ型上唇挡和颊屏离开上颌牙槽,扩展上颌部的空间,促使上颌正常发育(图7-4A、B)。显示安氏Ⅱ类2分类的错𬌗畸形,口腔间隙在矢向和垂直向均存在问题。这种间隙紊乱通常是下颌向前逆时针旋转所致,并伴有前牙深覆𬌗、面下1/3过短、唇颊区软组织紧张、颏唇沟深等症状。因此重新建立一个正常大小的口腔功能间隙是很重要的(图7-5A、B)。当下颌向后旋转,口腔后部功能间隙相对小,前部相对大,可使面下1/3距离增加(图7-6A、B),显示高度不调,口唇封闭不全是此类患者的普遍现象。必须加强训练,FR矫治器可建立一个正常的口腔功能间隙,同时还可改善高角面形。图(7-7A、B)显示口面囊的空间扩展不足,致使牙和牙弓大小不协调。因此解决这一问题必须使口面囊的体积扩大,FR矫正器的颊屏可使口面囊体积扩大,它不同于一般正畸矫治器直接用机械力对准牙和牙槽骨,而是改变口腔功能间隙。因此,也可将功能调节器理解为“一种新的正畸技术”。如Moyers所提出的,“它着重的是改变决定𬌗发育的环境而不是直接改变𬌗”。

　　第三,FR功能调节器所设计的颊屏和唇挡的作用原理之一,是使其伸展到前庭沟底以下,使软组织受到牵拉张力,使颌骨骨膜受牵张刺激,促使骨膜下骨质增生,基骨扩大,牙齿产生整体移动(图7-8)。临床效果证实此点。Graber等从灵长类

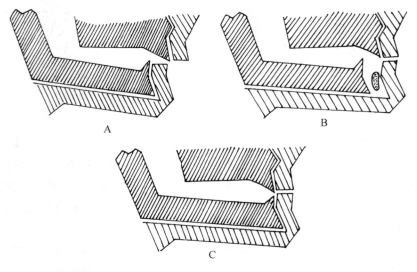

A. 治疗前功能间隙紊乱　B. FR颊屏唇挡扩大软组织囊　C. 矫治后功能间隙和口周肌功能改善

图7-3　安氏Ⅱ类1分类错𬌗畸形用FR矫治前后功能间隙变化

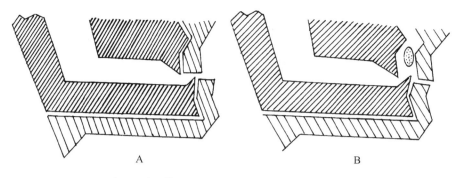

A. 安氏Ⅲ类错殆口腔功能间隙紊乱　B. 经 FR 矫治的情况

图 7-4

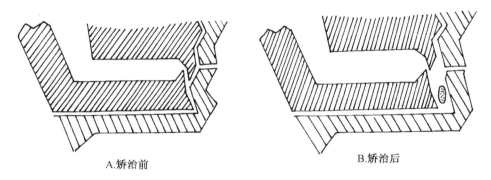

A.矫治前　　　　　　　　　　B.矫治后

图 7-5　FR 矫治器治疗安氏Ⅱ类 2 分类错殆矫治前后重新建立形态大小正常的口腔功能间隙

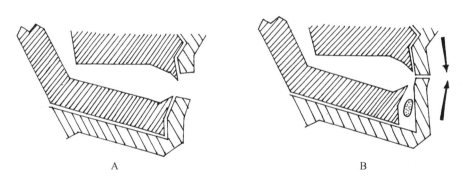

A. 治疗前　B. 治疗后

图 7-6　用 FR-Ⅳ型矫治垂直生长型的口腔功能间隙紊乱

动物实验研究中也观察到,在颊屏的刺激下,颊侧骨膜改建活动显著超过对照组。

第四,在改变下颌矢状不调的方法和作用上,FR 调节器与其他功能矫治器有所不同,FR 是以下颌体积很小的舌托接触下颌黏膜,激活黏膜的本体感受器维持下颌的前伸位,矫治器基本上不接触牙齿,而其他功能矫正器是以殆重建下形成的树脂接触牙齿和颌骨维持下颌的前伸位,一次前伸的量可达 5～6 mm,打开殆的量超过息止殆间隙,甚至可

达 8～10 mm 之多。这样的重建,常使下前牙唇侧倾斜和上前牙过分地舌倾,虽可减少覆盖,但不利于中性殆关系的建立,而 FR 功能调节器基本上不接触牙齿,而且强调下颌的前伸量每次不超过 2～3 mm,覆盖过大者可以逐步前伸,打开殆的量以足够容纳矫治器的横跨钢丝通过即可,不但避免了以上不利的副作用,还可使患者更舒适和更有利于髁突的适应性改建和唇封闭练习。

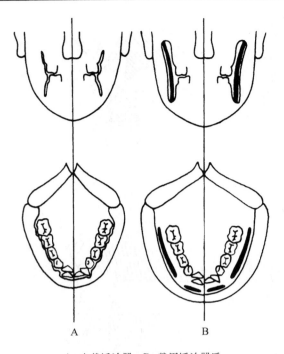

A. 未戴矫治器　　B. 戴用矫治器后

图 7-7　用 FR 矫治器扩展软组织囊矫治牙槽弓的间隙不足

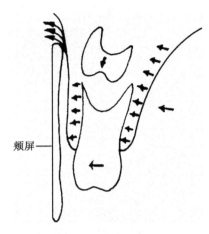

颊屏伸展至前庭沟底，牵张
骨膜，促骨增生，并解除颊肌压力，
使已萌牙和未萌牙整体向
颊侧移动，牙弓增宽

图 7-8　FR 颊屏的作用

二、功能调节器(FR)的结构及制作

　　FR 功能调节器共有 4 种类型，分别为 FR-Ⅰ型、FR-Ⅱ型、FR-Ⅲ型和 FR-Ⅳ型。4 种类型矫治器中，FR-Ⅰ型和 FR-Ⅲ型是基础，FR-Ⅱ型和 FR-Ⅳ型是在以上二型的基础上做了一些修改。目前，临床上应用最广泛的是 FR-Ⅱ型和 FR-Ⅲ型。Fränkel 最初将 FR-Ⅰ型分为 FR-Ⅰa、FR-Ⅰb、FR-Ⅰc 3 种类型，其中 FR-Ⅰb 型是基础，即将 FR-Ⅰa 型的舌侧丝由舌托取代(图 7-9)，FR-Ⅰc 型即当覆盖超过 7 mm 时，将颊屏的前下部水平分开以利于下颌逐步前伸。目前已很少用舌丝，覆盖大时逐步前伸下

领。故不再细分 FR-Ⅰa、FR-Ⅰb、FR-Ⅰc 3 种类型。现着重讨论 FR-Ⅰ型和 FR-Ⅲ型的作用和制作。

(一)FR-Ⅰ型功能调节器的组成作用及制作

　　树脂部分：由两侧颊屏，下唇挡，舌托构成。
　　钢丝部件：包括上颌唇弓、腭弓、𬌗支托、尖牙卡、下颌支持丝、下颌舌侧丝和唇挡连接丝(图 7-10)。
　　1. 临床操作步骤
　　(1)分牙(separation)　在取印模之前必须在上

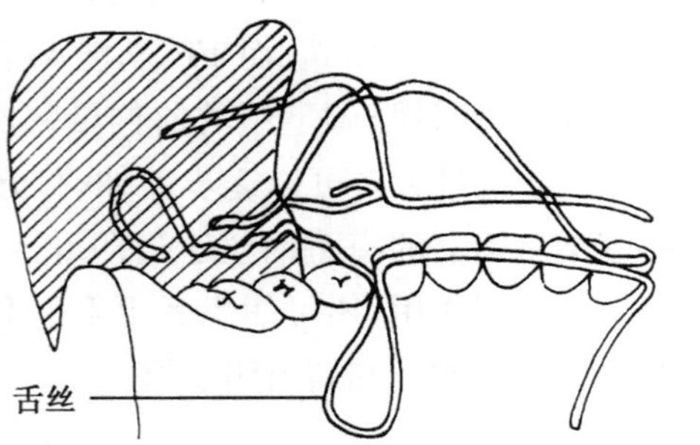

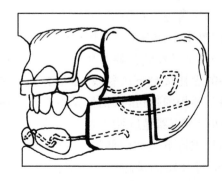

舌丝

图 7-9　FR-Ⅰc 型的 Ⅰa 型舌丝为 Ⅰb 型舌托所取代

图 7-10　FR-Ⅰc 型功能调节器的组成部分

颌乳尖牙和第一乳磨牙之间，以及上颌第二乳磨牙的远中面用砂轮切割一槽沟，宽深约 1.5 mm，若为恒牙则不能切割可用分牙簧进行分离（取模型 1 周前分牙）以便产生足够的间隙，以利于尖牙卡，腭弓通过此间隙进入颊屏，使矫治器就位于上颌获得必要的支抗（图 7-11）。此点很重要，往往被临床操作时所忽略。

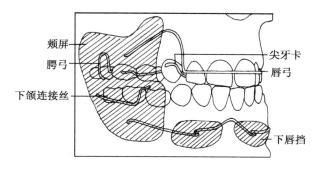

图 7-11　FR-Ⅰ型功能调节器的组成部件

（2）取印模和灌注模型　与其他功能性矫治器一样，FR 功能调节器要求精确的制作。工作模型必须准确地反映口腔内软硬组织的形态，印模包括全牙列、牙槽突、黏膜皱襞的整个前庭区、唇颊舌系带及上颌结节。要达此要求，必须选择一个很合适的托盘，托盘的边缘不能过长，否则会使系带和软组织变形，托盘要与牙齿和牙槽保持 2～3 mm 的距离，印模材料亦须稀稠合宜，有良好的流动性，使边缘伸展合适。McNamara 和 Huge 推荐用一种对热敏感的塑胶托盘，放在热水中可变软，在口中可形成个别托盘。印模完成后，立即灌注，若条件允许可用人造石或混合部分人造石的石膏灌注，灌注时除避免产生气泡外，模型的边缘要有 5 mm 左右的宽度，以利于下一步的模型修整和铺隔离蜡。

（3）𬌗重建　𬌗重建时下颌前伸和垂直打开的量，因各种功能性矫治器设计的原理不同，而有很大的差异，至今仍存在争议，是很值得研究和探讨的课题。Fränkel 近来强调，𬌗重建时下颌前移量不超过 2.5～3 mm，垂直打开的量达到允许钢丝跨过𬌗间隙不接触到牙齿，一般约为 2.5 mm，若覆盖 4 mm 左右下颌可前伸到前牙切对切的关系（图 7-12）。如同 Bionator 矫正器所要求的，若覆盖过大，则可逐步前伸，每隔 3 个月左右再前伸 2.5～3 mm。根据临床经验和实验研究证实，逐步前伸可以更好、更持续地产生组织反应，特别是髁突前成软骨细胞增生代谢更加活跃，同时患者感到更舒适、更易适应。在逐步前伸的过程中，垂直打开的量，仍是足够钢丝跨过即可。Fränkel 认为若垂直打开过大及前移过多，除引起种种不良影响或副作用外，主要是妨碍了唇闭合及唇封闭练习。

𬌗重建的具体操作，基本上如"Activator"一章中所述。首先令患者放松，嘱患者做下颌前伸练习，可用彩笔在牙齿上做记号，用镜子让患者观看下颌前伸的位置以及面貌改善的效果，以引起患者的兴趣，增强配合的信心。在前伸至所需位置后，维持 2～3 分钟，如此反复 2～3 次，使患者能准确的定位，即可用一软的马蹄形蜡堤，厚 5～6 mm，宽 7～8 mm，稍偏向舌侧放于下牙弓的𬌗面上，嘱患者前伸至所要求的位置咬合，尽量避免咬合时，蜡堤溢出过多，盖住牙上所标记的记号，𬌗打开的量可借用制作总义齿时测量面下 1/3 垂直距离的方法（图 7-13）。在咬合蜡时，还应注意上、下中线是否一致，若中线偏斜，须令患者放松，重新咬合，直至𬌗重建的蜡堤在三维方向上均正确无误。方嘱患者停止咬合，立即用冷水灌冲，若蜡堤尚软取下可能变形，蜡堤取下后放入凉水中完全冷却，再放

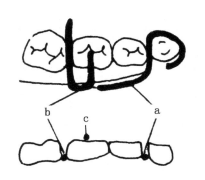
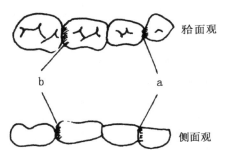

a. 通过尖牙卡　b. 通过腭弓　c. 为𬌗支托

图 7-12　牙齿的预备

入口中,检查是否准确无误,此时可将蜡堤放在模型上仔细检查前伸和打开𬌗的量,以及中线是否一致,无误后可嘱患者离去。

(4)模型修整　FR矫治器的制作与其他功能性矫治器有所不同,为了使颊屏唇挡伸展到前庭沟

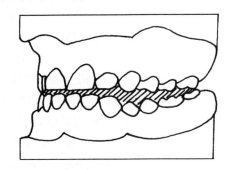

图7-13　当覆盖中等时,下颌可前伸至切对切关系,𬌗打开的量允许钢丝跨过即可

①上颌模型颊屏区的修整:可沿着上颌前庭沟底所画的线,按齿槽的方向往下刻3～4 mm深度,即为颊屏伸展的量,具体情况还可根据患者局部解剖形状(可用手指触扪)进行判断。为了准确无误也可用游标尺测量(图7-16A)。一般前庭沟的深度应离上颌后牙龈缘10～12 mm。修整时注意让出颊系带区,Dier建议将颊屏延伸到尖牙牙根区,因为许多安氏Ⅱ类1分类患者此区牙弓较狭窄。所以颊屏区修整区域,前缘从尖牙牙根区起,后缘至上颌结节(图7-16)。

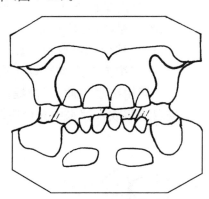

图7-15　仅上颌颊屏区和下唇挡区
进行模型修整,下颌颊屏区不修整

②下颌模型唇挡区的修整:即使印模取得很准确,也难达到唇挡所需伸展的深度,因此也须对模型进行仔细的修整(图7-16B),一般唇挡区前庭沟修整的深度为从牙槽最凹处向下4～5 mm,或下切

底,达到牵张该区骨膜,刺激根尖基骨骨质沉积的目的。模型必须修整。模型修整如图7-14所示,先将颊屏唇挡所在的部位用铅笔画出轮廓。修整部位如图7-15所示。仅上颌颊屏区和下唇挡区需修整,下颌颊屏区不需修整。

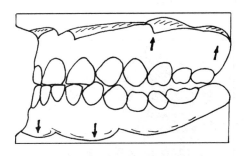

图7-14　用铅笔将颊屏唇挡的范围画出

牙龈缘下10～12 mm,方可使唇挡得到适度的伸展,以使前庭沟软组织受轻微的牵张刺激使骨膜骨质增生沉积。图7-17A、图7-17C为不正确的模型修整和不正确的唇挡位置。图7-17B、图7-17D为正确的。

2. FR-I型功能调节器的制作

由于FR功能调节器制作要求特别精细,因此医生与技师应密切配合,当临床操作完成后,须将模型、蜡堤、设计图说明书一并交付制作中心,技师或医生本人按下述步骤制作。

(1)上𬌗架　将上、下颌模型按𬌗重建的蜡堤准确地上于简单的𬌗架上,由于FR功能调节器的舌侧仅有一体积较小的舌托,模型可以正面的方向上于𬌗架上。𬌗架上好后,切记蜡堤不能立即丢弃,以便随时检查𬌗架关系是否准确、稳定。

(2)铺隔离蜡　为了达到牙弓和齿槽扩展的目的,颊屏须离开牙齿和齿槽突,因此须铺一层隔离蜡,蜡的厚度可视个体牙弓所企望开展的量而定,一般在牙齿的区域厚度为3～4 mm,上颌牙槽区存2.5～3 mm,下颌由牙齿区域的3～4 mm厚逐步减薄至下颌边缘区的仅0.5 mm厚(图7-18)。值得注意的是,许多Ⅱ类1分类患者上颌第一双尖牙区牙弓最为狭窄,蜡的厚度可稍厚一些;而Ⅱ类2分类牙弓宽度正常或稍宽者,蜡的厚度可酌减。过厚的蜡不仅使矫正器完成后体积过大,使患者戴后不适,失去配合的信心。同时,更重要的是不利于唇

封闭练习。可见 FR 功能调节器每一部分的设计构成均与矫正器的作用原理紧密结合。下唇挡区原则上可不铺蜡,若齿槽区倒凹明显可铺少许,以免矫正器取戴时擦伤黏膜。

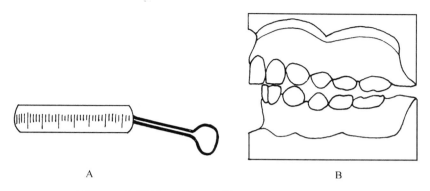

图 7-16　测量模型修整深度的测量尺及修整好的模型

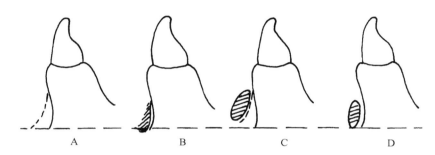

图 7-17　下唇挡的位置和唇挡区模型的修整

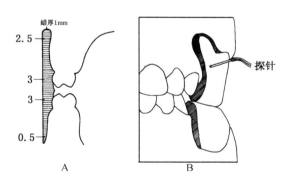

图 7-18　颊屏所在各区隔离蜡的厚度(A),
蜡的厚度可用探针测量(B)

(3)金属丝的制作　按矫正器设计的要求,选择不同直径的圆形不锈钢丝弯制各部件。注意钢丝不要损伤软组织,与各解剖外形保持一致。为了避免钢丝折断,弯制各弯曲部一定要圆钝,不能反复弯制。

①上颌唇弓:用 0.9 mm(0.036 英寸)不锈钢丝弯制。唇弓的水平部位于上切牙冠的中部,为一圆滑的弓形,不需与个别排列不齐的牙齿接触,两侧由侧切牙的远中向龈方形成一半"U"形或"U"形曲,曲的顶部达尖牙牙根的中部,要有足够的宽度以不妨碍尖牙的萌出为原则,曲要离开黏膜 2 mm。若上前牙有间隙,须内收关闭间隙,可将曲形成类似上颌活动矫治器的"U"形曲(图 7-19)。但内收上前牙不是 FR 矫治器的目的,若内收过多不仅妨碍下颌的前伸,还会使矫治器不能很好地就位于上后牙的槽沟内,使矫治器下垂影响 FR 的矫治效果。上颌唇弓的主要作用为连接和稳定矫治器,同时还可将下颌前伸后,伸肌后退之力通过唇弓传递于上颌类似 Activator 的作用,但此力较弱(因 FR 提倡逐步前伸的)。

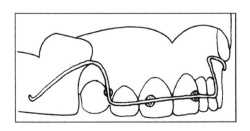

图 7-19　FR 的唇挡丝

②腭弓:用 1.0 mm(0.040 英寸)不锈钢丝,制作一稍向后弯曲与腭部外形相一致的腭弓,腭弓的中部弯一小的向后弯曲的"U"形小曲(图 7-20)便于牙弓扩展后,颊屏接触齿槽时可以作必要的调整,腭弓离开黏膜 1～1.5 mm,两侧分别从第二乳磨牙远中面所磨的槽沟处或双尖牙和第一恒磨牙之间的牙间隙处紧密越过,进入颊屏区,然后垂直往上形成一长 6～7 mm、宽约 5 mm 的"U"形曲,离开隔离蜡约 1 mm(便于充胶),再往下返回第一恒磨牙,于颊沟处形成𬌗支托(图 7-20),𬌗支托末端止于中央窝,两侧𬌗支托必须平行,便于牙弓向两侧开展。腭弓和𬌗支托的主要作用为连接和稳定矫治器,另外可支抗和使矫正器就位于上颌,同时阻止磨牙向前向下萌出,控制垂直方向的生长发育。若上颌第一恒磨牙萌出不足,腭弓可从第二乳磨牙远中越过,𬌗支托相应的向前放在第二乳磨牙𬌗面的颊沟,止于中央窝。

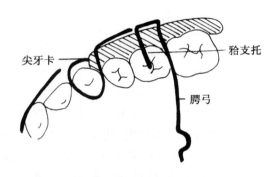

图 7-20　FR 的腭弓、𬌗支托及尖牙卡𬌗面观

尖牙卡 ——
𬌗支托 ——
腭弓 ——

③尖牙卡:用 0.9 mm(0.36 英寸)不锈钢丝弯制,尖牙卡的卡臂位于乳尖牙或恒尖牙的唇面,须离开牙面约 2 mm,可起到颊屏延伸的作用,使口周软组织离开牙面,使其自动向唇侧萌出。尖牙卡的卡体由侧切牙的远中越过,绕尖牙的舌侧龈下 1～2 mm,再经尖牙远中的槽沟或间隙跨过进入颊屏,末端与𬌗平面平行,离开隔离蜡约 1 mm(图 7-20)。在某些情况下,尖牙卡可以矫正轻度尖牙唇向错位。但其主要作用是诱导尖牙的萌出和辅助腭弓使矫正器能稳定地就位于上颌。

④舌侧支持丝的作用和制作:其主要作用为将舌托与颊屏相连,维持下颌处于前伸位,同时也是矫正器的主要支架,故须选用 1.2 mm(0.051 英寸)不锈钢丝弯制。为了弯制方便,可将钢丝分成 3 段

(图 7-21),中段为水平部与下颌舌侧根尖齿槽外形相一致,位于下前牙舌侧龈缘之下 2～3 mm,并离开黏膜 1～2 mm,便于塑胶填充。注意钢丝不要妨碍舌系带。两侧的横跨钢丝由第一、第二乳磨牙或第一、第二双尖牙之间越过,不要接触上、下牙的𬌗面。其末端形成 90°圆钝弯曲向前进入颊屏(图 7-22),与隔离蜡相距 1 mm 便于充胶,进入颊屏的两侧末端须与𬌗平面平行,便于以后此部锯开达到下颌逐步前伸的目的。舌侧支持丝也可用一根不锈钢丝弯制,其优点是舌托不会断裂,但弯制困难。

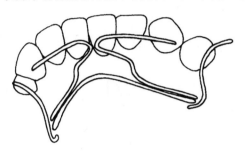

图 7-21　舌侧支持丝

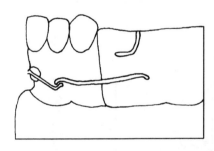

图 7-22　舌侧支持丝的末端向前弯曲

⑤舌侧丝:用 0.8 mm(0.032 英寸)不锈钢丝弯制,顺着下前牙的舌侧面,位于舌隆突上,末端达 3̄ 或 Ⅲ 的远中(图 7-23)。舌侧丝的主要目的是为阻止下前牙伸长,改善深覆𬌗。在少数情况下需下前牙唇侧开展,此时可用 0.5 mm 或 0.6 mm 钢丝弯成舌簧。一旦不须唇向移动下前牙时,仍需改成 0.8 mm 的舌侧丝。

⑥下唇挡连接丝:用 0.9 mm(0.036 英寸)不锈钢丝弯制,仍可分为 3 段(图 7-24A),为防止损伤唇系带中段形成"∧"形,位于龈缘之下 5～6 mm,两侧的钢丝分别在中段成钩状相连,末端相互平行进入两侧的颊屏(图 7-24B、图 7-24C),下唇挡连接丝须离开黏膜 1 mm。

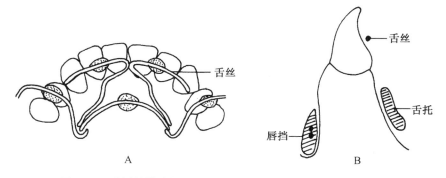

图7-23 舌侧丝的位置(A),舌侧丝、舌托及下唇挡的侧面观(B)

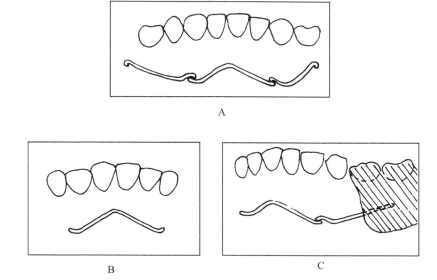

图7-24 唇挡连接丝的正面观

　　(4)塑胶部分的制作　所有金属丝完成后,用粘蜡将其牢固地固定于模型的正确位置上,以免充胶时钢丝位置变形。所有进入颊屏的钢丝均应离开隔离蜡约1 mm(图7-25),以便包埋于塑胶内。与组织相接触的钢丝须离开黏膜1 mm,免于损伤软组织。为临床制作上方便起见,按以下顺序用自凝胶进行塑胶制作。

　　①下颌舌托的作用与制作:舌托靠两侧的下颌连接丝与颊屏相连,由于矫治器完成后不容易磨光,故先制作舌托。舌托的范围(图7-26),上缘离开龈缘2～3 mm,以免妨碍下后牙的萌出,后缘止于第二乳磨牙或第二双尖牙的远中,下缘至口底。由于此区域舌系带的附着,以及所放置的舌侧丝、下颌连接丝,使此处充填塑胶的范围窄小,因此塑胶可以稍厚一些,约3～4 mm,尤其是舌系带处。塑胶硬固后,打磨抛光,放入模型的正确位置上。

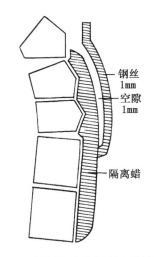

图7-25 钢丝连接体与隔离蜡的距离

　　舌托是维持下颌处于前伸位的一个重要组成部分。Fränkel认为当用Activator治疗下颌后缩时,下颌是靠𬌗重建维持下颌处于前伸位,下颌前伸肌的姿势活动得不到训练,尤其是夜间戴用时。而 FR 功能调节器的舌托不接触下牙,仅与舌侧黏膜相接触。当下颌倾向于向后回到原来的后缩位时,引起齿槽突舌侧的压力感受器,产生感觉传入冲动,刺激牙龈和牙周膜的本体感受器,形成一种负反馈,调控下颌前伸肌消除不良干扰信息,使肌功能恢复正常。

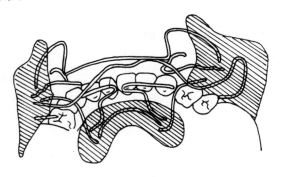

图 7-26　FR 矫治器舌托的范围

　②下唇挡的作用与制作:如图 7-27 所示,用自凝塑胶形成。唇挡的厚度不超过 2.5 mm,横断面呈泪滴状,边缘要圆钝光滑。唇挡的外形似一平行的菱状四边形,上缘离开龈缘 4～5 mm,也可视个体的解剖情况而定。唇挡的远中边缘不超过下尖牙龈部唇侧的隆突,以免说话困难和擦唇黏膜,唇挡的下缘要深入前庭沟底。唇挡的位置必须正确,方能很好地消除紧张的颏肌作用,使颏唇沟变浅,改善下唇的姿势(图 7-28),以利于唇封闭练习。

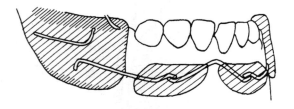

图 7-27　下唇挡的位置和外形

　③颊屏的作用与制作:正确的颊屏外形如图 8-11 所示。上颌的伸展深度达前庭沟底,特别是在上颌第一双尖牙和上颌结节处。上部前缘达上尖牙的根部。颊屏的厚度为 2.5～3 mm,可使患者戴用舒适,不影响唇封闭,还保持一定的坚固性以容纳各金属丝。颊屏和唇挡是 FR 功能调节器的主要组成部分,在其共同作用下,可消除颊肌和口轮匝肌所形成的不平衡结构和姿势(图 7-29)。还可在口

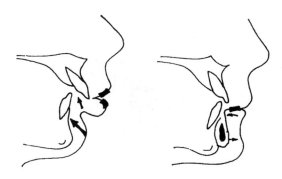

图 7-28　FR-Ⅰ型的下唇挡,改变软硬组织的
效果,使颏唇沟变浅,改善下唇的姿势

腔的三维方向扩大口腔功能间隙和训练口周不良的姿势行为。FR 矫正器看似体积庞大,实则置于口腔前庭的间隙之中,不与牙齿和齿槽接触,舌侧仅有一体积不大的舌托,不妨碍说话和口腔功能活动。

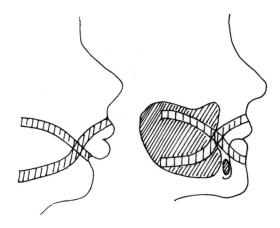

图 7-29　唇挡颊屏解除口轮匝肌和颊肌所
形成的不平衡的肌肉悬带示意图

　其制作过程为将已完成的舌托和唇挡放入模型的正确位置上,然后将上、下颌的隔离蜡用蜡条连在一起。蜡的表面应光滑,再仔细检查各部件均准确无误后,用自凝塑胶糊塑,塑胶硬固后,用热水浸泡除去隔离蜡,取下矫治器,进行磨光处理,打磨过程中应特别注意矫治器的所有边缘均应圆钝光滑,以免刺激黏膜。完成后的矫治器如图 7-11 所示。最后将矫治器放回𬌗架上备用。

　若患者覆盖大于 7 mm 以上者,下颌须逐步前伸。为避免重新制作矫治器,可将颊屏的前下部(包括下颌连接丝、舌托、唇挡)水平、垂直锯开(图 7-30),以便逐步前伸,伸至所需位置,可于口中用自

凝塑胶固定,从口中取下修整磨光。为了减少锯开的烦琐和口中操作的不便。可在制作颊屏的过程中,在前下部埋入一螺旋扩大簧(图7-31)。在塑胶形成时用一金属隔板使塑胶分离(图7-32),按前伸的量打开螺旋扩大簧。

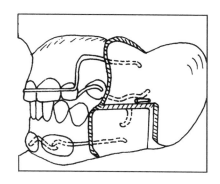

图7-30　颊屏前下部水平、垂直锯开
(包括舌托和唇挡)

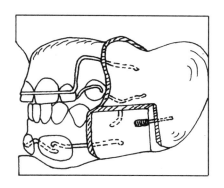

图7-31　颊屏的前下部放置螺旋扩大簧

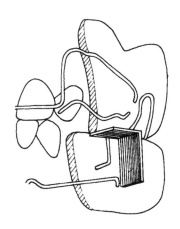

图7-32　在制作颊屏时可用
金属隔板,使颊屏前下部分开

(二)FR-Ⅱ型功能调节器的作用及制作

Fränkel 设计的 FR-Ⅱ型矫治器主要是用其矫治安氏Ⅱ类2分类。因为安氏Ⅱ类2分类上前牙内倾,妨碍下颌前伸,必须在进行 FR 矫治前用一般活动矫治器或固定矫治器将上前牙向唇侧开展,以利于下颌前伸,为此必须保持唇侧开展后的上前牙位置,因而设计了上颌舌侧弓。另外,在临床实践中,发现 FR-Ⅰ型尖牙卡妨碍尖牙的萌出而将 FR-Ⅰ型尖牙卡改为尖牙唇侧卡。因此,FR-Ⅱ型是在 FR-Ⅰ型的基础上做了以上两处主要的改进。其余临床步骤和制作与 FR-Ⅰ型相同。

1. 上颌舌侧弓

用0.8 mm(0.032英寸)不锈钢丝制作,舌侧弓的中部沿上前牙舌面形成一弧形位于舌隆突上,防止上切牙继续萌出以矫治深覆𬌗,同时保持上前牙的位置以防复发(图7-33)。两侧由尖牙近中处围绕尖牙的舌面形成一“U”形曲,曲与腭部外形一致离开黏膜1 mm,长5～6 mm,曲的远中段沿尖牙和第一乳磨牙槽沟或第一双尖牙之间越过,形成90°弯曲向后进入颊屏。舌侧弓除保持上前牙的位置外,还可辅助腭弓增加支抗使矫治器稳定于上颌。

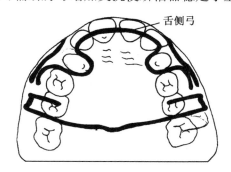

图7-33　FR-Ⅱ型的上颌舌侧弓

2. 尖牙唇侧卡

用0.8 mm(0.032英寸)不锈钢丝弯制。它不同于 FR-Ⅰ型尖牙卡,它在尖牙的唇侧直接进入颊屏不环绕尖牙(图7-34)。还可对尖牙唇舌的位置进行调整,若须尖牙唇移动,则可离开尖牙少许,使其自发地向唇侧移动,若尖牙轻度唇向错位,可稍加力使其舌侧移动。尖牙唇侧卡还可在尖牙区起到颊屏延伸的作用。由于不正常的口周肌功能,多数Ⅱ类错𬌗此区最为狭窄。可将尖牙唇侧卡离开尖牙2～3 mm消除异常的肌功能,使牙槽宽度得以发育,与 Dier 所提出的颊屏可伸展到尖牙牙槽窝区的理由相同。

由于 FR-Ⅱ型尖牙唇侧卡避免了 FR-Ⅰ型尖牙卡妨碍尖牙萌出的缺点。目前,临床已普遍应用 FR-Ⅱ型矫治安氏Ⅱ类错𬌗畸形。FR-Ⅱ型除以上两点主要的修改外,在制作和应用上还有几点注意事项值得提出,供参考。

(1)由于Ⅱ类 2 分类错𬌗均伴有较深的深覆𬌗,上唇长度基本正常,能较好地唇封闭,因此𬌗的打开可以稍大一些,只要不妨碍唇封闭,以利于下后牙的萌出,特别是具有向前旋转的生长型,𬌗打开较大,可使下颌向后,向垂直向更好的生长发育,改变原有的生长方向。

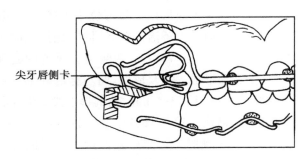

图 7-34　FR-Ⅱ型尖牙唇侧卡

尖牙唇侧卡

Miotti 对 FR-Ⅰ型的应用作如下改进,他认为下唇挡的位置不容易准确放置,因此将下唇挡中段的钢丝除去,使两侧唇挡游离,便于在口中直接调整位置,直至满意为止(图 7-36),但为了使其不容易变形,唇挡的连接丝换成 1.0～1.2 mm 的不锈钢丝弯制。另外,他还提出将上唇弓包埋在塑胶内形成上切牙的𬌗垫,除仍起唇弓的作用外,还增强了矫治器的稳定性及起到压低上、下切牙的功效。

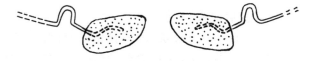

图 7-36　改进的下唇挡

Korn 和 Shapiro(1994 年)受 FR 功能调节器颊屏唇挡所发挥的显著疗效的影响。采用 1.0 mm(0.040 英寸)不锈钢丝预成上、下唇挡,巧妙地使功能矫形与固定矫治器治疗相结合,既扩大了功能矫治器的应用范围,又提高了固定矫治器的功能(图

(2)Ⅱ类 2 分类多伴有正常或稍宽的上牙弓,上颌模型修整可以修刻得少一些,隔离蜡的厚度,可适当减薄少许。

(3)通常Ⅱ类 2 分类错𬌗具有较强的颏肌活动,因此下唇挡要修整得很圆钝、光滑,以免刺激唇黏膜。

近年来,由于 FR 矫正器的广泛应用,在实践应用中做出了许多改进。

如 Mc Namara 提出,在颊屏相当于上颌第二乳磨牙处,放置颊面管,于夜间使用口外力,可起到轻微的"头帽效应"抑制上颌的发育(图 7-35)。在应用时必须注意矫治器能很好地就位于上颌,患者合作。使用者须具有很好的临床经验。初学者慎用,以免引起不良后果。

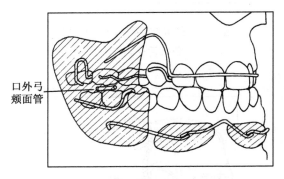

口外弓颊面管

图 7-35　FR 颊屏附颊面管口外牵引

7-37)。目前在临床上已广泛应用,取得良好的效果。现将制作方法和作用简介如下:

上、下唇挡的作用与制作:用 1.0 mm 不锈钢丝弯制,上唇挡的前部在两侧尖牙远中之间形成 6～8 个垂直曲,垂直曲的高度为 6～8 mm,宽 4～5 mm,在双尖牙区形成一稍短的"U"形调节曲,所有曲的底部与两侧钢丝的末端均在一水平线上。唇挡的末端插入上、下磨牙带环的颊面管中,可在圆管的前方形成磨牙的内展弯(Molar inset)调控唇挡离开牙面(图 7-38),唇挡一般要求离开牙弓 3 mm 左右。上唇挡的前方须位于前庭区(注意让开唇系统)。下唇挡用 1.0 mm 不锈钢丝弯制,在两侧尖牙区形成一"U"形曲,长 5～6 mm,宽 4～5 mm,在两曲之间(相当于切牙区)形成波浪状曲,位于下切牙唇面中部,两侧下双尖牙区亦形成一调节曲,两侧末端插入带环的颊面管中,于圆管的前方形成磨牙内展弯调控下唇挡离开牙弓的距离,同上唇挡亦须离开 3 mm 左右,但以不妨碍唇闭合为原则。一旦

形成磨牙内展弯后,发现上、下唇挡离开牙弓的距离不合适,可利用调节曲进行调整,因钢丝较粗,不必对内展弯进行调改。

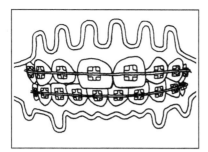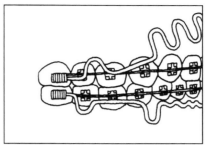

图 7-37　预成的上、下唇挡与固定矫治器联合应用

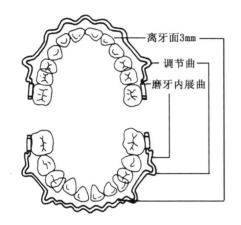

　　　　　　　　　　　　离牙面3mm
　　　　　　　　　　　　调节曲
　　　　　　　　　　　　磨牙内展曲

图 7-38　上、下预成唇挡示意图

上唇挡具有以下功效:

①可产生"Fränkel效应";

②在唇肌的作用下,可起到轻微的类似"头帽效应",轻微移磨牙向远中,或起到加强支抗的作用;

③发挥间隙维持器的作用,如保持乳磨牙的剩余间隙,矫治轻度拥挤;

④矫正磨牙的旋转(图7-39);

⑤利用舌肌的压力维持扩弓后的效果。

下唇挡具有以下功效:

①可产生"Fränkel效应";

②间隙维持器的功效,使未萌的双尖牙向远中萌出(图7-40);

③加强支抗,矫正磨牙的旋转。

(三)FR-Ⅲ型功能调节器的组成作用及制作

该型主要用于矫治Ⅲ类错𬌗畸形,与FR-Ⅰ型所不同的是,其唇挡在上颌(图7-41),金属丝唇弓在下颌,腭弓由最后的磨牙远中越过。所以的𬌗重建、模型修整、铺隔离蜡及金属丝的部件组成和作用方式上与FR-Ⅰ型有所不同。现简要分述如下:

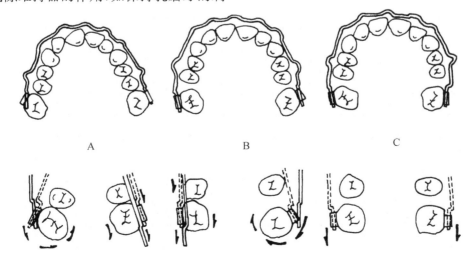

　　A　　　　　　　　　　B　　　　　　　　　　C

A. 右侧磨牙远中旋转,左侧磨牙远中移动　B. 右侧磨牙远中移动,左侧磨牙远中旋转　C. 双侧磨牙远中移动

图 7-39　上唇挡调整磨牙的旋转

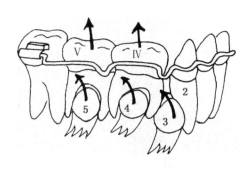

图 7-40　唇挡发挥维持器的作用

1. FR-Ⅲ型的𬌗重建

FR-Ⅲ型所矫治的Ⅲ类错𬌗适应证,主要是上

颌轻度发育不足,下颌基本正常或下颌轻微前突,以及功能性下颌前突所引起的矢状不调。功能矫形Ⅲ类错𬌗的主要目的是刺激上颌的发育,抑制下颌的发育。据文献报道,一般Ⅱ类错𬌗髁突后移位、Ⅲ类错𬌗髁突前移位的比例较正常𬌗为高。所以𬌗重建时,应尽量使下颌后退(至少到达切对切)。𬌗重建打开𬌗的距离,取决于反覆𬌗的深度,以脱离反𬌗的锁结为原则。前牙呈切对切关系,反覆𬌗浅者,𬌗打开的程度使上、下前牙之间相距2～3 mm,使唇封闭时维持最小张力。FR-Ⅲ型的唇封闭练习与FR-Ⅱ型矫治Ⅱ类错𬌗一样重要。

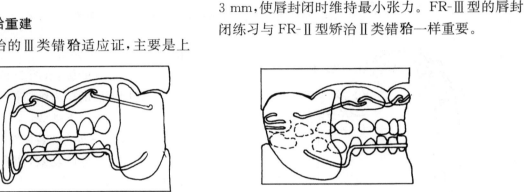

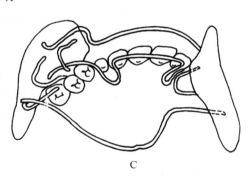

A. 正面观　B. 侧面观　C. 𬌗面观

图 7-41　FR-Ⅲ型矫治器

在临床操作中为使下颌获得最大的后退位,须请患者下颌放松,医生用拇指放在下颌颏部柔和地轻轻推下颌往后,一般临床上下颌只能退到前牙切对切的关系,在此位置维持1分钟左右,如此反复2～3次,使患者习惯此位置。即可用马蹄形的软蜡放入口中进行𬌗重建,注意上、下中线必须一致。

FR-Ⅲ型矫治器就位于下颌与FR-Ⅱ型就位于上颌相反,临床上不需要分牙和磨除乳磨牙的远中邻面。

2. 模型修整

FR-Ⅲ型的模型修整与FR-Ⅰ型和FR-Ⅱ型不

同。由于FR-Ⅲ型的唇挡位于上颌,所以FR-Ⅲ型仅在上颌模型上进行修整(图7-42),修整上唇挡区时,应仔细检查触扪患者此区的解剖结构状况,通常上唇软组织可允许唇挡深入前庭沟底约5 mm,所以模型上此区可由沟底往上刻5 mm左右,颊屏区的模型修整如同FR-Ⅰ型,下颌模型不修整。

3. 铺隔离蜡

FR-Ⅲ型矫治器主要是矫治-Ⅲ类错𬌗,达到刺激上颌骨的发育和抑制下颌骨的发育的目的。所以与FR-Ⅰ型不同,它仅须上颌铺隔离蜡,下颌不铺蜡(图7-43)。可先在上、下颌模型上用铅笔画出颊

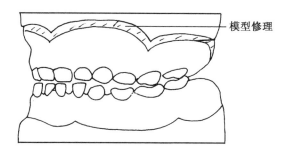

图 7-42　FR-Ⅲ型仅上颌模型需要修整

屏和上唇挡所在区域的轮廓。上颌颊屏区蜡的厚度为 3 mm 左右,若后牙牙弓狭窄,蜡可稍厚。蜡的下缘与上牙的殆平面齐(图 7-44A、图 7-44B)。上唇挡区蜡的厚度为 2.5~3 mm。

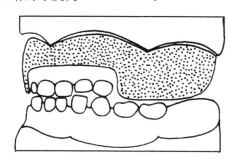

图 7-43　FR-Ⅲ型仅需上颌铺蜡

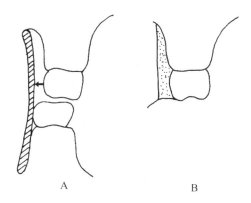

图 7-44　FR-Ⅲ型的颊屏离开上颌而紧密
接触下颌(A),隔离蜡的下缘与上后牙
殆面平齐,蜡厚 3 mm(B)

4. 金属丝的作用和制作

(1)下颌唇弓丝　FR-Ⅲ型的唇弓放置于下颌,用 1.0 mm(0.040 英寸)不锈钢丝弯制,沿着下切牙唇面龈乳头之上(于模型上在此位置刻一极浅的槽沟,主要的目的是保证矫正器戴入时唇弓位于牙冠上,减少下切牙的舌向倾斜)(图 7-45),两侧至尖牙远中向龈方弯成 90°至龈缘下约 5 mm 处向后弯曲

进入颊屏,两侧末端均与殆平面平行,并离开黏膜 1 mm,以便塑胶包埋。

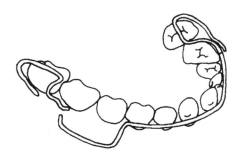

图 7-45　FR-Ⅲ型下颌唇弓及殆支托

　　FR-Ⅲ型矫治器与 FR-Ⅰ型的另一不同点是,FR-Ⅲ型就位于下颌,所以下唇弓的作用是与腭弓一起起支架和支抗作用,以及发挥抑制下颌生长的功效。

　　(2)殆支抗　用 0.9 mm 不锈钢丝,沿着下颌第一恒磨牙(或第二乳磨牙)的中央沟形成殆支托,两端由近远中向龈方弯曲离开牙龈进入颊屏(图 7-45)。其作用为防止下磨牙向上和向前萌出,而允许上后牙自由向下、向前萌出,和保证殆的打开以利于前牙反殆的矫正。同时与唇弓一起增强 FR-Ⅲ型的下颌支抗。

　　在反覆殆较深的Ⅲ类错殆,可在上颌第一磨牙上(或第二乳磨牙)放置上颌殆支托。用 0.7 mm 不锈钢丝弯制,如图 7-46 所示,殆支托沿着最后一个磨牙的中央沟放置,钢丝呈双股,末端由磨牙的远中面弯向前进入颊屏;其位置在腭弓的下面,其作用为保证殆的打开,一旦反殆解除,即可磨除以利于上后牙的向前、向下萌出。

　　(3)腭弓　用 1.0 mm 不锈钢丝弯制(图 7-47),类似 FR-Ⅰ型的腭弓,所不同的是腭弓中部的"U"形小曲突向前,两侧末端由最后一个磨牙远中外形

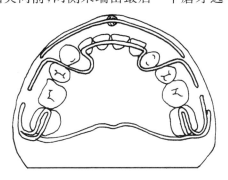

图 7-46　FR-Ⅲ型上颌殆支托

高点之下越过进入颊屏,两侧末端相互平行。由于
FR-Ⅲ型矫治器是在下颌尽量后退位时进行𬌗重建
制成的,所以当矫正器戴入口中时,下颌伸肌有向
前复位的趋势,此向前之力通过下唇弓传递到上颌
腭弓,促使上颌向前发育。同时腭弓与下唇弓、𬌗
支托共同起矫正器的支架作用,扩展口腔功能
间隙。

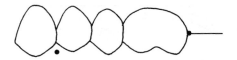

图 7-49　FR-Ⅲ型矫治器的上颌舌侧丝和
腭弓位置侧面观,舌侧丝不接触牙齿,腭弓紧紧
接触最后一个磨牙的远中龈侧

弯制。两侧钢丝的末端分别与中段形成一直角钩
形相连且两侧相互平行,此利于上唇挡逐步前移。

5. FR-Ⅲ型矫治器塑胶部分的制作

(1)上唇挡的作用和制作　FR-Ⅲ型的唇挡与
FR-Ⅰ型不同是位于上颌前牙的前庭区,并要离开
齿槽 2.5～3 mm。唇挡有 3 个作用:

①解除上唇对上颌发育不足的抑制作用;

②牵张上颌前庭沟区的骨膜组织,刺激骨的
生长;

③将上唇肌力通过唇挡传至下唇弓,此力虽小但
可对下颌引发负反馈信息,促使下颌后退(图 7-50)。

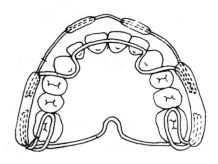

图 7-47　FR-Ⅲ的腭弓和上颌舌侧丝

(4)上颌舌侧丝　类似 FR-Ⅱ型的上颌舌侧弓,
但其位置放置和作用都完全不同。选用 0.7 mm 不
锈钢丝弯制(图 7-47),其中央水平部沿着上切牙的
外形形成弧形,位于切牙的舌隆突上,切缘下 2～
3 mm 处,若希望上前牙继续萌出,舌侧丝可不接触
舌隆突,当需要时,舌侧丝的中部可以分开,形成交
叉舌簧,可以开展上前牙向唇侧,以利于反𬌗的解
除(图 7-48)。舌侧丝在切牙远中沿着腭黏膜的外
形(离开约 1 mm)形成"U"形,由尖牙远中越过𬌗
间隙不接触牙齿进入颊屏(图 7-49),此点不同于
FR-Ⅱ型。因为 FR-Ⅲ型矫治器的作用是希望上牙
列和上颌向前发育。

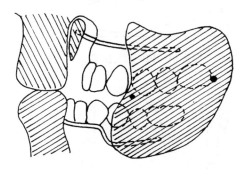

图 7-50　FR-Ⅲ型矫治器上唇挡的侧面观

唇挡用自凝塑胶完成。唇挡外形类似 FR-Ⅰ型
的下唇挡,伸展面积稍大(图 7-51)。唇挡的厚度为
2～3 mm,上缘圆钝尽量向上伸展,如此方能牵拉
鼻中隔前上颌韧带(septopremaxillary)和骨膜,促

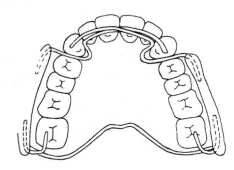

图 7-48　FR-Ⅲ型的上颌舌侧丝形成交叉弹簧

(5)上唇挡连接丝　其形成类似 FR-Ⅰ型的下
唇挡连接丝,亦由三段钢丝形成,中段形成"V"形以
免妨碍唇系统的活动,一般选用 0.9 mm 不锈钢丝

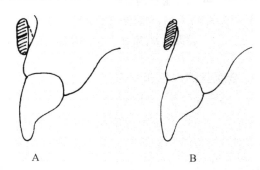

A. 不正确的位置方向　B. 正确的位置方向

图 7-51　FR-Ⅲ型上唇挡

使骨沉积和解除上唇压力。唇挡的下缘与上切牙牙龈相距约 3 mm,唇挡的剖面如倒的水滴状,其正确位置如图 7-51 所示,唇挡应与上齿槽突外形相一致。在矫治过程中,由于上颌向前发育唇挡与齿槽黏膜相接触,此时可将两侧唇挡连接丝由颊屏中磨出,取下向前调至所需位置,用自凝胶在口中重新定位,使唇挡与齿槽黏膜保持 2～3 mm 距离,可不必重新制作矫治器(图 7-52)。

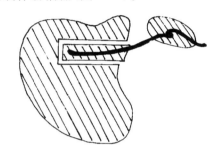

图 7-52　FR-Ⅲ型上唇挡向前移位调整示意图

　　(2)颊屏　FR-Ⅲ型的颊屏设计为上颌离开上牙列和齿槽,类似 FR-Ⅰ型和 FR-Ⅱ型。目的为促使上颌横向开展和矢向发育。所不同的是,颊屏与下牙弓和下牙槽相接触,其目的为抑制下颌的发育。所以 FR-Ⅲ型是支抗就位于下颌,用自凝塑胶完成。下颌接触的塑胶面须适当地缓衡(或磨除)倒凹区,以免摘戴时擦伤黏膜组织。完成后的 FR-Ⅲ型矫治器(如图 7-41 所示)。

6. FR-Ⅲ型的改良

　　意大利的 Tenti 医生认为 Fränkel 在设计 FR-Ⅲ型矫治器时,只注重消除唇颊肌的压力作用,未对舌肌在Ⅲ类错𬌗中形成中的作用给以足够的重视。在骨性Ⅲ类错𬌗形成的机制中,上颌发育不足,上颌口周肌张力增强,而舌的位置偏前下是致畸的重要因素之一。功能性矫治器主要是矫正不协调的口腔内外肌功能紊乱。因此,除应用唇挡和颊屏解除不利的唇颊肌压力外,还应矫治不良的舌肌功能,所以他将 FR-Ⅲ型矫治器作如下改进。

　　(1)除去腭弓和上颌舌侧丝,从而使舌对上颌牙弓的扩展起更大的作用。

　　(2)将 FR-Ⅲ型颊屏的下半部改换到下颌的舌侧形成一半圆形的舌屏,舌屏内埋置不锈钢丝以防止折断,舌屏不与下牙列和牙槽接触,使下牙弓不受舌的作用,只受颊肌的压力,从而抑制下颌牙弓

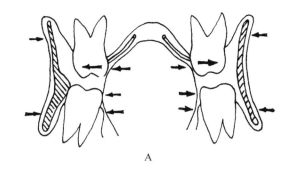

A

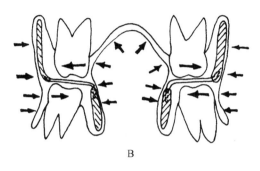

B

图 7-53　原 FR-Ⅲ型矫治器颊舌肌的作用(A),
改良后颊舌肌的作用(B)

的发育(图 7-53)。

　　(3)将后牙的𬌗支托换成连接颊屏和舌屏的金属板,增强了支抗的强度。

　　Tenti 认为改良后的 FR-Ⅲ型矫治器可使舌被迫向上后移位,从而增强舌对上牙弓的扩展作用。矫正舌向前下的不良姿势行为,改良型的 FR-Ⅲ型矫正器,还具有以下优点:制作方便,不易损坏,可与固定矫治器联合应用(图 7-54)。

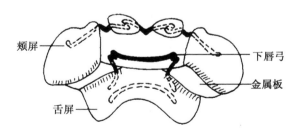

颊屏　　　　　　　　　　　　下唇弓
　　　　　　　　　　　　　　　金属板
舌屏

图 7-54　改良后的 FR-Ⅲ型矫治器

　　作者认为 Tenti 的改良中,将颊屏的下半部改成舌屏是值得称道的。但应保留腭弓和下唇弓。腭弓在上颌最后一个磨牙的远中不妨碍牙弓的横向开展,还可传递肌力促使上颌向前发育。此外,在腭弓上还可放置腭球,加强舌向上后的舌肌训练(图 7-55)。下颌唇弓能维持𬌗重建的矢向关系,抑

制下颌向前发育和传递肌力。

(四)FR-Ⅳ型矫治器的作用和制作

FR-Ⅳ型矫治器主要用于替牙期和恒牙早期牙弓狭窄,基骨发育不足的双颌前突及轻度骨性开𬌗畸形。开𬌗形成的病因是多因素的,形成机制复杂,如遗传所致的颌骨向后旋转生长的垂直生长型,口周肌功能失调;舌的功能异常如婴儿式吞咽,以及咬物、唇吐舌等不良习惯。在有明确的不良习惯者,用功能性矫治可取得明显效果。

FR-Ⅳ型与 FR-Ⅰ型和 FR-Ⅱ型相似,有颊屏、下唇挡、上颌唇弓,无尖牙唇侧卡和上前牙舌侧弓,有 4 个𬌗支托位于上第一恒磨牙和第一乳磨牙上(图 7-56)支持矫治器以免倾斜,𬌗支托同时还起压低后牙的作用。腭弓类似于 FR-Ⅲ型,由最后一个磨牙的远中越过(图 7-56),FR-Ⅳ型矫治器无需在乳磨牙上刻槽沟,它不像 FR-Ⅰ、FR-Ⅱ型就位于上颌,也不像 FR-Ⅲ型就位于下颌。有时也可在上、下后牙区从颊屏处伸向上、下颌后牙之间形成一薄层的塑胶𬌗垫,𬌗垫的高度以不影响唇封闭练习为原则。通过𬌗垫和唇封闭练习,可压低后牙使下颌向前旋转,改变不利的向后旋转的生长方向,矫治骨性开𬌗,改善面形。视临床具体情况,有时可配合颏兜垂直牵引,可望获得更佳效果。

Frantisek,Krans 曾提出,若有明显的吐舌习惯可在 FR-Ⅳ型上形成舌瘘或舌刺。在临床实践中用之效果颇佳。

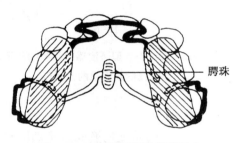

图 7-55　FR-Ⅲ型矫治器腭弓上
附加腭珠,加强舌肌训练

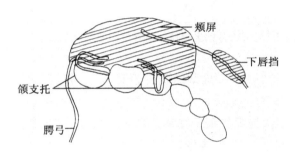

图 7-56　FR-Ⅳ型矫治器的组成

三、功能调节器(FR)的适应证及临床应用

(一)功能调节器(FR)的适应证

FR 矫治器的适应证总的原则与以上章节所叙的适应证原则相同。在临床上不论应用何种矫治器,均希望达到最佳效果,但每一种矫治器不能解决所有的错𬌗畸形,均有其一定的适应范围和限度。同时各种不同的功能矫治器其设计原理和侧重点不同。如 Activator,FR,Bionator 等均可矫治安氏Ⅱ类错𬌗,在具体应用中究竟选择何种,须在临床实践中,针对患者的具体情况和矫正器的特点,选择最适宜的矫治器。

FR 矫治器的适应证是基于以下基本观点。首先它既不是牙移动的矫治器,也不是直接针对骨组织本身,而是针对“渐成环境”(epigenetic milieu),按 Moss 对渐成假说的解释,即颅面骨骼生长区细胞的增生和分化,除基因的控制外,还须通过渐成因素的刺激和调控(详见第二章)。因此,FR 矫治器的治疗策略不是直接针对“生长”而是“渐成环境”,渐成环境可诱发和调控骨生长区的反应,促进颅面骨骼的生长发育。在渐成因素影响的过程中,时间因素起重要的作用。如在出生后的 2 年时间内,颅的容量由 330 cm³ 增长到 900 cm³,此时韧带和软骨联合对渐成影响特别敏感。因此,在牙槽的发育过程中,时间因素亦起重要作用。按功能基质假说原理,牙的生长和萌出对齿槽的生长发育起决定性作用。因而 Fränkel 强调 FR 功能调节器最适于应用于替牙期。

早在 Angle 时代已经认识到,口面区不平衡的肌肉行为和不完全的口腔封闭是错𬌗畸形形成的潜在因素。因此,FR 矫治器可作为一种训练装置解决口周肌的不良姿势行为,使口面区正常的生长发育,预防错𬌗畸形的发生发展。还须特别指出,一般矫形治疗后及正颌手术后肌肉训练是矫治治疗的一个组成部分。功能矫治后也必须保持防止复发。因而 FR 功能调节器不仅仅是矫治器,而且还是训练器和保持器。基于以上观点,将 4 种类型的 FR 功能调节器的具体适应证分叙如下:

1. FR-Ⅰ型的适应证

用以矫治安氏Ⅰ类和安氏Ⅱ类 1 分类具有以下情况者:

(1)替牙期　具有正常的覆𬌗,轻度牙量骨量不调,根尖基骨发育不足。

(2)替牙期　均具下颌后缩及下颌发育不足的以下情况者:

①覆𬌗基本正常或前牙深覆𬌗,覆盖过大,根尖基骨明显发育不足;有明确的不良习惯的肌功能紊乱者,特别适宜;

②轻度拥挤或重度拥挤须拔牙矫治者,可用 FR-Ⅰ型矫治矢状不调,刺激下颌发育,改善骨骼不调,再用固定矫治器进行拔牙或不拔牙治疗。

2. FR-Ⅱ型的适应证

主要适于替牙期,下颌后缩前牙内倾性深覆𬌗,或下颌向前旋转,牙弓大小不协调的安氏Ⅱ类 2 分类,在治疗前需将内倾性的上前牙唇间开展,以利于下颌前伸,其适应证如同 FR-Ⅰ型。

3. FR-Ⅲ型的适应证

(1)肌能性的安氏Ⅲ类错𬌗。

(2)上颌骨后缩发育不足,下颌基本正常或轻度前突,无牙量不调或轻度拥挤,或上、下牙弓大小不协调。

4. FR-Ⅳ型的适应证

用于早期骨性开𬌗和轻度双颌前突。

5. FR 功能调节器作为保持器和训练器

(1)各型 FR 矫治器治疗后,均可作为保持器继续使用。

(2)机械性矫治器矫治后,可用 FR 作为保持器巩固疗效和维持肌功能平衡,如上颌前牵引矫治后、唇腭裂患者矫治后等。

(3)正颌外科手术后,可用 FR 作为训练器训练肌肉预防复发。

(二)临床应用

对患者来说再好的矫治器放入口中,毕竟是一外来物体,须要有一适应过程,同时 FR 矫治器的使用有许多不同于其他功能矫治器的要求。一般临床应用可分 3 个阶段:矫治器初戴阶段;矫治器治疗阶段;保持阶段。

1. 初戴时应注意的事项

在戴用之前,须再仔细地将完成后的矫治器放在𬌗架上,检查矫治器的就位情况,各部件的位置准确与否,𬌗重建的情况是否无误,若准确无误后即可放入口中试戴。由熟练技师制作的 FR,一般初戴时即达到临床要求,患者无任何不适。但对初学者所制作矫治器往往在试戴时会发生唇挡颊屏伸展过多引起痛疼,常见两侧下颌的后缘外斜嵴和上颌颊屏后缘及上、下唇挡的下缘,患者不能闭口,矫治器不能就位,须逐步调磨伸展过多之处,至矫治器完全良好的就位。嘱患者第 1~2 周每天仅戴用 1~3 小时,若有压痛不适即可前来就诊。若无不适即可逐步延长时间,每天戴用 4 小时左右,夜间可暂不戴用,FR-Ⅲ型通常在 1 个月后可夜间戴用,除非患者具有高角倾向,矫治器一旦戴入,嘱患者和家长必须注意唇封闭练习,若唇功能较差者,可在戴用矫治器之前 1 个月即开始唇肌训练,嘱患者用一张薄的硬纸片放在上、下唇之间,每日 2 次,每次 5 分钟左右。为了增加患者戴用矫治器的信心和兴趣,我们的经验是戴用之初,可用镜子请患者自己观察矫治器戴入后面部外形立即改善的效果,会引起患者及家属的极大兴趣,并向家属再次说明只要按要求戴用必将取得满意的效果。

初戴时,即可请患者练习讲话,一般无困难,因矫治器看似庞大,实则未占据口腔过多的间隙。语言障碍会很快克服。进食,体育锻炼,音学课和外语练习时可以取下,矫治器不戴时,须放入塑料或金属盒中存放,以免丢失或挤压变形。

2. 治疗过程中的处理

当患者完全适应矫治器后,才可要求患者全时间戴用,每天达 18 小时左右,因 FR-Ⅱ型过早的夜间戴用,患者尚未很好的适应下颌前伸位,睡眠时,下颌向后下垂,舌托可能擦伤黏膜,舌侧丝可能促使下切牙唇倾。治疗过程中一般 1 个月或 1 个半月复查 1 次。每次复查时须观察尖牙萌出调位的情况,必要时调整尖牙唇侧卡,若乳牙脱落双尖牙萌出须对腭弓和𬌗支托的就位情况做必要的调整,颊屏是否接触牙槽黏膜,否则可调整腭弓的"U"形曲,使颊屏离开牙槽。通常在使用 3～4 个月,即可观察到牙弓三维方向的变化,最明显的是上颌宽度的变化,双尖牙区一般增宽 2～3 mm,其次是磨牙区,尖牙区较少,下牙弓亦相应的有所扩大,但比上颌少。以后宽度的增加较缓慢。矢状向有明显的改进,取下矫治器下颌能自发的处于前伸位,已不习惯原有的下颌后缩位,面下高亦得到改善。一般6～8 个月即可达到中性𬌗关系。表明新的姿势行为型已初步形成。

在治疗过程中,若前牙覆盖过大,须逐步前伸,可每隔 3～4 个月前伸 1 次,若颊屏的前下部装有螺旋扩大簧者,可按需要打开扩大簧即可。否则可将矫治器的前下部(包括舌托)水平垂直锯开,按所需前伸下颌然后在口中,用自凝塑胶固定,硬固后修整,打磨抛光即可,不必重做矫治器,FR-Ⅲ型的上唇挡若已与上颌唇部黏膜接触,可将上唇挡的连接丝由颊屏中磨除取下,前移至所需位置,再用自凝塑胶修整然后继续应用。在治疗过程中经常发生矫治器的下颌连接丝、上颌舌侧弓折断,舌托断裂的现象,可取上颌或下颌模型,将矫治器就位于模型上与口中情况相符时,进行修理,不必重制新的矫治器,若矫治器保管不善,严重变形,则必须重新制作新的矫治器。

在治疗过程中,若患者不能很好合作,也无明显效果,经劝导无改进者,应终止治疗,采取其他矫治方案。

关于矫治器戴用的时间问题:由于功能矫治器多数为可摘式的,虽经许多学者的改进,减少体积,便于口腔的功能活动,但仍有一定的体积,给患儿在学习过程中带来一定的困难,使许多患者在上学时不能很好戴用,仅放学后或夜间戴用,因而我们所要求的每天必须戴用 18 小时在临床实践中许多患者难以实现。究竟有效的戴用时间为何目前尚无定论,因而如何选择最佳的时机和最有效的戴用时间,是一亟待解决的课题。

当代时间生物学证实,生物界和生物个体均存在生物节律性这一普遍规律,根据此规律,在临床医学中已开展了择时诊断、择时用药、择时手术以达最佳效果。在正畸学领域,学者们在长期的临床实践中已观察到,由于人类在温暖气候中生长更快、睡眠或坐立时比活动时生长更快,建议春季和夜间戴用矫形装置为好。1995 年,Lee 和 Profit 采用视频显微镜监控 17 例患者,观察上颌第二双尖牙建𬌗的萌出情况,得出白天活动和用餐时,牙有所压低,夜间睡眠时牙萌出加快,由此提出如果想抑制牙齿萌出,最好在晚间和凌晨戴用矫治器;而对矫形治疗,晚间进行比白天为好;Petrovic 等对软骨和骨生长的时间生物学与矫治器效力的关系进行研究,用斜导前伸大鼠下颌向前,观察 24 小时,大鼠前成软骨细胞 DNA 合成的变化,发现中午含量最多,午夜最小;Stevenson 等也发现大鼠髁软骨细胞有丝分裂呈昼夜节律性,早晨 6 点最高,午夜最低;1996 年,陈扬熙等利用大鼠为实验对象,选择对髁突软骨生长改建密切相的 PGE_2 和 cAMP 为观察指标,用现代时间生物学最先进的余弦分析法,分析这两项指标的含量,结果发现两项含量均呈现出昼夜变化规律。与此同时,还进行了大鼠白天 12小时加力和夜间 12 小时加力的实验,实验结果表明,无论白天或夜间加力 PGE_2 仍存在昼夜变化规律,且白天加力组 PGE_2 下降较多,提示白天加力能获得更佳的矫形效果。由于人与大鼠昼夜节律相位相差 12 小时,故该研究结果与以往的研究结论相一致。提示在临床矫治过程中为(减轻患者的负担)方便学习减少戴用时间,仅夜间戴用即可起到最佳的有效效果。

但也有研究得出不同的结论,如 Witt 在研究Bionator 时发现,白天戴矫治器,肌电活动较之夜间增强;Stutzmann 等发现髁突软骨前成软骨细胞的有丝分裂活动,在清醒状态下增强,建议在清醒时戴用矫治器。因此,关于戴用矫治器的最佳有效时间问题仍处于研究探索阶段,尚无定论。故目前临床应用中,要求患者尽量多时间的戴用为佳。

3. 保持阶段

FR 功能调节器主要是矫正口颌系统的功能紊乱及轻度骨型畸形,建立新的平衡的肌肉生理姿势行为和生理功能间隙。当此目的尚未达到则新的形态型或多或少要复发。以往认为牙列达中性后即可稳定不须保持的观点是不完全正确的,𬌗关系达中性后仍须进行保持。对青春前期、高峰期开始治疗的具体保持时间,尚缺乏研究,不能肯定。目前,临床根据治疗前功能紊乱和畸形的严重程度及生长发育状况而决定保持时间的长短。在多数病例可治疗结束后半年内每天午后戴用 2 小时和夜间戴用,然后仅夜间戴用持续 1 年(详见保持章节)。

四、功能调节器(FR)治疗后的变化

与其他功能矫治治疗后到底发生了哪些变化所引发的问题类似,即 FR 治疗后,是否促进了下颌的生长;对上颌的治疗效果如何;对牙槽和牙列以及软组织有哪些影响?

关于对下颌生长的治疗效果是目前有关功能矫形治疗争论最多和最关键的焦点,也是值得继续探讨研究的重大课题,许多作者认为 FR 的治疗可促使下颌增长,如 PerilloL 报告,FR 可使下颌长度增长 3.28 mm;但仍有少数学者提出对下颌没有促进作用。FR 对上颌的治疗作用,结论似乎比较一致,即不能抑制上颌的生长,对牙列和牙槽的效应,多数学者的结论为 FR 的治疗效应,主要发生在牙槽上。David 则通过 10 年的追踪观察,发现 FR 矫治对上颌骨影响较小,而下颌骨的长度和矢状关系有明显改变。同时,FR 功能调节器,以其独特的生物学原理和设计,矫治后可引起如下的口面复合体变化:

1. 牙弓宽度的增大

Fränkel 认为由颊肌和口轮匝肌组成的口周软组织带所产生的压力,具有潜在抑制基骨发育的作用。而颊屏和唇挡恰好消除这种压力,使舌肌得以在牙弓内发挥作用,尤其是在复杂的吞咽过程中表现得特别明显。具有形态功能的颊屏和唇挡,对口腔前庭附着的肌肉和纤维组织施以间歇性的牵张力,促使齿槽骨的颊侧骨质沉积舌侧骨质吸收。可影响正在萌出或未萌出牙的萌出道,允许它们最大可能地向上向外萌出,使牙槽、牙弓变宽。尽管目前对唇挡和颊屏的作用机制尚未完全清楚。但已有许多学者对此进行了实验研究和临床观察。如 Enlow(1982 年)和 Moffett(1972 年)等的研究支持对骨膜的牵张可以促进骨增生的结论。Graber(1983 年)对猴进行研究,发现在戴入颊屏的初期,促进前庭沟处的骨增生活动,但前庭沟处骨膜下的活动比后牙区齿槽骨消失得快,在鼠的实验中该区的增生明显比对照组大且稳定。Stutzmann(1983 年)的研究证实颊屏可以促进上颌的扩大,认为是 FR 矫治器刺激腭中缝的生长和一定程度上增进了上颌骨外面骨膜下的新骨沉积,实验还证实在生长快速期的腭中缝增生更明显,因此推断在人类应在青春快速期之前,宽度的增加具有最大的潜能,换言之在替牙期是牙弓扩大的最佳治疗时期。虽也有报道用 FR 或其功能矫治器治疗年青的成年人(20～30 岁左右)也取得了显著的效果,但其横向和矢向的生长改建只能在个体具有一定生长潜力的时期才能实现。

Mcdougll 等(1982 年)对 FR 矫治Ⅱ类错𬌗牙弓宽度变化做了专题研究。主要是解决以下 4 个问题:

①用 FR 治疗Ⅱ类错𬌗牙弓宽度究竟扩大多少;

②上颌牙弓扩大的多或是下颌更多;

③窄牙弓是否比宽牙弓扩展的更多;

④矫治的时期和扩大量是否有关。其结果如下:

(1)上牙弓的扩大

①短期组(平均治疗期为 21.6 个月):治疗组尖牙区扩大 1.7 mm,第一双尖牙区为 3.2 mm,对照组平均小于 0.5 mm;

②长期组(平均治疗期为 36.7 个月):治疗组尖牙区平均扩大 2 mm 多,余下的牙弓宽度至少增加 3.5 mm;对照组牙弓扩大接近 1 mm。

(2)上牙槽的扩大

①短期组:稍稍大于牙弓的扩大,特别是在双尖牙区和磨牙区。对照组尖牙区约 0.2 mm,第一双尖牙区 1 mm;

②长期组:治疗组大于对照组 2～3 倍,在双尖

牙区超过 4 mm。对照组牙槽明显大于牙弓的扩大量,范围为 0.7～2.5 mm。

（3）下牙弓的扩大量

①短期组:治疗组在尖牙区为 1 mm,后牙区扩大 1.9～2.7 mm,对照组尖牙区无改变,后牙区仅扩大 0.5 mm;

②长期组:治疗组双尖牙和磨牙区平均扩大 2.7～3.8 mm;对照组为 1～1.4 mm。

（4）下牙槽的扩大

①短期组:治疗组双尖牙区为 2 mm,磨牙区为 1.4 mm;对照组磨牙区较其他区变化更少;

②长期组类似于短期组。

以上结果回答了①②④ 3 个问题,至于第③个问题,结论是窄牙弓比宽牙弓增加更多。如上尖牙区窄牙弓组增大 2.9 mm,宽牙弓组为 1.2 mm,双尖牙区窄牙弓组比宽牙弓组大 1.5 mm。上牙槽情况类似。也有作者观察到上牙弓可扩大 6～10 mm,特别是在治疗开始时较窄的牙弓。在下牙弓或下牙槽,不论短期组或长期组,宽窄牙弓组均无统计学差异。

Cibbs 等(1992 年)曾对 FR,Activator 和 Bionator 矫治后牙弓宽度变化作对比研究,结果发现 FR 产生的牙弓扩大量明显比其他 2 种矫治器大,而磨牙和尖牙间宽度的复发率,FR 矫治器仅为其他 2 种矫治器的一半。这就支持 Fränkel 看法,即颊屏使牙整体移动因而效果更稳定。Owen(1988 年)曾对 50 例 FR 矫治后的后前位(P-A)X 线头影测量研究,结果发现下颌宽度的增长比 Edgewise 和正常生长要多。推测可能是由于颊屏作用所致,其确切机制尚不清楚。根据我们在临床应用 FR 矫治器的经验,观察到只要患者认真戴用矫治器(每天 10 小时以上)在治疗 3～4 个月后牙弓扩大,双尖牙区扩大较多约 3 mm,磨牙次之,尖牙区最小,上牙弓比下牙弓扩大要多,与以上的研究结论相似。

2. 颌骨矢状向的调位改建

功能矫治器主要是矫治安氏Ⅱ类错𬌗,学者们多关注下颌前伸的量。由于功能矫治器治疗安氏Ⅲ类错𬌗的𬌗重建是建立在下颌的最大后退位,而下颌的后退因颞颌关节的解剖所限,后退距离有限一般仅能达前牙切对切关系,故对此关注和研究较

少。而现着重讨论下颌向前的调位。Fränkel 认为 FR 矫治器与传统的 Activator 在下颌向前移位上有明显的不同。据研究下颌向前移动 1 mm,伸肌的力接近于 1N(约 100 g),因此当𬌗重建时,下颌向前移 5～6 mm 时,可能有 500 g 的力传递到牙列上,这就不可避免地产生牙移动的效果。这就是 Mill(1983 年)对大量"功能矫治器治疗"的研究评论中得出这样的结论,即 Activator 或其他功能矫治器可能引起上牙列过份舌向倾斜的不良副作用。因此,Fränkel 特别强调在临床上治疗Ⅱ类错𬌗时,下颌𬌗重建,仅使下颌前移 2～3 mm,不要超过前伸肌能够维持下颌向前的位置,对覆盖过大的Ⅱ类错𬌗,可以逐步前伸,不但避免以上不良的副作用还可逐步训练伸肌和缩肌,使髁突产生最佳的适应性生长改建。总之,Fränkel 特别强调逐步前伸下颌,因为改变肌肉的不良姿势行为是功能矫治器治疗的主要目的。Nemeth 和 Isaacson 认为肌肉是最终决定颌骨垂直和矢状关系的重要因素。因此,训练悬吊下颌的肌肉,特别是伸肌需要由小逐渐增加是很重要的。为此 Fränkel(1989 年)对 120 例 FR 治疗的患者进行对比研究,60 例为下颌一次前伸到切牙切对切关系(平均 5.9 mm)(A 组),另一组逐步前伸(平均 2～3 mm)(B 组),以后每隔 3～4 个月再前伸 1～2 mm。对照组 50 例。研究结果显示:

(1)A、B 两组 Co-Pg 距明显大于对照组,A 组的增大是 Pg 点向下移动所致,B 组为 Pg 向前移,因而 A 组 Co-Pg 的增大,导致下颌平面角和下颌角增大,提示下颌一次前伸 6～7 mm 可能容易引起开𬌗,特别是垂直生长型的患者。

(2)B 组的颏前点向前明显大于 A 组,这是因为 A 组主要是牙移动的效果,而 B 组是下颌基骨受功能刺激生长改建增大改善了矢状关系。

(3)B 组和对照组髁突对关节窝的位置在治疗期间维持不变,而 A 组髁突离开关节窝的后壁向前向下。赵美英(1991 年)用 FR 矫治Ⅱ类 1 分类,下颌平均前移 3.8 mm,观察髁突的位置变化,发现髁突处于同一位置。Vargervik 和 Harvold 用 Activator 治疗 30 个月也发现类似 A 组的情况;Gianelly 等(1983 年)观察 10 例Ⅱ类患者用 FR 治疗 1 年后,其中 3 例髁突凹上间隙增大超过 2 mm,他们均

是下颌 1 次前伸 5~6 mm,因此可以认为 1 次前伸 5~6 mm,可能紊乱了髁突和关节窝之间原有的生理姿势位。以上结论被许多学者所认可,如 Baum-rid,Teuscherl,Fotis 等。

近年来,Marcio,Linda 等研究发现,FR 矫治骨性Ⅱ类患者后,而矫治器对上颌无明显的抑制生长作用,牙及牙槽效应明显,同时下颌骨有一定生长。2005 年,Lucia 的采用磁共振成像进行三维研究发现,在 FR 矫治器矫治后的患者下颌升支垂直高度明显增加,且下颌升支相对中颅窝和鼻上颌复合体的后部向前下移位。

FR-Ⅲ型矫治器的作用是促进上颌骨的发育,抑制下颌的生长,其重建是下颌尽量后退,一般用功能矫治器治疗的Ⅲ类错𬌗反覆盖较小不像Ⅱ类错𬌗有较大的覆盖,以及髁突关节凹解剖条件所限,下颌最大的后退也仅是前牙切对切的关系,不存在逐步后退的可能。据报道 FR-Ⅲ矫治前后牙颌面的改变为:

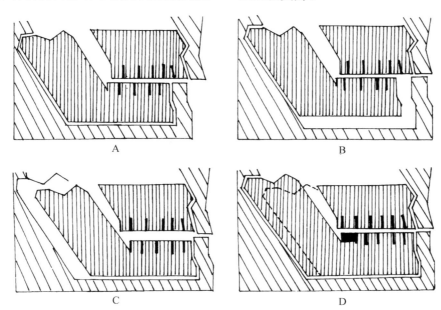

A. 治疗前口周囊性软组织　　B. 颊屏扩展后　　C. 允许下颌向前、向下移位　　D. 下颌支、下颌体、牙槽突的增长
图 7-57　FR-Ⅰ型和 FR-Ⅱ型矫治器解除下颌后缩的功能间隙紊乱的示意图

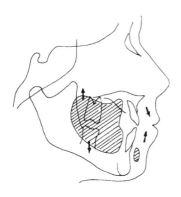

图 7-58　当唇封闭时,颊屏后缘伸入到前庭沟底,起到下颌向前旋转的旋转中心作用,引起下颌向前

(1)SNA 角治疗后增大 1.6°,SNB 角减少 0.3°,ANB 由 −2° 增至 0.2°,提示促进了上颌骨的发育。

(2)面部的生长方向变化为,Y 角增大 3.1°,表明下颌向下向后改变。

(3)牙位的变化为 1-NA° 增大 9.6°,T-NB° 减少 3.9°,表明上切牙唇倾,下切牙舌向倾斜。

3. 口腔功能间隙的改建

FR 功能调节器的𬌗重建不仅仅是使下颌前伸和垂直打开𬌗间距,而是依靠颊屏的作用使口腔功能间隙得以三维方向的扩大。赵志河等(2000 年)分析了 20 例Ⅱ类错𬌗,发现治疗后口腔功能间隙增大。下颌支、下颌体均明显增大,尤以下颌支增大明显。按照 Moss 功能基质的假学,口腔功能间隙也可称其为"囊性基质",它们在硬组织的生长发育中起着重要的形态形成影响。由于功能间隙的扩大,使牙槽在长、宽、高三维方向得到良好的发育,引导牙齿向颊向𬌗方萌出,口腔后部垂直功能间隙的增大,使下颌高度增加,下颌体长度增长(图7-57)。这是因为颊屏伸展到前庭沟底,引起该区域的压力感受刺激,引发中枢神经系统对压力信息作出反应,导致下颌后部向下,使髁突离开关节窝,使髁突、下颌支得以生长改建,也可把颊屏的效果(尚有争议)看成是下颌旋转中心的重新定位,即颊屏的后缘是旋转中心(图7-58),下颌支的伸长,是改变向后旋转生长型的关键。赖文莉等(1991年)用FR治疗Ⅱ类1分类后进行八因素分析,亦发现下颌支增长明显。以往临床正畸医师在矫治安氏Ⅱ类错𬌗中,主要关注髁突的生长,是不全面的。正如 Enlow 所指示的,治疗下颌后缩,不仅仅是针对刺激髁突的生长,还要关注下颌其他部分的生长,即下颌支和下颌体的生长。当然在功能矫形治疗的过程中,也不能忽视髁突的生长改建。有足够的实验研究证明髁突具有生长改建的潜能和长期负荷引起选择性及适应性的生长能力。Copray 等提出"来自功能环境的机械刺激决定髁突的最终形态和规划髁突生长的边界"。我们的一系列动物实验也支持这一结论。不可否认关于颞下颌关节的潜能到底有多大,尚存在争议。

4. 改善肌功能和建立良好的唇封闭

Fränkel 认为不良的姿势行为在引起骨骼畸形中起重要的作用。据生物统计调查,约有 60% 的儿童均存在各种不良的姿势行为。因此,他强调功能矫形治疗的主要目的就是矫正不良的姿势行为。矫治器设计的生物学基础。不仅仅要基于肌力和肌动力还要考虑到它能起多大的训练作用。如下颌后缩畸形,关键问题是要训练不协调的肌肉功能,建立一种新的神经肌肉功能型,方能使畸形矫治后得到巩固。如周力等(1995年)通过 FR 矫治器矫治安氏Ⅱ类1分类错𬌗畸形,对患者的咀嚼肌肌电活动进行观察,结果发现,随着功能矫形治疗,

颞肌后份肌电活动由原来不正常的亢进逐渐降低,嚼肌浅层深层、颞肌前份肌电活动由原来不正常的减弱而逐渐增强,表明 FR 矫治器的作用机制之一,可能是通过下颌姿势位的前移,使中枢神经的交互抑制更加协调,使前伸肌活动增强,后缩肌群活动减弱,使异常的肌收缩功能恢复正常。

王昕等(1992 年)采用酶组织化学的方法,观察功能矫形前伸下颌后大鼠翼外肌和浅层嚼肌细胞内线粒体酶代谢的变化规律,结果发现翼外肌氧化型纤维构成明显增多,浅层嚼肌氧化型纤维明显减少,表明翼外肌参与维持下颌姿势位的张力活动增加,浅层嚼肌则位相活动增加。实验从肌肉形态功能上证实了,功能前伸后翼外肌的前伸肌纤维构成发生明显变化,使骨与肌肉系统相互协调,而该协调是功能矫形后保持稳定和稳固疗效的关键。

在 FR 矫治的过程中,唇颊、口底、软腭及舌所形成的姿势行为,口腔功能间隙的大小形状,下颌的姿势位,鼻咽腔间隙的生理状态等形成一个相互适应的网络系统,而在该系统中,一个良好的唇封闭是其不可分割的组成部分,若唇封闭不完全,则口咽间隙的压力状态处于生理范围以外,必将影响功能矫形治疗的效果。唇封闭练习不仅仅是训练口周肌,而是所有向前旋转的肌肉,在戴用 FR 矫治器时伴随着唇封闭练习及功能环境的改变可引起一系列口面复合体姿势行为型的变化,这对长期稳定下颌旋转的改建起重要的作用。这也就是为什么 Fränkel 特别强调使用 FR 矫治器必须要唇封闭练习的重要原因。所以 FR 矫治器不仅是矫治器同时也是训练器。因此从其原理和作用方式,Graber 认为只有 FR 是真正的功能矫治器。

(赵美英　杨　璞)

参 考 文 献

1　Falck F, Fränkel R. Clinical relevance of step by step mandibular advancement in the treatment of mandibular retrusion using the Fränkel appliance. Am J Orthod Dentofac Orthop,1989,96:333~341

2　Fränkel Rolf. Realization of functional orthopedics using the Fränkel exercise device. physiologic principles of functional appliance. C. V. Mosby Co,1985

3　Albert H, Owen Ⅲ. Frontal facial change with the Fränkel appliance. Angle Orth,1988,7:257~287

4　周力,赵美英,杨俊业. 功能性矫治器矫治安氏Ⅱ类错𬌗儿童咀嚼肌肌电活动的初步探讨. 华西口腔医学杂志,1995,13(1):18~20

5　白丁,赵美英. Fränkel矫治器治疗安氏Ⅱ类错𬌗的有限元分析. 华西口腔医学杂志,1996,14(2):97~100

6　王昕. 功能矫形前伸大鼠下颌后幼年大鼠前伸肌的组织化学研究. 华西口腔医学杂志,1992,10(3):220~223

7　Gibbs SL,Hunt NP. Function Appliance and Arch with. British Journal of Orthodontics,1992,19(2):117~125

8　刘进,程祥荣. FR-Ⅲ的改良设计和矫治机理的探讨. 口腔医学纵横,1996,12(2):93~95

9　Korn M,Shapiro E. Flexible lip bumper for arch development. J Clin Orthod,1994,8(1)

10　丹狄 FV 著. 姚森译. 口腔正畸矫治器图谱. 北京:世界出版公司,1991

11　Lee CF,et al. The daily rhythm of teeth eruption. Am J Orthod Dentofac Orthop,1995,107:38~47

12　Alexander GRO 著,马玉霞译. 亚历山大正畸技术. 北京医科大学口腔医院,1994,44

13　陈扬熙,娄新华,江之泉,等. 向后牵引大鼠下颌髁突内源性前列腺素 E_2 含量的昼夜节律变化. 华西口腔医学杂志,1996,14(40):251~253

14　娄新华. 后牵引大鼠下颌后髁突内源性 cAMP 含量昼夜变化规律的研究. 口腔正畸学,1997,4(2):61

15　Stevensen S,Hunziker EB,Hermann W,et al. Is longitudinal bone growth influenced by diurnal Variation in the mitotic activity of chondrocytes of the growth plate ? J Orthop Res,1990,8:132~135

16　Stutzmann JJ,et al. Auowirkungen seielither Vestibularsschilder nach Fränkel auf das maxillare Breitwachstum der. Ratte Stomatol D. D. R,1998,33:753

17　陈淑玲,闫江窈,张杰. 采用 FR-Ⅲ型矫治器治疗安氏Ⅲ类错𬌗. 口腔正畸学,1997,4(1):77

18　McDougall PD,McNamara JA,Jr. ,Dierkes JM. Arch width development in Class Ⅱ patients treated with the Fränkel appliance. Am J Orthod,1982,82:10~22

19　Anthony A,Gianelly,Paul Brosnan,Mario Martignoni,et al. Mandibular growth,condyle position and Fränkel appliance therapy. Angle Orhtod,1983,53(2):131

20　赵美英,罗颂椒,饶跃. Fränkel 矫治器治疗安氏Ⅱ类错𬌗的牙颌面软硬组织变化. 中华口腔医学杂志,1993,28(4):240~242

21　赵美英,罗颂椒,饶跃. Fränkel(FR-Ⅰ)矫治器矫治安氏Ⅱ类错𬌗髁突位置变化的观察. 华西口腔医学杂志,1991,9(1):21~23

22　McNamara JA,Jr. ,Bookstein FL,Shaughnessy TG. Skeletal and dental changes following functional regulator therapy on Class Ⅱ patients. Am J Orthod,1985,88(2):91~110

23　Pancherz H,Fackel U. The skeletofacial growth pattern pre-and-post-dentofacial orthopaedics. A Long term study of Class Ⅱ malocclusions treated with the Herbst appliance. Eur J Orthod,1990,12:209~218

24　赵志河等. Fränkel 矫治器治疗安氏Ⅱ类 1 分类错𬌗功能间隙变化的初步分析. 华西口腔医学杂志,2000,18(2)

25　赖文莉等. Fränkel 矫治器治疗早期骨性Ⅱ类错𬌗的八因素初步分析. 华西口腔医学杂志,1999,7(3):271~274

26　LH Cevidanes,AA Franco,G Gerig,et al. Assessment of mandibular growth and response to orthopedic treatment with 3-dimensional magnetic resonance images. Am J Orthod Dentofacial Orthop,Jul 2005,128(1):16~26

27　MR De Almeida,JF Henriques,and W Ursi. Comparative study of the Frankel(FR-2)and bionator appliances in the treatment of class Ⅱ malocclusion. Am J Orthod Dentofacial Orthop,May 2002,121(5):458~66

28　LR Toth and JA McNamara Jr. Treatment effects produced by the twin-block appliance and the FR-2 appliance of Frankel compared with an untreated Class Ⅱ sample. Am J Orthod Dentofacial Orthop,Dec 1999,116(6):597~609

29　JC Voudouris and MM Kuftinec. Improved clinical use of Twin-block and Herbst as a result of radiating viscoelastic tissue forces on the condyle and fossa in treatment and long-term retention:growth relativity. Am J Orthod Dentofacial Orthop,Mar 2000,117(3):247~66

30　SM Chadwick,JC Aird,PJ Taylor,et al. Functional regulator treatment of Class Ⅱ division 1 malocclusionsEur J Orthod,Oct 2001,23:495~505

31　P Cozza,T Baccetti,L Franchi,et al. Mandibular changes produced by functional appliances in Class Ⅱ malocclusion:a systematic review. Am J Orthod Dentofacial Orthop, May 2006, 129 (5): 599. e1 ~ 12; discussion e1~6

32　LH Cevidanes,AA Franco,G Gerig,et al. Comparison of relative mandibular growth vectors with high-resolution 3-dimensional imaging. Am J Orthod Dentofacial Orthop,Jul 2005,128(1):27~34

33　Freeman,DC,McNamar JA,Baccelli T et al. long-Telm Treatment effecte of the FR-2 appliance of Fränkel Am J orlhod Dentofaciad orthop,2009,135:570,el-570

第八章　固定功能矫治器

上述几个章节介绍了最常用的几种功能矫治器的制作及应用。另外，还有许多其他变异或新型的功能矫治器在临床中应用，并取得良好的疗效。本章将介绍其他几种较常见的功能矫治器，并对该矫治器的部件及其作用进行分析，以开阔思路，具体灵活地分析临床问题，合理有效地选择所需的功能矫治器。

一、Herbst 矫治器

Herbst 矫治器，是一种用于治疗Ⅱ类错𬌗的固定式咬合前移装置。它在不同的口腔功能状况下，始终保持下颌骨处于前伸位，刺激下颌骨的生长，从而达到矫治Ⅱ类错𬌗的目的。Herbst 矫治器最早由德国学者 Herbst 于 1905 年在柏林国际牙科会议上首先提出。1953 年，Herbst 发表了一系列文章介绍使用该矫治器的经验，然而以后关于 Herbst 矫治器的文献一直未见报道。直到 1979 年，瑞典学者 Pancherz 在美国正畸学杂志上发表论文，阐述 Herbst 矫治器的临床应用及生物学作用，才又引起人们的兴趣。现在 Herbst 矫治器也是正畸临床医生较常采用的一种功能装置，但国内应用尚未普及。

（一）Herbst 矫治器的矫治原理

1. 骨的变化

Pancherz 等研究显示：Herbst 矫治器治疗后，下颌骨增长，上颌骨的生长受到抑制。SNB 角增大，ANB 角减少，前下面高增大。这是由于下颌功能前伸后，刺激了髁突增生及后牙萌出，同时对上颌也有一定的抑制作用。此外，也可能与关节窝的向前改建有关。同时，下前牙唇向倾斜对 SNB 角的改善也有作用。

2. 牙𬌗的变化

Ⅱ类磨牙关系改变为Ⅰ类关系，是由于下颌体增长，上颌磨牙远中移动，下颌磨牙近中移动的结果。深覆盖改正，是下颌体增长，下前牙唇倾所致。深覆𬌗的改正，是由于下后牙伸长，下前牙压入及前倾所致。

3. 肌肉的变化

Ⅱ类错𬌗的颞肌和嚼肌的肌电活动异常，经 Herbst 矫治器治疗后，肌电活动恢复正常，患者肌肉的收缩类型与未经治疗的正常𬌗成人相似。

Herbst 矫治器治疗的骨效应明显，平均每年有 0.36 mm 的骨生长量，临床效果确定，患者依从性好。关于 Herbst 矫治器的基础研究，已经从二维向三维深入；临床上，治疗的适应证已从混合牙列期、恒牙列期扩大到年轻成年人。

（二）Herbst 矫治器的结构与支抗设计

1. Herbst 矫治器的组成

Herbst 矫治器可以看做是在上、下颌间滑动的一个人工关节。它由两侧焊接在带环上的伸缩装置构成。每个伸缩装置由 1 个金属套管、1 根活塞杆、2 个枢轴、2 个螺丝组成（图 8-1）。

金属管的枢轴常焊在下颌第一双尖牙的带环上。螺丝的作用是防止伸缩部件从枢轴上滑脱。金属管的长度取决于咬合前伸的量（一般是前牙切嵴对切嵴）。活塞杆的长度应合适，太短则大张口时可能从套管中滑出；太长有可能向后穿出套管过多刺伤颊黏膜。Herbst 矫治器可以使口腔做自由开闭口运动及一定的侧方运动。

2. Herbst 矫治器的种类

临床通常使用的 Herbst 矫治器有 3 种：

（1）不锈钢带环式（图 8-1）。

（2）银合金铸造夹板式（图 8-2）。

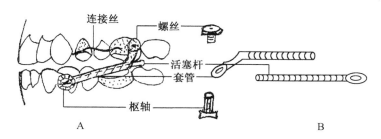

A. 就位后示意图　B. 口外配件图

图 8-1　不锈钢带环式

（3）塑料基托黏结式或塑料夹板活动式（图 8-3）。

最早提出的 Herbst 矫治器是不锈钢带环式，但是在使用过程中，发现带环容易折断，对下颌双尖牙有压入作用，对有些混合牙列期患者不容易使用等问题，经学者改良，又提出金属铸造夹板式和塑料夹板式 Herbst 矫治器，以克服上述问题，取得更好疗效。

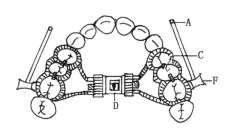

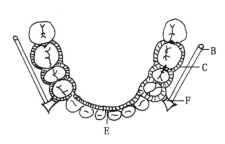

A. 套管　B. 活塞杆　C. 铸造夹板　D. 螺旋扩大簧
E. 下颌舌侧杆　F. 螺丝及枢轴

图 8-2　银合金铸造夹板式

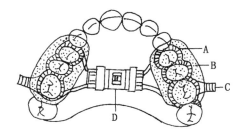

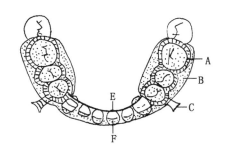

A. 钢丝框架　B. 塑料夹板　C. 枢轴　D. 扩弓螺旋
E. 下颌舌侧连接丝　F. 下颌切牙帽

图 8-3　塑料夹板式

3. Herbst 矫治器的支抗设计

一般可设计为部分支抗和整体支抗两种。

（1）部分支抗　为上颌 $\overline{64|46}$ 带环，两带环间分别焊接扁圆形的舌侧丝或颊侧丝连在一起；下颌 $\overline{4|4}$ 带环，$\overline{4|4}$ 间焊接扁圆形舌侧弓丝，使之与下前牙接触（图 8-4）。

（2）整体支抗　如果在有些病例中设计部分支抗显示支抗不足时，则需设计整体支抗。整体支抗是在部分支抗的基础上，上颌 $\underline{4+4}$ 唇面粘锁槽，做片断弓结扎为一整体；下颌增加 $\overline{6|6}$ 带环，舌侧连接丝向后延伸，并焊接在 $\overline{6|6}$ 带环舌侧（图 8-5）。

此外，如果 $\overline{4|4}$ 未萌，可用 $\overline{3|3}$ 做支抗牙。乳牙列及混合牙列早期可在乳牙上做带环或冠作为支抗牙。

（三）Herbst 矫治器的制作方法及注意事项

1. 制作步骤

（1）不锈钢带环式 Herbst 矫治器

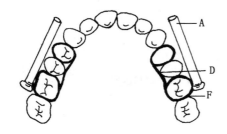

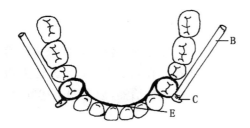

A. 套管　B. 活塞杆　C. 螺丝及枢轴　D. 舌侧丝
E. 下颌舌侧连接丝　F. 带环

图 8-4　部分支抗

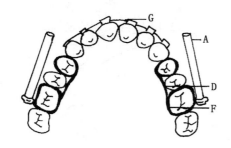

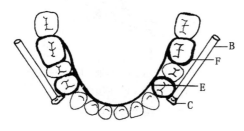

A. 套管　B. 活塞杆　C. 螺丝及枢轴　D. 舌侧丝
E. 下颌舌侧连接丝　F. 带环　G. 锁槽及弓丝

图 8-5　整体支抗

首先,取工作模及记存模,并取蜡𬌗以重建𬌗。

在超硬石膏工作模上修整支抗牙,沿龈缘刻入 2～3 mm,使用线锯锯开支抗牙近远中侧,注意不要损伤支抗牙。

用带环片在修整好的工作模上制作带环,打磨光滑后在患者口内试戴。然后,取下带环,再取工作模,修整支抗牙后,将带环戴在支抗牙上。也可

试戴合适后,取印模,将带环翻在模型上。

将工作模在𬌗重建的位置上上𬌗架。

使用正畸微型焊枪将 Herbst 矫治器的枢轴分别焊接在带环的颊面。$\dfrac{4\ |\ 4}{}$ 间焊接舌侧丝,$\dfrac{\quad}{64\ |\ 46}$ 间分别焊接连接丝。如果需要,可以在上颌焊接横腭杠或快速扩弓螺旋簧。

在𬌗架上装配套管及活塞杆,套管的长度为上颌磨牙带环枢轴至下颌第一双尖牙颊面近中 1/3 处间的距离。活塞杆比套管长 3～4 mm(图 8-6)。将多余的套管及活塞杆截断。在𬌗架上做开闭口运动,保证矫治器能自由运动。

在患者口内试戴矫治器。先把套管用螺丝固定在 $\dfrac{\quad}{6\ |\ 6}$ 带环上,用粘接强度好的玻璃离子粘固剂或光固化型复合树脂粘接下颌部分矫治器,再粘接上颌部分矫治器。最后将活塞杆插入套管内,用螺丝将活塞杆固定在 $\dfrac{4\ |\ 4}{}$ 带环上。

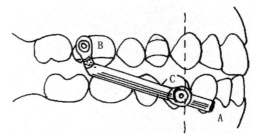

A. 套管　B. 上颌第一磨牙带环　C. 下颌第一前磨牙带环

图 8-6　确定套管及活塞杆的长度

(2)银合金铸造式 Herbst 矫治器

取工作模、记存模、重建𬌗。上𬌗架,修整龈缘 1～1.5 mm,检查倒凹情况,填倒凹。涂分离剂。

在工作模上制作蜡型,注意不要太厚,通常在 0.6～0.9 mm 左右。下颌舌侧杠可稍厚。牙的𬌗面部放置小的支托。在𬌗架上检查蜡型有无相互干扰。

枢轴可以在上、下颌夹板铸造好,再焊接,也可将其固定在蜡型的相应带环处,一起铸造。

然后如同带环型 Herbst 矫治器那样确定套筒及活塞杆长度。

最后加铸道,包埋,常规铸造,抛光打磨,试戴同上。

(3)塑料夹板式 Herbst 矫治器

取模,上𬌗架,修整模型同前。

用直径约 1.5 mm 的不锈钢丝按图 8-3 弯制增力丝框架。可先从腭侧弯起，转至颊侧，颊侧钢丝位于龈缘至牙尖中 1/3 处，最后再返回腭侧形成框架，其断点用银焊焊接。如果需要，可在上颌腭侧焊接快速扩弓螺旋。注意钢丝应离开模型 1～1.5 mm，在下颌舌侧应离开 1.5～2.0 mm。

同上文一样确定套管和活塞杆长度及位置，将枢轴焊接在上、下颌相应处的钢丝框架上。

钢丝框架将固定在模型上，涂布塑胶，打磨，抛光，试戴。

2. 注意事项

(1)带环材料厚度至少为 0.15 mm，有足够的𬌗龈向宽度，以保证带环有一定强度，避免治疗过程中折断。

(2)矫治器两侧上、下颌的枢轴在焊接时应平行，左右两侧套管的长度应对称。如不对称，可在𬌗架上调整至相等。

(3)上颌枢轴应尽量焊接在 6│6 远中，下颌枢轴焊接在 4│4 近中，使上下颌枢轴间的距离增大，以免大张口时活塞杆从套管中滑出，损伤黏膜及矫治器。

(4)套管及活塞杆的枢轴孔在装配前用钻头适当扩大，形成斜面，以增加下颌侧方运动的能力，减少侧方运动时支抗牙所承受的力。

(四)Herbst 矫治器的适应证和禁忌证

1. 适应证

(1)青春发育高峰期或高峰前期的患者，以便获得最大的下颌骨生长量。

(2)Ⅱ类错𬌗。

(3)下颌平面角小，水平生长型，下颌后缩，前面高短或正常者。

(4)上、下牙齿排列基本整齐，上、下牙弓在矢状向前伸下颌后大小基本协调。

(5)年轻成人。

此外，Herbst 矫治器还可用于治疗已过青春发育高峰期，但仍有剩余生长潜力的年龄较大的患者；口呼吸，不能戴用其他功能矫治器的患者；戴用其他功能矫治器不合作的患者。

2. 禁忌证

Herbst 矫治不能用于颞下颌关节有病损者。

(五)临床治疗步骤及注意事项

1. Ⅱ类 1 分类错𬌗治疗原则

治疗分二步进行。第一步为矫形治疗阶段，使用 Herbst 矫治器改变上、下颌骨前后向不调，磨牙关系从Ⅱ类改为Ⅰ类；第二步为正牙治疗阶段，根据具体情况拔牙或不拔牙，使用多锁槽固定矫治器排齐牙列，协调上、下牙弓。

2. Ⅱ类 2 分类错𬌗的治疗原则

治疗分三步进行。第一步为正牙治疗阶段，使用多锁槽固定矫治器排齐上前牙，变Ⅱ类 2 分类为Ⅱ类 1 分类错𬌗，然后再按Ⅱ类 1 分类错𬌗的方法进行后两步治疗。

3. 临床治疗步骤

(1)初诊　收集临床资料，取模，全面检查患者情况，摄曲面断层片、头侧位片、手腕片及牙面像了解患者问题所在及生长发育情况。

(2)第一次复诊　取工作模，用烤软的蜡条𬌗重建，一般下颌前伸至切对切关系，前牙垂直向打开 3～4 mm，注意上下颌中线对齐。64│46／4 分牙。将模型及蜡𬌗送至制作室制作 Herbst 矫治器。

(3)第二次复诊　试戴 Herbst 矫治器。使用黏结强度高的黏结剂先把上颌部分矫治器黏结，再黏结下颌部分矫治器，装配好左右套管及活塞杆，检查开闭口是否能自由运动，活塞杆是否过长，大张口时活塞杆有无脱出等情况。遵医嘱。

(4)对于覆盖过大，一次不能前伸到位的患者，在治疗过程中根据需要时可在活塞杆上加一小段套管，使下颌再向前伸。

(5)一般用 Herbst 矫治器治疗 6～8 个月后，磨牙达到Ⅰ类关系或轻近中关系，上、下颌骨矢状向不调明显改善，此时可停止使用 Herbst 矫治器，使用 Activator 再保持半年至 1 年。

4. 临床应用可能出现的问题

(1)治疗开始的第一周，咀嚼困难。咀嚼肌及颞颌关节区可能有暂时性轻触痛，常发生触痛的肌肉为二腹肌的后腹。个别患者有暂时性的关节弹响。嘱患者进软食，做好解释工作。

(2)治疗开始的第一个月，注意检查矫治器有无折断，带环是否松动。

（3）治疗后产生双重咬合，可能由于治疗时间不足引起，可适当延长治疗时间。

（4）部分患者磨牙关系过度矫治为Ⅲ类关系，矫治结束时上、下牙弓的牙尖交错咬合关系不良。这可在保持阶段及正牙阶段解决。

5. 复发与保持

由于使用 Herbst 矫治器矫治Ⅱ类错𬌗疗程短，牙、骨、肌肉的改建跟不上新建立的下颌位置，有的患者治疗结束时上、下牙弓的咬合关系不良，在一定程度上可能引起复发。此外，不利的生长型，口腔不良习惯未完全破除，也可引起复发。复发一般多发生在矫治结束后 6 个月内。因此，可使用 Activator 作为治疗结束后的保持器以建立稳定的𬌗关系，保持疗效。另外，在恒牙列早期使用 Herbst 矫治器治疗Ⅱ类错𬌗，由于恒牙完全萌出，治疗后有利于建立良好的牙尖交错关系，使复发的

可能性大大降低。

（六）Herbst 矫治器的优缺点

1. 优点

Herbst 矫治器全天 24 小时戴用，持续作用；不需要患者的合作；疗程较短，一般 6～8 个月；疗效肯定。

2. 缺点

Herbst 矫治器实验室制作复杂；试戴矫治器增加了复诊次数，费用相对昂贵。目前，国内已有应用报告，正在进行材料的国产化研究，以便推广使用这种矫治器。

总之，Herbst 矫治器只要使用正确，可以有效地治疗Ⅱ类错𬌗，其短期疗效和长期疗效都稳定、可靠。

二、Jasper Jumper 矫治器

Jasper Jumper 矫治器是一种和固定矫治器共同使用的，快速矫治Ⅱ类错𬌗的功能矫治器。它可看作是 Herbst 矫治器的改良，能产生持续、轻的弹力，使下颌功能性前伸。Jasper Jumper 矫治器的戴入、加力、取下和保持口腔卫生都很容易，而且不干扰牙的移动，患者对矫治器容易适应。

（一）Jasper Jumper 矫治器的矫治原理

（1）TMJ 的生长改建，类似于 Herbst 矫治器。

（2）下颌牙列顺牙槽骨前移。

（3）压入及向后移动上磨牙，偶尔出现后牙开𬌗。

（4）压入下切牙，改善覆𬌗。

（5）如果上颌不使用硬的缩小的主弓丝或不使用横腭杠，弹性杆的反作用力可使上颌磨牙间宽度将增大。

（二）Jasper Jumper 矫治器的组成

Jasper Jumper 矫治器（图 8-7）由左右两侧的弹性杆（图 8-8）及其附件组成。每侧包括：弹性杆（不同型号）1 支，固位球 1 个，固位针 1 个，上颌颊面辅

弓管 1 个，下颌就位辅弓 1 根（可无）。弹性杆具有不同型号，长度从 26～38 mm 不等，每隔 2 mm 增加一个型号。弹性杆中间为不锈钢弹簧，外面包被塑料，两端连接具有小孔的金属接头，以便与固定矫治器相连。弹性杆是 Jasper Jumper 矫治器的作用力部件，能产生 1～16 盎司（28～454 g）的持续力

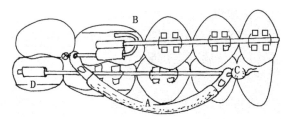

A. 弹性杆　B. 固位针　C. 固位球　D. 带环
图 8-7　Jasper Jumper 矫治器示意图

量前伸下颌。当弹性杆伸直时，处于无力状态，当弹性杆弯曲变形后产生推力（图 8-8）。一般来说，弹性杆弯曲变形 4 mm，可产生 8 盎司（约 227 g）力，足以推动下颌向前，如果变形大于 4 mm 并不能产生更好的疗效，弹性杆反而由于内应力过大，容易折断。

固位针（图 8-7B）的作用是将弹性杆连接固定

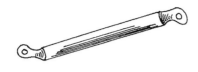

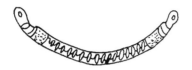

图 8-8　弹性杆示意图

在上颌磨牙颊面辅弓管后方。塑料固位球（图 8-7C）的作用是附着固定在下颌固定矫治器主弓丝或辅弓丝后，形成阻挡，以使弹性杆穿入主弓丝或辅弓以后形成弯曲变形，产生推力。

下颌固定矫治器可以做不同的设计以连接弹性杆。具体设计见后。

（三）Jasper Jumper 矫治器的制作及就位

首先确定弹性杆的型号。让患者在 ICP 位咬住不动，然后使用直尺测量上颌第一磨牙颊面辅弓管近中到下颌固位小球远中面的距离。在此长度上加 12 mm，便是 Jasper Jumper 矫治器弹性杆的适合尺寸，在成品弹性杆中选择出该型号（图 8-9）。如果没有这个规格的弹性杆，可选择大一号的弹性杆，只是在就位时让上颌固位针在磨牙颊面辅弓管中更向后伸出一些便可。注意，每个弹性杆都标有UR（上颌左侧）或 UL（上颌左侧）及型号。不要把弹性杆倒置或放错左右侧，否则将引起咬合问题及弓丝、锁挡的折断。

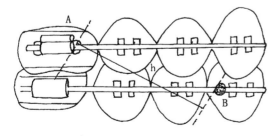

A. 上颌第一磨牙带环辅弓管近中　B. 下颌固位球远中
h. A 至 B 间长度

图 8-9　确定弹性杆的长度和型号

然后，将弹性杆在口内安置就位。弹性杆的上颌小孔用带固位球的固位针穿入，再将固位针从上颌磨牙颊面辅管的远中穿入，将固位针回折。远中端留下 2～3 mm，以便弹性杆能自由滑动（图 8-7）。

有几种方法将 Jasper Jumper 矫治器的弹性杆连接到下牙弓上。

（1）直接法（图 8-10）　在下颌主弓丝方丝尖牙锁槽的远中做外展曲，第一双尖牙不粘锁槽。先把固位球穿入下颌弓丝固定在外展曲附近，再把弹性杆的下颌孔穿入弓丝，然后结扎弓丝入锁即可。这种方法直接把弹性杆下端附着在主弓丝上，不需要其他附件。但缺点是双尖牙未粘锁槽将伸长；且由于弹性杆下端活动范围不大，张口可能受限；如果下颌弓丝折断，Jasper Jumper 弹性杆的力量将全部传递到下前牙，这将使下前牙唇倾、压入，造成开𬌗，拔牙病例使用这种附着方法很难关闭间隙。

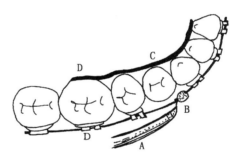

A. 弹性杆　B. 固位球　C. 舌侧丝　D. 磨牙带坏

图 8-10　直接法

（2）辅弓法　使用辅弓将弹性杆连接至下牙弓（图 8-11）。将辅弓的近中端焊接在特制的固位锁上，固位锁附着在下颌尖牙和双尖牙之间，然后将弹性杆下端小孔穿入辅弓，辅弓远中端越过下颌第一磨牙锁槽，弯折固定在其远中，辅弓丝为方丝，直

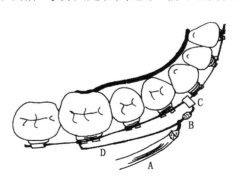

A. 弹性杆　B. 固位球　C. 固位锁　D. 辅弓

图 8-11　辅弓法

径为 0.018 英寸（0.045 72 cm）× 0.025 英寸（0.063 5 cm）。这种方法可使患者自由张口；矫治过程中不影响关闭间隙；弹力的一部分传递至磨牙，如果弓丝折断，对下前牙没有力量。但这种方法需要在制作室弯制辅弓和焊接，而且需额外购买固位小锁。

（3）辅弓管法　也要使用辅弓，但需在下颌第一磨牙使用颊面辅弓管（图 8-12）。使用方丝弯制片段辅弓，其近中端弯到尖牙和双尖牙之间的主弓丝上，然后在辅弓上穿入固位球。在辅弓远中端做一内展曲，以便辅弓与主弓丝有一定距离，最后将辅弓远中端插入下颌第一磨牙颊面辅弓管。这种方法制作容易，取材便宜，矫治器活动范围大，可以自由张口；如果辅弓折断，对牙弓没有副作用；调整或去除 Jasper Jumper 很容易。如果需要再加力，可在下颌固位球近中加一固位小锁即可。

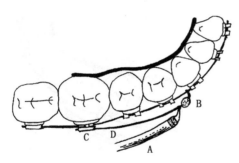

A. 弹性杆　B. 固位球　C. 辅弓管　D. 辅弓

图 8-12　辅弓加辅弓管法

（四）Jasper Jumper 矫治器的适应证

Ⅱ类1分类及Ⅱ类2分类，伴有或不伴有牙列拥挤。另外，也可用于增强上后牙支抗，或用于矫治Ⅲ类错𬌗上颌发育不足者。

（五）Jasper Jumper 矫治器的临床应用及注意事项

1. 初诊

收集临床资料、取模、摄片及照像，诊断、制定治疗计划。

2. 第一次复诊

4 个第一磨牙分牙簧，如需拔牙则拔牙。

3. 第二次复诊

4 个第一磨牙带环，粘全口锁槽，先用约 6 个月

时间排齐（具体视情况而定），直至换用方丝，预备支抗。在固定矫治器治疗阶段，最重要的是预备支抗控制下前牙唇倾。前牙排齐后换用方丝，直至最大型号的方丝能够放入槽沟，弓丝的末端回折。如果第二磨牙萌出，也可在上面做带环，增强支抗。另外，可在上颌磨牙间使用腭杠，下颌使用舌弓来增加支抗。控制下前牙唇倾，可以在方丝下前牙段做冠舌向转矩，或使用带有转矩的下前牙锁槽。弓丝的更换由细到粗，直到换为接近槽沟宽度的粗方丝，再考虑放置 Jasper Jumper 矫治器。

4. 戴用 Jasper Jumper 矫治器

按照上文所述方法选择弹性杆的型号，制作并就位 Jasper Jumper 矫治器。第一次戴矫治器时，让上颌磨牙颊面辅弓管中的固位针尽量向后滑出，使矫治器处于无力状态。1～2 周后复诊，再将上颌固位针前移，加力。加力后，Jasper Jumper 矫治器弯曲成弓形，迫使患者下颌前伸。对于正常或低角型患者，弹性杆加力使之产生 4 mm 变形，将产生 8 盎司（227 g/侧）的力。而高角型患者，弹性杆加力后应只变形 2 mm，每侧产生 150 g 左右的力，防止下颌过度后旋。训练患者缓慢开闭口，避免过大张口。如果弹性杆滑动不好时，教患者用手指解除锁结，使之自由滑动。避免故意咬住弹性杆，而导致杆折断。

Jasper Jumper 矫治器就位后，要仔细检查弹性杆是否能自由滑动，并保证矫治器不压迫牙槽及黏膜。

注意，如果上颌不需要扩弓，上颌使用硬的较牙弓稍缩小的方丝，防止弹性杆的副作用使上颌牙弓扩大。下颌则使用最粗的方丝，完全就位于锁槽中。下颌还可使用带曲的舌弓增强支抗，除拔牙病例中允许磨牙前移者外。上颌如果支抗不足，可增加横腭杠。

嘱患者维持口腔卫生，矫治器如有脱落及折断，随时复诊。

5. 复诊

注意检查矫治器有无折断，是否有力使下颌前伸。再加力时。将上颌固位针每侧向前拉伸弯折，使上颌磨牙颊面辅弓管后的固位针长度变短 1～2 mm 即可（高角患者每侧变短 1 mm）。在加力过程中，固位针应始终保持向后伸出颊面管 2～

4 mm。再加力的另一种方法,是在下颌固位球近中加阻挡钩,使固位球向远中移动1~2 mm。一般使用 Jasper Jumper 矫治器治疗6~9个月,上、下颌骨矢状关系基本协调后,继续使用 Jasper Jumper 矫治器不加力治疗3~4个月,然后固定矫治器完成治疗,最后做保持器,保持疗效。

（六）Jasper Jumper 矫治器的优缺点

1. 优点

结构简单,容易保持口腔卫生;不需患者配合,疗效肯定;力量控制性好;可以和固定矫治器同时使用,又不相互妨碍;24小时持续作用。

2. 缺点

需要特制的功能附件,目前国内尚无国产化成品供临床使用。

（黄　宁）

参 考 文 献

1　姜若萍,傅民魁. 安氏Ⅱ类1分类错𬌗患者亲代的𬌗型研究. 口腔正畸学,1998,2:77~79

2　姜若萍,傅民魁. 安氏Ⅱ类1分类错𬌗患者亲子间颅面特征相似群体相关分析研究. 中华口腔医学,2001,36(2):143~145

3　徐信,纪昌蓉. 不同骨骼形态中关节窝位置的研究. 现代口腔医学杂志,2002,16(1):60~61

4　郑旭,林久祥,谢以岳. 安氏Ⅱ类错𬌗软硬组织面形相关性研究. 口腔正畸学,2000,7(2):62~65

5　施洁珺,曾祥龙. Ⅱ类1分类青少年颞下颌关节盘-突-窝位置关系的 MRI 研究. 口腔正畸学,2006,13(1):30~33

6　傅民魁,张丁,王邦康等. 中国25392名儿童与青少年错𬌗畸形患病率的调查. 口腔正畸学,2002,9(4):151~153

7　于晓惠,黄金芳. 正常𬌗人颅面部牙-骨骼-软组织结构形态及生长发育的对比研究. 中华口腔医学杂志,1989,24(1):30~33

8　徐如生,刘子军. 安氏各类错𬌗患者髁突位置的研究. 口腔正畸学,1995,2:5

9　Burstone CJ. Lip posture and its significance in treatment planning. Am J Orthod,1967,53:262~284

10　易炜. 功能矫形治疗对安氏Ⅱ类1分类错𬌗患者上颌骨生长方向和旋转影响的初步探讨. 学位论文. 成都,四川大学,2008

11　吴浩. 青少年正常𬌗及Ⅱ类1分类错𬌗不同生长型颌骨旋转特征及牙代偿初步探讨学位论文. 成都,四川大学,2008

12　任小华. 功能矫形治疗安氏Ⅱ类1分类错𬌗下颌旋转与髁突生长的头影测量初步分析. 学位论文. 成都,四川大学,2007

13　Sabine R. Effective condylar growth and chin positon change in activator treatment: a cephalometric roentgenographic study. Angle Orthod,2001,71:4~11

14　Pancherz H. Amount and direction of temporomandibular joint growth changes in Herbst treatment: a cephalometic long-term investigation. Angle Orthod,2003,73:493~501

15　Pancherz H. Temporomandibular jonit growth changes in hyperdivergent and hypodivergent Herbst subject: a long-term rotentgenographic cephalometric study. Am J Orthod Dentofacial Orthop,2004,126:153~161

16　Cozza P. Mandibular changes produced by functional appliance in class Ⅱ malocclusion: a systematic review. Am J Orthod Dentofacial Orthop,2006,129:599e1~599e12

17　Franka Stahl,Tigiano Baccetti,et al. Longitudinal growth changes in untreated subject with class Ⅱ division 1 malocclusion. Am J Orthod Dentofac Orthop,2008,134(1):124~137

18　Bishara SE,Jakobsen JR,et al. Changes in dentofacial structures in untreated class Ⅱ division 1 and normal subject: a longitudinal study. Angle Orthod,1997,67:55~66

19　Bishara SE. Mandibular changes in persons with untreated and treated class Ⅱ division 1 malocclusion. Am J Orthod Dentofac Orthop,1998,113:661~673

20　Hagg U,Taranger J. Maturation indicators and the pubertal growth spurt. Am J Orthod,1982,82:299~309

21　Baccetti T,Tranchi L,et al. The cervical vertebral maturation (CVM) method for the assessment of optimal treatment timing in dentofacial orthopedics. Semin Orthod,2005,11:119~129

22 Voudouris JC, Kuffinec MM. Improved clinical use of Twin-block and Herbst as a result of radiating viscoelastic tissue forces on the condyle and fossa in treatment and long-term retention: Growth relativity,2000, 117. : 247~266

23 Sabine R, Britt W, et al. Temporomandibular joint effects of activator treatment: a prospective longitudinal magnetic resonance imaging and clinical study. Angle Orthod,2002, 72:527~539

24 Pancherz H. Treatment of class 2 malocclusions by jumping the bite with the Herbst appliance: a cephalometric investigation. Am J Orthod, 1979,76: 423~442

25 Pancherz H. The Herbst appliance: Its biological effects and clinical use. Am J Orthod, 1985, 87:1~20

26 Giuntinia V; Toffolb L. Glenoid Fossa Position in Class Ⅱ Malocclusion Associated with Mandibular Retrusion. Angle Orthodontist,2008, 78(5): 808~812

第九章　其他功能矫治器

一、Twin block（双板）矫治器

Twin block 矫治器是 Clark 教授于 1982 年发明的一种改良 Activator 矫治器。它的优点是将𬌗垫、口外力、夜间牵引力、功能矫形力巧妙地结合在一起，具有制作简单、患者戴用方便、不影响咀嚼进食、适应证广、疗效快等特点。Twin block 矫治器由分别就位在上、下颌的具有导斜面的咬合导板组成。上、下导板的咬合接触面以 70°角交锁，通过咬合时斜面引导力的作用，使下颌骨向前移动，改善上、下颌骨矢状向不调。戴用 Twin block 矫治器如同戴用义齿一样，允许前方及侧方运动，患者可以戴着矫治器进食，较少影响正常口腔功能。另外，根据患者具体情况，可以增加使用矫形力和牵引力，辅助咬合斜导板，取得更好的临床疗效。目前，国内外应用较为广泛，效果较好。

（一）Twin block 矫治器的组成及制作

Twin block 矫治器可能是活动的，也可以是固定的。

1. 可摘式 Twin block 矫治器的组成（图 9-1）

由上、下颌两部分组成。

（1）上颌部分包括固位卡环、唇弓、舌弓或舌簧（需要移动个别牙时）、塑胶基托及导斜面。固位卡环为 $\underline{65\,|\,56}$ 的两个改良箭头卡，箭头卡的桥体上弯有螺旋小管，以备口外牵引时插入面弓时使用。另外，可以在上颌尖牙远中增加球状邻间钩加强固位。对于Ⅱ类 1 分类错𬌗患者，上颌一般需使用唇弓，内收前突的上前牙。双曲唇弓从 $\underline{65\,|\,56}$ 外展隙进入腭侧塑胶，形成连接体即可。但上前牙内收过多，不利于下颌前伸移位，影响功能矫形治疗的效果。因此，一旦上前牙内收到位，复诊时需调整唇弓，使之离开上前牙唇面，防止切牙过度内收。对于Ⅱ类 2 分类错𬌗患者，则不需要唇弓。使用舌

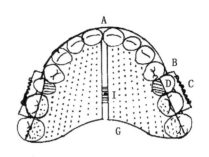

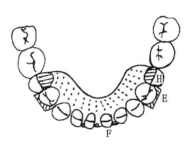

A. 双曲唇弓　B. 改良箭头卡　C. 螺旋小管　D. 上颌斜导面
E. 下颌前磨牙 delta 卡环　F. 下切牙球状临间钩
G. 塑料基托　H. 下颌斜导面　I. 螺旋扩大簧

图 9-1　Twin block 矫治器示意图

弓或舌簧，主要是为了改正内倾的上前牙，这在治疗Ⅱ类 2 分类患者时是必需的。上颌腭中缝处一般放置螺旋扩大簧，扩大牙弓，使扩大后的上牙弓能与从后缩位功能前伸了的下牙弓协调。

上颌咬合板塑胶可以是自凝塑胶，也可以是热凝塑胶，塑胶挡板覆盖上后牙的舌尖（图 9-1、图 9-2）。在上颌第二双尖牙的近中边缘嵴开始形成向远中的斜面，斜面延伸至相当于上颌第一磨牙近中面处，斜面的角度一般为 70°。上颌𬌗垫塑胶的远中端逐渐变薄形成楔状而结束。

（2）下颌部分包括固位卡环、塑胶基托及导斜面，固位卡环由下切牙区的牙间球状邻间钩和 $\underline{4\,|\,4}$ 上的圈形箭头卡组成。圈形箭头卡（图 9-

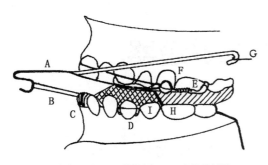

A. 改良面弓　B. 橡皮圈　C. 球状临间钩
D. 改良前磨牙箭头卡　E. 改良箭头卡　F. 双曲唇弓
G. 口外牵引橡皮圈　H. 上颌斜导面　I. 下颌斜导面
图 9-2　Twin block 矫治器侧面观

3)是特别设计的卡环,用来增加卡环与倒凹的接触面积,增强固位。与改良箭头卡比较,圈形箭头卡保持了改良箭头卡的基本组成,只是将改良箭头卡"V"形的箭头改为闭合的三角形或者是圈形箭头。经过这样改进,圈形箭头卡在每次戴入或取下时两圈形箭头不会开大,因而在复诊时不需弯折调整箭头,减少了因金属疲劳导致箭头折断的可能性。下切牙区的牙间球状邻间钩除了增强固位外,还可有效地阻止下切牙的倾斜。

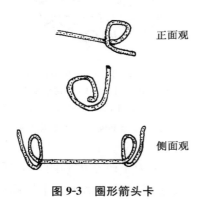

正面观

侧面观

图 9-3　圈形箭头卡

下颌咬合板塑胶覆盖双尖牙舌尖及少许下切牙。从下颌第二双尖牙远中邻面开始向近中形成斜面,斜面的角度为70°。下颌𬌗垫的塑胶向近中逐渐在尖牙区变薄(颊舌向)、变低,减少矫治器的体积,便于发音。此时尖牙区舌侧塑胶基托应加厚,防止矫治器折断。需要强调的是,下颌塑胶导斜面向远中伸展时一定不能接触到下颌第一磨牙的𬌗面,否则在矫正深覆𬌗时下磨牙的萌出将受阻。

上、下𬌗塑胶导板的角度一般为70°,这是经过反复实验的结果。导斜面为70°时,更有利于保持下颌前伸姿势位。(详见第十章)

2. 固定式 Twin block 矫治器

Twin block 矫治器可设计为直接粘固在牙齿上。这对混合牙列期牙齿不能提供较好的倒凹固位时特别有用。另外,对于不配合的患者也可将矫治器黏结在牙列上,戴用1~2个月后取下,嘱患者自行戴用。

(二)各种改良式 Twin block 矫治器

1. 改良型 Twin block 矫治器

Twin block 矫治器可以根据需要加用扩弓螺旋,弹簧等附件,形成改良型 Twin block 矫治器。例如,在上、下颌中线处分别使用扩大螺旋,分别扩大上、下牙弓(图9-4),或在矢状和冠状向加扩大螺旋矫正Ⅱ类2分类错𬌗、Ⅱ类1分类错𬌗伴有切牙内倾,以及牙面不对称发育者(图9-5)。

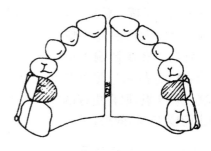

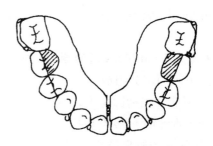

图 9-4　改良双板式矫治器

2. 反式 Twin block 矫治器(图9-6)

反式 Twin block 矫治器用于矫治Ⅲ类错𬌗。反式 Twin block 矫治器的斜面角度也为70°,方向相反。塑胶基托覆盖在下颌磨牙,上颌乳磨牙或双尖牙上。在上颌需加用矢状向扩大螺旋推上前牙向前。Ⅲ类错𬌗患者的上颌一般同时伴有长度和宽度发育不足,因此扩大螺旋摆放的方向要保证能两个方向上扩大上牙弓。

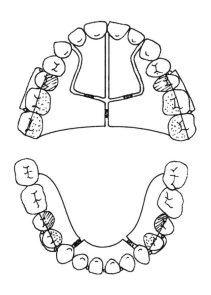

图9-5　改良双板式矫治器

使用反式 Twin block 矫治器时,可同时辅助使用Ⅲ类颌间牵引或面具前牵引上颌,以矫治Ⅲ类错𬌗。

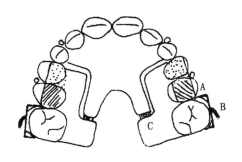

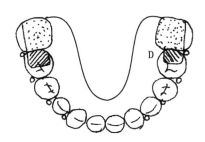

A. 上颌斜导面　B. 改良箭头卡及牵引钩

C. 螺旋扩大簧　D. 下颌斜导面

图9-6　反式 Twin block 矫治器

3. Twin block 矫治器的附件——改良式面弓

改良式面弓(图9-7)。是在一般面弓正中前方

处,焊接一个双曲唇钩而成。通过双曲唇钩,将颌间牵引与口外牵引勾连在一起。

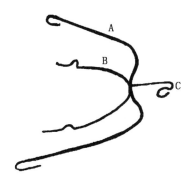

A. 口外弓　B. 口内弓　C. 双曲唇钩

图9-7　改良面弓

颌间牵引的方向是从双曲唇钩到下颌切牙区的球状邻间钩。牵引力方向基本为水平向,消除了常规颌间牵引向上的分力。颌间牵引只在晚上使用,加强 Twin block 矫治器咬合斜面前伸下颌的作用。因为,在晚上患者神经肌肉松弛,下颌不能自主地保持在前伸位,此时使用水平颌间牵引力可补偿此不足,使下颌始终处于前伸位。

当患者伴有上颌发育过度时,可使用口外牵引,对上颌施加矫形力,抑制上颌复合体生长。患者具有不利的垂直生长型时也需要用矫形力控制其生长方向。口外牵引的垂直分力通过上颌矫治器对上后牙及腭侧施加压入力,限制上颌向下生长,这有利于矫治具有垂直向生长不调的Ⅱ类错𬌗。

(三)Twin block 矫治器的适应证

Ⅱ类错𬌗,下颌后缩,伴有或不伴有上颌前突;Ⅱ类错𬌗,伴有或不伴有垂直生长不调;Ⅲ类错𬌗;面部不对称畸形等。

(四)Twin block 矫治器的临床应用及注意事项

以治疗不伴拥挤的Ⅱ类1分类错𬌗为例。

1. 初诊

收集临床资料,取模,摄片及照像,分析诊断,制定治疗计划。

2. 第一次复诊

𬌗重建。取工作模,训练患者下颌前伸,在下颌前伸位咬烤软的蜡条，重建𬌗。一般下颌前伸5～7 mm。前牙可呈切对切关系，前牙间打开咬合约2～4 mm，第一双尖牙区打开咬合5～6 mm。这时磨牙间可有2 mm间隙，以利于下后牙萌出，减少深覆𬌗。如果患者超𬌗大于10 mm，则一次最多前伸7 mm，在治疗过程中逐渐加力再导下颌向前。

对于功能性下颌偏斜的患者，重建𬌗时应对齐中线。另外，在治疗过程中，Twin block矫治器的咬合斜面可通过在单侧增加塑料加力，改正下颌位置不正，中线不齐及颊段关系不调。

3. 修整工作模

按𬌗重建上𬌗架，送制作室制作Twin block矫治器。具体制作方法见前。

4. 第二次复诊

试戴口内矫治器，注意矫治器的固位情况，有无压痛及黏膜刺痛，可适当缓冲。教会患者当上、下颌矫治器咬合在一起时，下颌顺着导斜面前伸。向患者解释Twin block矫治器的作用原理，取得患者的配合。

前3天，患者吃饭时可取下矫治器，1周适应后进食时也要持续戴用Twin block矫治器，要让患者明白，只有戴着矫治器吃饭，才能增大矫治力，增强疗效。

如果上颌有扩弓螺旋，第1周先不扩大上牙弓。从第2周开始，由患者自己每周旋转螺旋1/4圈，逐渐扩大上牙弓直到与下牙弓宽度相适应。

患者戴用口内矫治器1周后，可在晚上加用颌间水平牵引和口外牵引（如果需要）。调整改良面弓，使口外弓末端稍向上倾斜，高于口内弓平面。口外牵引力的方向通过上颌复合体的阻力中心，口外力每侧为300～500 g。

颌间牵引的橡皮圈从下颌切牙区的球状邻间钩挂到改良面弓的双曲唇钩上。颌间牵引力约为150 g。具有垂直生长型的患者应尽量减少牵引时间。如果下前牙已经唇倾，减少牵引力。

5. 以后复诊

在随后的复诊中，注意矫治器的固位情况，上牙弓扩大后是否与下颌协调，防止过度扩弓。

若患者超𬌗过大，一次不能前伸到位，可在Twin block矫治器上颌导斜面的近中增加自凝塑料，使下颌逐步再次前伸。

6. 深覆𬌗与前牙开𬌗的矫治

在治疗过程中，通过逐渐调磨降低上颌矫治器磨牙区的自凝塑胶，让下后牙向上萌出，减少深覆𬌗。每次调磨1～2 mm，患者戴上矫治器后，下后牙和上颌塑胶𬌗垫间的距离允许探针自由通过即可。而上颌导斜面在治疗过程中不能降低高度。只有在上颌前伸到位，积极治疗结束时，再调磨上颌导斜面及下颌部分矫治器，改正双尖牙区的开𬌗状态。

对于前牙开𬌗的患者，磨牙区的塑胶不能调磨，要始终保持塑胶𬌗垫与后牙接触，抑制后牙伸长。此时应调磨去除前牙区𬌗间塑胶，前牙可粘结锁槽，使用橡皮圈进行颌间垂直牵引，解除开𬌗。

7. 保持期

一般使用Twin block矫治器矫治3～6个月，牙弓矢状向关系得到矫正，面形改善。但此时双尖牙区的咬合关系仍未完全建立，可使用带有斜面的上颌Hawley式活动保持器，保持已矫正了的矢状关系，同时让双尖牙萌出。上、下颌双尖牙一般在4～6个月达到咬合接触。

8. 其他

对于需要进一步排齐牙列的患者，可换用固定矫治器进一步治疗。

（五）Twin block矫治器的优缺点

矫治器分上、下颌两部分，体积较小；不影响口腔正常功能，不影响咀嚼及发音，可全天戴用，疗效快；配合牵引，使患者下颌在夜间仍保持在功能前伸位，适应证广。但Twin block矫治器治疗过程中，双尖牙区暂时无咬合接触，需在保持阶段进一步调整。

二、Bass 矫治器

Bass 矫治器是一种由不同部件组成的,可灵活装拆的功能矫治器。它通过口外牵引抑制上颌生长,抑制上牙弓向前,促进下颌骨生长,矫正骨性Ⅱ类错𬌗。另外,通过 Bass 矫治器还可对上切牙进行转矩。

(一)Bass 矫治器的矫治原理

1. 通过口外牵引,重力抑制上颌骨向前生长。
2. 通过上颌转矩弹簧使上切牙转矩。
3. 上牙弓整体后移。
4. 延缓上磨牙萌出。
5. 通过扩弓簧,扩大上牙弓。
6. 导下颌向前,促进下颌骨生长。
7. 解除异常的口周肌压力。

(二)Bass 矫治器的组成及制作

1. Bass 矫治器的组成

Bass 矫治器由 3 部分构成:上颌部分、下颌部分和支撑口周软组织的唇挡及颊屏。这 3 部分通过埋在上颌部件塑胶里的金属小管自由相连,根据患者的具体情况做出选择。

2. Bass 矫治器上颌部分的制作

矫治器的上颌部分包括固位卡环、转矩弹簧、口外牵引管、连接管、腭中缝螺旋扩大簧和塑胶基托(图 9-8)。

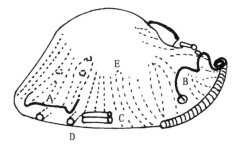

A. 改良箭头卡　B. 切牙转矩弹簧　C. 口外牵引管
D. 水平连接管　E. 塑料基托

图 9-8　Bass 矫治器上颌部分

在上颌第一磨牙或第二乳磨牙上使用 0.7 mm 的不锈钢丝,做改良箭头卡作固位用。在上切牙上

用 0.6 mm 的钢丝做转矩弹簧,同时也有辅助固位作用。转矩弹簧在 <u>21 | 12</u> 形成两个直径约 2.5 mm 的小圈,增加弹性,也可为口外牵引和颌间牵引提供支抗。切牙弹簧离开龈缘约 1 mm。切牙弹簧从中切牙远中邻间进入腭侧,形成连接体。如果需要扩大上牙弓,可在上颌放置螺旋扩大器。在上颌尖牙,双尖牙区颊侧部位的塑料里纵向包埋含双管的金属小管,上面的一个作为口外牵引面弓插入管,下面的一个为连接管,可连接唇挡等附件。在上颌第一磨牙𬌗面的塑胶里横向包埋两水平小管,两管相距约 1 cm,可连接颊屏等附件。约在上颌第一磨牙腭侧面位置的塑料里,包埋两垂直的金属管,两管相距约 1 cm,可连接下颌舌屏。金属管的内径为 1.2 mm。

Bass 矫治器的塑胶基托覆盖整个腭部,上颌切牙唇面覆盖约 2 mm 的塑料,而前牙腭侧基托组织面缓冲 2～3 mm,但在前牙腭侧切缘处需保留 1.5 mm 的塑胶阶梯(图 9-9)。只有这样,上切牙才能在转矩弹簧的作用下产生根转矩运动。如果阶梯磨除,切牙冠部也将向后移动。整个上颌牙的𬌗面也覆盖塑胶。

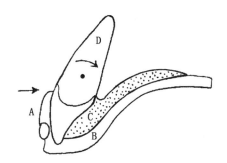

A. 切牙转矩弹簧　B. 塑料基托　C. 腭侧缓冲区　D. 上切牙

图 9-9　上前牙转矩

3. Bass 矫治器的下颌部分(图 9-10)

如果患者需要同时导下颌向前,则制作矫治器的下颌部分。下颌部分由连接丝和塑料舌屏两部分组成。咬合重建后将工作模上𬌗架,将上颌部分矫治器就位。先用 1.2 mm 的不锈钢丝弯制连接丝。连接丝一端从上颌腭侧垂直连接小管伸出,向

下至下颌舌侧,再弯折向上至另一垂直连接管内。连接丝距离舌侧黏膜约 1.5 mm。塑胶舌屏前后宽度为磨牙至双尖牙区,伸展至下颌舌侧沟,厚度约为 2 mm。最后取下下颌部分,打磨、抛光。

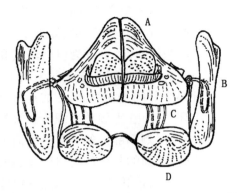

A. 上颌部分　B. 颊屏　C. 下颌舌侧翼　D. 下颌唇挡

图 9-10　整个 Bass 矫治器示意图

4. Bass 矫治器的软组织支撑部分(图 9-10)

如果需要,可制作颊屏,唇挡,以解除软组织压力。首先工作模在𬌗重建的关系上上𬌗架,将上颌部分矫治器就位,修整模型,铺蜡(如 Fränkel Ⅱ 型),使用 1.2 mm 钢丝弯制连接丝,颊屏连接丝两末端插入上颌磨牙𬌗面塑胶内的水平连接管,唇挡连接丝的两末端插入上颌矫治器左右两侧口外牵引管下的连接管。然后,如同制作 Fränkel Ⅱ 型矫治器那样糊塑自凝塑胶,形成颊屏和唇挡。

(三)Bass 矫治器的适应证

Ⅱ 类错𬌗,上颌发育过度,下颌发育不足,或两者俱有。

(四)Bass 矫治器的临床应用及注意事项

1. 初诊

收集临床资料,取模,摄片及照像,分析诊断,制定治疗计划。

2. 第一次复诊

再取工作模,𬌗重建。一般下颌前伸至切对切关系,后牙垂直打开 4~5 mm。用烤软的蜡条记录新的下颌位置,注意上、下中线对齐。然后上𬌗架。照前述方法制作 Bass 矫治器。除矫治器的上颌部分外,其他组分可根据患者 Ⅱ 类错𬌗的不同机制而灵活选择。

3. 第二次复诊

试戴口内矫治器。检查有无压痛病及固位情况。如果上颌骨过度发育需口外牵引,则制作头帽。口外牵引可以使用 J 钩,插入前牙区的转矩弹簧上的两个小圈中进行;也可以使用面弓,插入上颌矫治器尖牙、双尖牙区颊侧的口外牵引管中进行。每侧施加 500~1 000 g 的重力,夜晚使用。螺旋扩大簧每周转动 90°,扩大上牙弓。

嘱患者在 1~2 周内逐渐适应矫治器,以后再加用口外牵引力。

4. 以后复诊

每次复诊应检查矫治器有无不适;上牙弓扩大情况,是否与下牙弓相适应。可通过逐渐调磨上颌矫治器双尖牙、磨牙𬌗面的塑料,引导下后牙伸长,改正深覆𬌗。

5. 其他

一般使用 Bass 矫治器 8~12 个月,可矫正上、下颌骨矢状方向上的不调。以后换用固定矫治器进一步排齐牙列,完成治疗。

(五)Bass 矫治器的优缺点

1. 优点

可以和口外力联合使用,有效抑制过度发育的上颌;根据不同的病理机制,灵活选择不同附件。

2. 缺点

需要患者的配合,对不配合的患者疗效不肯定,制作较复杂。

三、磁力功能矫治器

磁力在口腔科学中应用已有很长时间,然而磁力在正畸的应用仅有 30 多年,磁力应用在功能矫治器中只是近 20 年的事情。磁力功能矫治器是利用上、下磁铁相吸引或相排斥的方法,强迫下颌矢状向前伸的一种功能矫治器。

(一)磁力功能矫治器的矫治原理

传统的功能矫治器的治疗原理是使下颌处于前伸位,刺激下颌的生长改建。其作用是被动型的,只是将肌肉产生的牵张力通过矫治器传递至牙、牙槽及颌骨上。而磁力功能矫治器是通过磁力主动引导下颌至前伸位,这可解决传统功能矫治器睡眠时由于肌肉松弛导致下颌后坠,不能使下颌处于前伸位的问题。因为磁力可以持续有效地产生吸引力抵抗下颌下坠,因而可以产生更好的疗效。

磁力与常规生物机械力(如弓丝、橡皮圈、螺旋弹簧等产生的力)相比,具有以下特点:

①力的大小与距离的平方成反比;

②具有空间定向吸引性,吸引力可穿透物体;

③无摩擦,磁力和磁能相对稳定;

④只在事先确定的范围内起作用。

因此,磁力的一个最大特点是随着距离变化而力值发生改变,在最小距离时产生最大的力。

铝镍钴(AlNiCo)合金是较早使用的磁铁,现多使用钐钴磁铁(Sm_2Co_{17})和钕铁硼($Nd_2Fe_{14}B$)磁铁。钕铁硼的磁力较钐钴大,但较钐钴磁铁容易腐蚀,易脱磁。为了防腐蚀,磁铁在使用之前需经3层包埋,前2层使用特殊包埋液包埋,最后再将磁铁包埋在自凝塑胶里(除两磁铁接触面外)。这样,一块磁铁的包埋厚度约为0.5~0.6 mm。

(二)磁力功能矫治器的组成与制作

1. Twin block 式磁力矫治器(图9-11)

其结构和制作与 Twin block 矫治器的制作相同。矫治器分上、下颌2部分,在上、下颌以70°相交的塑料斜导面里,包埋两块稀土永磁铁,异极相对产生吸引力(图9-12)。注意两磁铁接触面不包埋塑料,磁铁接触时单侧磁力大小为300 g 左右比较合适。力量太小,不起作用;力量太大,易使矫治器脱位。

2. Activator 式磁力矫治器(图9-13)

矫治器分上、下颌两部分,在其咬合板伸出颊侧的塑胶里包埋有磁铁。当上、下颌两部分矫治器在口外吸引在一起,外观如同 Activator,因而得名。矫治器的固位装置为第一磨牙上的改良箭头卡和上、下颌的唇弓。后牙的𬌗面有塑胶𬌗板,以脱离牙锁结。磁铁包埋在颊侧塑料里,一般上颌磁铁放

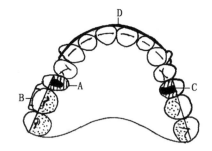

A. 斜导面 B. 改良箭头卡 C. 磁铁块 D. 双曲唇弓

图 9-11 Twin block 式磁力功能矫治器

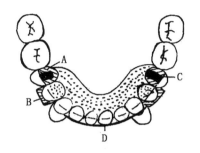

A. 上颌部分 B. 下颌部分 C. 斜导面及磁铁

图 9-12 Twin block 式磁力功能矫治器侧面观

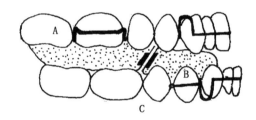

A. 改良箭头卡 B. 双曲唇弓 C. 磁铁

图 9-13 Activator 式磁力功能矫治器侧面观

置在尖牙远中颊侧,下颌磁铁放置在第一双尖牙远中颊侧,异极相对,约有25°倾斜角。如果患者深覆𬌗,超𬌗大,下颌磁铁可放置得更后一些,临床上两磁铁的距离一般控制在7 mm 以内。如果超过7 mm,则磁力太小,不能引导下颌前伸。

3. Vardimon 导板式磁力矫治器(图9-14)

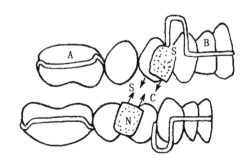

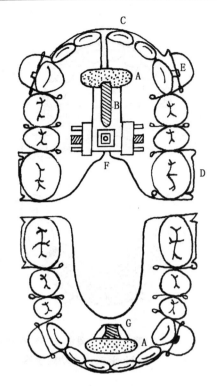

A. 磁铁　B. 斜导杆　C. 双曲唇弓　D. 改良箭头卡
E. 尖牙固位装置　F. 螺旋扩大簧　G. 下颌斜导面及槽

图 9-14　Vardimon 式磁力功能矫治器

　　系由学者 Vardimon 设计的一种磁力功能矫治器（Functional orthopedic magnetic appliance）。矫治器分上、下颌 2 部分。矫治器的固位装置包括第一磨牙上的改良箭头卡、唇弓及弹力橡皮圈固位。弹力圈（图 9-15）是专门设计供磁力矫治器固位用的。这种固位形式可设计在尖牙上或上颌中切牙上。如果设计在尖牙上，可在双曲唇弓的双曲部位焊接小钩或弯制小圈，作为橡皮圈的附着部位，然后在尖牙唇面黏结正畸纽扣或 Begg 锁槽。当矫治

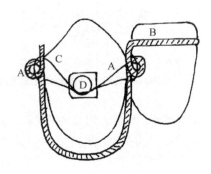

A. 弯制小圈或焊接小钩　B. 双曲唇弓
C. 橡皮圈　D. 尖牙唇面黏结纽扣

图 9-15　尖牙弹力橡皮圈固位装置

器戴入时，将套在唇弓双曲上的橡皮圈拉开置于黏结在尖牙上的纽扣或 Begg 锁槽的龈方，就可抵抗磁力相吸时矫治器的脱位力，增加矫治器的固位（图 9-16）。如果这种弹性固位装置设计在上前牙时，原理相同，只是在上中切牙远中做一直角形弯曲，在曲的两个臂上焊接小钩或做小圈，在中切牙上黏结两纽扣即可（图 9-17）。临床应用发现，这种装置固位良好，不会造成牙齿伸长萌出。这是因为弹力橡皮圈造成的伸出力在咬合时与矫治器拾垫产生的压入力平衡所致。弹力橡皮圈一般使用链状橡皮圈，每 4～6 周更换 1 次。另外，如果固位不足，可在牙弓颊段增加邻间钩。

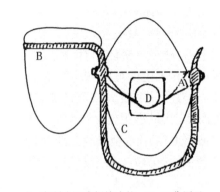

A. 弯制小圈或焊接小钩　B. 双曲唇弓
C. 尖牙唇面黏结纽扣　D. 橡皮圈

图 9-16　双曲小钩连线应与拾平面平行

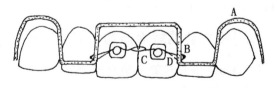

A. 双曲唇弓　B. 焊接小钩　C. 纽扣　D. 橡皮圈

图 9-17　上切牙弹力固位装置

　　Vardimon 导板式磁力矫治器的上颌部分由塑胶基托、磁铁、导斜面（或斜导棒）、扩大螺旋及其连接体组成。两块经覆盖的圆柱形磁铁包埋在上颌切牙腭侧塑料里，磁铁后有导斜面或斜导棒（图 9-18）。斜导棒的前端向后弯曲与水平面成 45°角，以更好地引导下颌前伸。扩弓螺旋置于腭中缝，一弯曲成 130°连接体的扩弓螺旋与上颌磁铁连接在一起。矫治器下颌部分由塑胶基托、磁铁、导斜面组成。2 块经覆盖的圆柱形磁铁包埋在下切牙舌侧塑料里，后面紧接导斜面，导斜面中间有一浅槽，可引

导上颌的斜导棒入位(图 9-19)。上、下导斜面(或斜导棒)约成 70°角。因此,闭口时除有磁力引导下颌前

伸外,上、下导斜面也辅助推动下颌向前。根据需要,也可在下颌中缝处加用扩弓螺旋,扩大下牙弓。

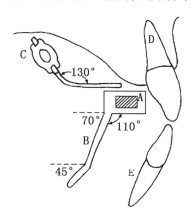

A. 磁铁　B. 斜导杆　C. 螺旋扩大簧　D. 上切牙　E. 下切牙

图 9-18　上颌磁铁、斜导杆、扩弓螺旋关系

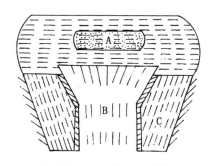

A. 磁铁　B. 小槽　C. 导斜面

图 9-19　下颌磁铁、斜导面、浅槽的关系

(三)磁力功能矫治器的适应证

Ⅱ类错𬌗,或Ⅲ类错𬌗。

(四)磁力功能矫治器的临床应用及注意事项

1. 初诊

收集临床资料,取模,摄片及照像,分析诊断,制定治疗计划。

2. 第一次复诊

𬌗重建,取工作模。

3. 实验室制作

将工作模在𬌗重建位置上上𬌗架,照上述方法制作磁力功能矫治器。打磨、抛光。

4. 第二次复诊

试戴矫治器,注意矫治器在磁力相吸后的固位情况。嘱第一周进食时可暂不戴矫治器,逐渐适应后应 24 小时戴用。

5. 以后的复诊

患者在最初的 1 周并没有明显感觉到磁力,以后逐渐感到下颌被前牵。每次复诊时,注意适当调磨后牙区的塑胶𬌗垫,以利于后牙萌出,改正深覆𬌗。

6. 其他

患者一般经过 5～6 个月全天戴用磁力功能矫治器,可取得Ⅰ类磨牙关系。以后可晚间再戴用 3～6 个月以稳定疗效。如有必要,可进一步使用固定矫治器排齐牙列。

(五)磁力功能矫治器的优缺点

1. 优点

矫治器体积小,不影响口腔功能;24 小时戴用;夜间持续有效,疗程短,磁力较小,不对组织产生损伤。

2. 缺点

目前,国内无商品化正畸用稀土永磁铁供应;磁场能量太大,超过 5T 时,可能对组织造成损害。

四、个体化功能矫治器

通过以上章节介绍了几种功能矫治器,然而在临床中还有许多不同名目的功能矫治器。这就给初学者带来了困惑,到底患者选用什么样的矫治器,教师在讲授功能矫治器时,也陷于各种功能矫治器的名目中,不能很好地分门别类地教学。Graber 曾将功能矫治器分为简单功能矫治器、肌激动器、功能调节器 3 大类。其中,简单功能矫治器包括平面导板、斜面导板、前庭盾等;肌激动器又根据

下颌移位的大小分为肌张力型和肌动力型两小类；功能调节器包括 Fränkel 矫治器。实际上，目前所有的功能矫治器都可看做是由许多小部件组成的，每个部件对整个功能矫治器来说具有各自不同的功能。因此，只要我们深入地研究每个部件的功能，就可根据患者的颌骨、牙、软组织特征，生长发育状况和错𬌗的原因，选择不同的功能矫治器部件，设计出满足患者需要的个性化功能矫治器，达到事先制定的治疗目标。

（一）功能矫治器的部件及其功能

目前，所有的功能矫治器都由 3 个最基本的功能部分组成，当然这 3 个最基本的部分有各种变异形式。这 3 部分包括咬合板，其功能是引导或抑制牙萌出；盾或屏，其功能是使舌肌及口周肌产生新的肌功能平衡；𬌗重建，其功能是使下颌再定位。

1. 咬合板

咬合板可以是平面板或是斜面板，可位于前牙区也可在后牙区，可与单个牙接触，也可与多个牙接触。

通常，咬合板由塑胶做成，但咬合板的变异形式也可由不锈钢丝和其他材料制作。

当前牙区平面导板具有足够的厚度，使后牙脱离锁结，可以产生以下几方面的作用：

①后牙不同程度的萌出；

②抑制切牙萌出，或压入切牙；

③脱离后牙锁结，下颌可自由前伸，促进下颌生长（图 9-20）。

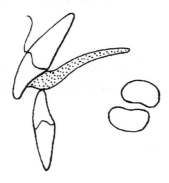

图 9-20　前牙平面导板

前牙区斜面导板具有与平面导板相似作用，此外，还可引导下颌前伸，刺激下颌骨生长（图 9-21）。

后牙平面𬌗板具有与前牙平面导板相反的作

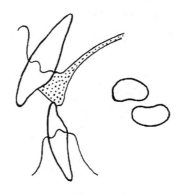

图 9-21　前牙斜面导板

用，抑制后牙萌出，前牙可有不同程度萌出，而使前牙覆𬌗加大（图 9-22）。

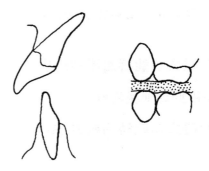

图 9-22　后压平面导板

后牙斜面翼板是为了矫正颊舌向错位后牙（图 9-23）。另外，Activator、Bionator 及类似矫治器的调磨后形成的诱导面，也可看做是后牙导斜面的变异形式。当调磨后形成的诱导面与上颌后牙的近中舌侧接触时，引导上后牙向后向颊侧移动；当诱导面与下颌后牙的远中舌侧接触时，引导下后牙向前向颊侧移动。通过诱导面不同的调磨方向和角度，使后牙在萌出过程中发生不同的移动，最终矫治为Ⅰ类磨牙关系。

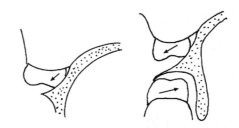

图 9-23　后牙斜面导板

另外，还有一些𬌗板的变异形式。如 Activator 的切牙帽，可以阻止切牙萌出；Fränkel Ⅱ型矫治器中与上切牙接触的腭侧前突弓,与下切牙舌隆突接触的钢丝,与上颌第一磨牙殆面接触的从颊屏伸出的殆挡丝。这些附件都可限制牙的萌出,而让对殆后牙无阻碍地萌出。

后牙单侧殆板可以抑制一侧后牙萌出,而使对侧后牙自由萌出(图9-24)。

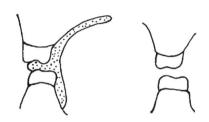

图9-24　后牙单侧殆板

2. 屏、盾

生长发育中的牙-牙槽组织具有可塑性,并对口周肌、舌肌的力量产生反应,发生改建。功能矫治器的一个重要作用是使牙弓内外,即口周肌与舌肌达到新的肌功能平衡,以利于建立新的下颌位置。前庭盾、Fränkel矫治器中的颊屏,唇挡,Bionator矫治器中的颊挡丝,都是训练、平衡口周肌的部件。Activator、Bionator等矫治器的上颌舌侧诱导丝,舌侧塑料翼,起着调节舌体位置、舌肌压力的作用。通过以上部件有机结合和使用,最终使不利的肌肉平衡趋向新的正常的神经肌肉平衡。

如果需要使牙弓扩大,则屏与盾在制作时不与牙槽组织接触,使牙齿有空间生长发育;反之,如果不需使牙弓扩大,则屏与盾要与牙槽组织接触,口周肌的力量通过屏与盾传递到牙槽组织,保持目前牙弓状态。

此外,屏、盾也可独立作为一种功能矫治器或训练装置,如前庭盾、唇挡。

3. 咬合重建

目前,所有的功能矫治器制作时都需要重建咬合,使下颌前伸(Ⅱ类错殆患者)或后退(Ⅲ类错殆患者),离开原有殆位,从而刺激肌肉神经,改变口腔生物力学环境,最终达到矫治骨性畸形的目的。

下颌位置的改变体现在三维空间上,即垂直向、前后向和横向的改变。

临床医生在咬合重建时,有关下颌在前后向、重直向改变的距离的意见尽管不一致,但总的目的是要打破原有口颌系统的神经肌肉平衡,为新的神经肌肉平衡的建立提供刺激和条件。这是今后需要进一步研究的问题。对于功能性下颌骨偏斜的患者,重建咬合时下颌骨可在横向移动中使之居中。如果只是牙不对称,如牙列的中线不齐,而没有骨骼不对称,则不必再横向移动下颌骨。

在功能矫治器的部件中,使下颌骨保持在殆重建后的位置上的部件有:Actioator和Bionator的下颌舌侧塑料翼,Fränkel Ⅱ型矫治器的下颌切牙舌侧钢丝或塑料,Herbst矫治器的金属套管和活塞杆装置,Jasper Jumper矫治器的弹性杆,Twin block矫治器上、下颌的导斜面。另外,唇弓、颊屏、唇挡等部件也可协助下颌处于新的位置。

4. 主动施力部件

以上介绍的功能矫治器最基本的3部分是被动施力部件。部件本身并不产生作用力,而是介导、传递肌肉收缩的力量到牙、牙槽及颌骨上。目前,功能矫治器也常使用主动施力部件,如螺旋扩弓簧、弹簧,以及磁力。

(二)举例说明

为了说明如何根据每个患者的具体情况做出具体设计,最后形成一个个性化的组合功能矫治器,通过使用该矫治器达到治疗目标,我们假设一个患者。该患者的临床问题包括:

1. 前后向

下颌后缩,发育不足;上颌发育基本正常;颏肌紧张,磨牙关系Ⅱ类。

2. 垂直向

前下面高短,下颌前上旋转水平生长型,下后牙槽高度不足。

3. 横向

上颌牙弓相对于前伸后的下牙弓小,左侧后牙正锁殆。

根据以上问题,我们确定治疗目标:促进下颌生长,增加下面高,协调面形,扩大上牙弓,使上、下牙弓协调,解除正锁殆。设计并形成功能矫治器。

1. 殆板

在上、下后牙间使用塑胶殆垫,在治疗过程中通过调磨与下后牙接触的塑胶,使下后牙伸长,并向前萌出;使下后牙在向上向前萌出的同时,向颊侧萌出。最终达到Ⅰ类关系,解除锁𬌗。

2. 颊屏

可在右侧上、下牙弓颊侧和左侧下牙弓颊侧设计颊屏,解除颊肌对整个上牙弓和右下牙弓的压力,使牙槽骨发生改建,矫正上、下牙弓宽度不调,也为左侧后牙锁𬌗解除创造条件。

3. 重建咬𬌗

可使用下颌切牙舌侧塑料翼,使下颌保持在新建立的前伸位置;由于颏肌紧张,可设计唇挡解除颏肌压力。

4. 主动加力部件

在上颌腭中缝处可设计螺旋扩弓簧,扩大上牙弓,使上、下牙弓协调。

这样,根据设计我们设计出一个个性化的组合功能矫治器。临床医师可根据以上原理和步骤,设计出更多的功能矫治器,只要能解决患者的问题,都是正确、成功的功能矫治器。

(三)小结

功能矫治器最大的特点是,功能矫治器可以在生长发育过程中影响牙、牙槽骨、颌骨和神经肌肉的改建,明显地改善面形。只有清楚地认识功能矫治器各部分的作用和患者的具体问题,临床医生才能设计并制作出一个正确的组合功能矫治器,发挥其最大效能,而不会被名目繁多的各种矫治器迷惑而无所事从。

(黄　宁)

参 考 文 献

1　Pancherz H. Treatment of Class Ⅱ malocclusions by jumping the bite with the Herbst appliance:a cephalmetric investigation. Am J Orthod,1979,76:423~442

2　Pancherz H. The Herbst appliance Its biologic effects and clinical use. Am J Orthod,1985,87:1~20

3　Dischinger TG. Edgewise Bioprogressive Herbst Appliance. J Clin Orthod,1989,23:608~615

4　Hägg U,Pancherz H. Dentofacial orthopaedics in relation to chronogical age,growth period and skeletal development. An analysis of 72 male patients with Class Ⅱ division 1 malocclusion treated with the Herbst appliance. Eur J Orthod,1988,10:169~176

5　Bakke M,Paulsen HU. Herbst treatment in late adolescence:clinical,electromyographic,kinesigraphic,and radiographic analysis of one case. Eur J Orthod,1989,11:397~407

6　Paulsen HU,Karle A,Bakke M,et al. CT-scanning and radiographic of temporomandibular joints and cephalometric analysis in a case of Herbst treatment in late puberty. Eur J Orthod,1995,17:165~175

7　Pancherz H,Anehus-Pancherz M. The headgear effect of the Herbst appliance:A cephalometric long-term study. Am J Orthod Dentofac Orthop,1993,103:510~520

8　Hansen K,Pancherz H. Long-term effects of Herbst treatment in relation to normal growth development:a cephalometric study. Eur J Orthod,1992,14:285~295

9　Pancherz H,Anehus-Pancherz M. Facial profile changes during and after Herbst appliance treatment. Eur J Orthod,1994,16:275~286

10　Schiavoni R,Grenga V,Macri V. Treatment of Class Ⅱ high angle malocclusions with the Herbst appliance:A cephalometric investigation. Am J Orthod Dentofac orthop,1992,102:393~409

11　Windmiller EC. The acrylic-spint Herbst appliance:A cephalometric evalution. Am J Orthod Dentofac Orthop,1989,11:17~30

12　Pancherz H,Malmgren O,Hägg U,et al. Class Ⅱ correction in Herbst and bass therapy. Eur J Orthod,1989,11:17~30

13　黄宁. Herbst 矫治器(综述). 国外医学口腔医学分册,1997,24(3):170~173

14　闫燕,傅民魁,冯江生. Herbst 矫治器的结构与临床应用. 中华口腔医学杂志,1995,30:304~306

15　徐宝华. 用 Herbst 矫治安氏Ⅱ类错𬌗的研究. 中华口腔医学杂志,1998,33(2):113~115

16　Paulsen HU,Rabl A,Srensen,SS. Bone scintigraphy of human temporomandibular joints during Herbst treatment:A case report. Eur J Orthod,1998,20(4):369~374

17　Ruf S,Pancherz H. Temporomandibular joint growth adaption in Herbst treatment: a prospective magnetic resonance imaging and cephalometric roentgenographic study. Eur J Orthod,1998,20(4):375～388

18　Ruf S,Pancherz H. Long-term TMJ effects of Herbst treatment: A clinical and MRI study. Am J Orthod Dentofac Orthop,1998,114(5):475～483

19　Pancherz H,Ruf S,Thomalske-Faubert C. Mandibular articular disk position changes during Herbst treatment: A prospective longitudinal MRI study. Am J Orthod Dentofac Orthop,1999,116(2):207～214

20　Blackwood Ⅲ HO. Clinical Management of the Jasper Jumper. J Clin Orthod,1991,25(2):755～760

21　Stucki N,Ingerall B. The use of Jasper Jumper for the correction of Class Ⅱ malocclusion in the young permanent dentition. Eur J Orthod,1998,20(3):271～281

22　Cash RG. Adult nonextraction treatment with a Jasper Jumper. J Clin Orthod,1991,25:43～47

23　Cope JB,Buschang PH,Cope OD,et al. Quantitative evaluation of craniofacial changes with Jasper Jumper therapy. Angle Orthod,1994,64:113～122

24　Weiland FJ,Droschl H. Treatment of Class Ⅱ,division 1 malocclusion with Jasper Jumper: A case report. Am J Orthod Dentofac Orthop,1996,109:1～7

25　Weiland FJ,Bantleom H-P. Treatment of Class Ⅱ malocclusion with Jasper Jumper appliance: a preliminary report. Am J Orthod Dentofac Orthop, 1995, 108:341～350

26　Clark WJ. The twin block technique. Am J Orthod Dentofac Orthop,1988,93(1):1～18

27　Mills CM,McCulloch KJ. Treatment effects of the twin block appliance: A cephalometric study. Am J Orthod Dentofac Orthop,1998,114:15～24

28　Land DL,Scabdlar PG. The effects of twin blocks: A prospective controlled study. Am J Orthod Dentofac Orthop,1998,113(1):104～110

29　Bass NM. Orthopedic coordination of dentofacial development in skeletal Class Ⅱ malocclusion in conjunction wth edgewise therapy. Part Ⅰ. Am J Orthod,1983,84(5):361～381

30　Omblus J,Malmgren O. Dental changes in the mandible during initial Bass appliance therapy. Eur J Orthod,1998,20(1):17～23

31　Omblus J,Malmgren O,Hagg U. Mandibular growth during initial treatment with the Bass orthopaedic appliance in relation to age and growth periods. Eur J Orth-

od,1997,19:47～56

32　Iiling HM,Morris DO,Lee RT. A prospertive evaluation of Bass, Bionator and Twin Block appliance. Part Ⅰ-the hard tissues. Eur J Orthod, 1998, 20（5）:501～516

33　Morris DO,Iiling HM,Lee RT. A prospective evaluation of Bass, Bionator and Twin Block appliance. Part Ⅱ-the soft tissues. Eur J Orthod, 1998, 20（6）:663～684

34　Darendeliler MA,Joho JP. Magnetic activator device Ⅱ（MADⅡ）for correction of Class Ⅱ, Division 1 malocclusion. Am J Orthod Dentofac Orthop,1993,103(3):223～239

35　Vardimon AD,Stutzman JJ,Graber TM,et al. Functional Orthopedic magnetic appliance（FOMA）Ⅱ-modus operandi. Am J Orthod Dentofac Orthop,1990,97(2):135～148

36　Blechman AM. Magnetic force systems in orthodontics. Am J Orthod,1978,79:435～443

37　Vig PS,Vig KWL. Hybrid appliances:A component approch to dentofacial orthopedics. Am J Orthod Dentfac Orthop,1986,90(4):273～285

38　Graber TM,Vanarsdall RL 著,徐芸主译. 口腔正畸学-现代原理与技术. 第1版. 天津:天津科技翻译出版公司,1996,10,384～436

39　郑文韶. Orthodontic Diagnosis and Treatment Planning. 郑文韶齿颚矫正医疗咨询中心暨齿颚矫正专科图书资讯教室. 台北. 293～344

40　詹淑仪主编. 口腔活动矫治器的应用. 北京:人民卫生出版社(第1版),1993,4:146～169

41　Covell DA,Trammell DW,Boero RP,et al. A cephalometric study of Class Ⅱ Division 1 malocclusions treated with the Jasper Jumper appliance, Angle Orthod 1999,69(3):311～320

42　Ruf S,Pancherz H. Dentoskeletal effects and facial profile changes in young adults treated with the Herbst appliance. Angle Orthod,1999,69(3):239～246

43　Darendelier M. A. Use of magnetic forces in growth modification. Seminars in Orthodontics, 2006, 12（1）:41～51

44　Sari Z,Goyenc Y,Doruk C,et al. Comparative evaluation of a new removable Jasper Jumper functional appliance vs an Activator-headgear combination. Angle Orthod,2003,73(3):286～293

45　Bock N,Pancherz H. Herbst treatment of class Ⅱ Division 1 malocclusion in retrognathic and prognathic facial types. Angle Orthod,2006,76(6):930~941

46　Gill DS,Lee RT. Prospective clinical trial comparing the effects of conventional Twin-block and mini-block appliances:part 1. hard tissue changes. Am J Orthod Dentfac Orthop,2005,127(4):465~472

47　Ashvin AS,Lee RT. Prospective clinical trial comparing the effects of conventional Twin-block and mini-block appliances:part 2. soft tissue changes. Am J Orthod Dentfac Orthop,2005,127(4):473~482

48　Bremen,JV,Bockj N,Ruf s. IS Herbst-maltibracket appliance treatment more efficient in adolescents than in adults? A dental cast study. Angle Orthod, 2009, 79 (1):173~177

第十章　生物力学在功能矫形治疗中的应用

在口腔正畸临床中,功能矫形治疗是通过戴用功能矫治器,将口颌部功能活动中所产生的力传导于牙齿和颌骨,导致牙齿周围支持组织和颌骨发生相应的改建,使牙齿和颌骨产生移动来完成的。为了制定合适的治疗计划,缩短疗程,提高疗效,达到预期的治疗效果,正畸医生需要了解力的作用机制,了解功能矫形治疗中的生物力学原理。

一、功能矫形力

(一)功能矫形力的特点

在正畸及矫形治疗中,均涉及到力,力可分为压力、张力和剪切力 3 种类型(图 10-1),机械性矫治器大多数利用压力引起压应力和压应变,功能矫治器治疗通常利用张力引起张应力和张应变。每一个力的作用过程都包括外力和由外力引起的内力。

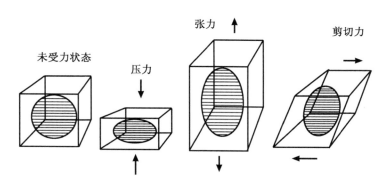

图 10-1　压力、张力和剪切力 3 种类型

外力是功能矫治器的始动因素,它包括作用在牙列上的各种力,如来自牙齿的𬌗力及来自舌、唇和颊的肌力。功能矫治器的力学机制就是将自然力传递到特定区域产生预期的变化。

内力是组织对外力的反应,内力牵张邻近组织,组织的牵张和变形导致改建、位移和其他正畸治疗变化。功能矫治器对于骨组织的形成是有利的,原因有二:

①功能矫治器通过神经反射调控,对牙齿、牙槽骨和颌骨选择性的进行加载或不加载;

②混合牙列期骨结构有较好的纤维母细胞转换率和生物弹性,提供了软硬组织改建的生物基础。

只有当一个力有一定的作用时间时,它才能产生所预期的效果。大多数功能矫治器的力的作用时间都是间断性的,每天只戴 12~16 小时,但全天戴用 Twin Block 矫治器、粘接式 Herbst 矫治器和 Jasper Jumper 矫治器的例外。功能矫治器刺激牙齿在某一方向上移动,但当没有戴矫治器时𬌗力可能使牙齿向相反的方向移动,如果可能的话应该消除这样"摇摆"现象,但是这一现象并不会发生在全天戴用的矫治器和粘接式矫治器上。

功能矫治器的力是生理自然力,但随着功能矫治器的发展,目前口外力(重力)也和功能矫治器联合应用(如 Headgear Activator)。

(二)功能矫形力的作用机制

一般的正畸矫治力可以是压力或张力,这依赖于其作用机制是利用力还是消除力：利用力机制，就是矫治器将压应力和压应变作用在某结构上，导致形态变化和功能的适应性变化。多数固定和活动矫治器的作用机制都是如此。消除力机制，就是消除异常的和限制性的环境影响，允许正常的生长发育，唇挡和功能调节器的颊屏作用机制就是如此。因为，大多数骨的结构形式都有利于对抗压力但不利于对抗张力，所以张力比压力更为有效。当压力被消除后，由于受影响区域骨膜的粘弹性位移，张应变引起成骨反应。前庭盾的作用机制只是消除压力，但功能调节器的颊屏和唇挡还有牵拉骨膜，增强骨生成反应的作用。

牙移动可以通过这两个机制中任何一个机制达到，只要改变作用在牙齿上的力（如𬌗力、唇、颊、舌肌力）的平衡，牙齿就会发生移动，牙槽骨能对最轻微的力的平衡变化发生反应，力平衡的改变能通过人为增加肌力或施加机械力实现（利用力机制），如果作用在牙齿上的所有力在三维空间中的任何一部分被消除，牙齿会发生反应以重建新的平衡（消除力机制）。

二、功能矫治器各组成部件生物力学作用机制

了解功能矫治器各组成部件的作用机制，可以使我们针对患者不同的问题，设计合适的功能矫治器进行治疗，功能矫治器的组成部件主要分为两大类：功能性部件和主动作用部件。

（一）功能性部件及其作用机制

1. 使下颌向前和向下移位的功能性部件

（1）部件

1）舌托（Lingual Pad），功能调节器的组成部件。

2）舌翼（Flanges），Activator 矫治器的组成部件。

3）滑动杆和套管（Sliding Pin and Tube），Herbst 矫治器的组成部件。

4）咬合导斜面（Bite Ramps），Twin Block 矫治器的组成部件。

（2）作用机制

下颌向前移位后，髁头周围关节囊、韧带的牵张及翼外肌的主动性收缩，使张应力作用在髁头上，刺激髁头的生长。如果部件和下前牙是接触的，由于下颌前伸后会习惯性的后退，使下前牙受到向前的反作用力，导致下前牙唇向倾斜。下颌向下移位后，咬合打开，有利需要萌出牙齿的萌出，也可以阻止牙齿的萌出（𬌗面加𬌗垫）。

2. 消除肌力和牵张骨膜的功能性部件

（1）部件

1）唇挡（Lip Pads），功能调节器的组成部件。

2）颊屏（Buccal Shields），功能调节器的组成部件。

3）唇丝和颊丝（Labial Wires and Buccinator Bow），Bionator 矫治器的组成部件。

4）舌屏（Lingual Shields），Activator 和 Bionator 等矫治器的组成部件。

（2）作用机制

这些组成部件通过解除唇、颊或舌肌对牙列的作用力，重建牙列内外力的动力平衡，以达到使牙列移动或扩弓的目的。将唇挡下缘（对于Ⅲ类错𬌗为上缘）或颊屏上缘在口腔前庭尽量伸展，以牵拉骨膜，所产生的张应力促进所涉及区域骨的沉积，使基骨宽度增加。

3. 阻止或引导牙齿的萌出的部件

（1）部件

1）𬌗面阻挡丝（Occlusal Stops），功能调节器的组成部件。

2）切缘帽（Incisal Stops），Activator 矫治器的组成部件。

3）咬合垫（Bite Blocks），Activator 矫治器的组成部件。

4）树胶诱导面（Facets and Flutes），Activator 矫治器的组成部件。

（2）作用机制

通过𬌗面阻挡丝或咬合垫来阻止后牙的萌出，通过切缘帽来阻止前牙的萌出。通过树胶诱导面所形成的萌出道来引导牙齿向所需要的方向萌出（一般都向外侧，向近中或远中则根据需要）。

（二）主动作用部件及其作用机制

1）唇弓（Labial Bow），功能调节器、Activator

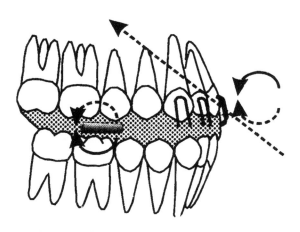

口外力（虚线直箭头）使前牙舌倾和矫治器后牙段脱位
（虚线弯箭头），加上转矩簧产生反向力矩（实线弯箭头）
可防止前牙舌倾和使矫治器稳固

图 10-2　Stockli 型肌激动器

和 Bionator 等的组成部件。可以接触或不接触牙齿，接触牙齿可能造成前牙的舌侧倾斜，这是因为

前伸后的下颌有一习惯性后退的趋势，这一趋势通过矫治器及其唇弓将力传导到前牙上。

2）转矩簧（Torquing Springs），Activator 矫治器的组成部件。转矩簧将一转矩作用于前牙牙冠上，当受舌向力时可以达到使前牙整体移动的目的，至少可以防止前牙的舌侧倾斜，以及增加支抗（图 10-2）。

3）扩弓螺旋和扩弓簧（Expansion Screws and Springs），Twin Block、Herbst、Activator 和 Bionator 等矫治器的组成部件，常用于扩大牙弓的横向宽度。

4）口外弓颊面管或拉钩（Headgear Tubes or Hooks），Activator 矫治器的组成部件，颊面管放在矫治器上双侧第一恒磨牙的位置，如果用拉钩，拉钩放在矫治器前部侧切牙区域。配合口外装置，对矫治器施以向后的牵引力，以矫治下颌发育不足伴上颌发育过度，垂直生长型倾向的错殆畸形。

三、各类功能矫治器的生物力学作用机制

（一）Activator（肌激动器）的生物力学作用机制

1. Activator 产生的力及作用机制

当功能矫治器发挥作用时，其产生的力很复杂，可以将其分为静态力、动态力和节律性力。

1）静态力：静态力在一定条件下是恒定的，且并不是伴随下颌的运动而产生的。地心引力、下颌姿势位保持力、软组织和肌肉的弹力均属静态力。

2）动态力：动态力是变化的，是伴随头和身体某部分的运动而产生的，力值比静态力高，力的变化也依赖于矫治器的设计、殆重建及对此的反应。

3）节律性力：节律性力与节律性的呼吸和血液循环有关。它与呼吸和脉搏的频率是一致的，这对于刺激细胞活动是十分重要的。

Activator 在睡眠时的作用效果依赖于呼吸和脉搏的频率、殆重建的情况、息止殆间隙的变化、肌肉状态的改变和睡眠的深浅，按照 Andresen 和 Häupl 的原意，Activator 使用的都是生理自然力，Activator 将其转化和传递到颌骨与牙齿。但近年来，Activator 的设计有一些改良，采用了一些主动产

生作用力的其他部件（如弹簧、扩弓螺旋、垫、磁铁、口外装置等），与口颌系统内在的生理自然力共同发挥作用。在 Activator 治疗中，应用的力可以分类如下：

1）生长潜力（包括牙齿萌出和邻面磨耗后漂移产生的力），Activator 将这一力引导、发挥或抑制。

2）Activator 将下颌从休息位向前下重新定位后，引起肌肉收缩或牵张，产生肌力，并将此力转化和传递。因此，本来功能活动产生的力（肌力），经过功能矫治器在三维空间产生作用：

矢状面，下颌被功能矫治器推向前，肌力传递到髁头，在髁头产生张应力。传递到上颌的力较轻。

冠状面，可以将力作用在牙槽骨上，也可以消除作用在其上的力。如果殆重建较高，在邻近组织将产生较大的张力，将此力传递到上颌，能抑制上颌骨生长量和改变生长方向，影响上颌骨的倾斜度。

横断面，力随着矫正中线而产生。

上述力作用的大小、方向和作用点依赖于殆重建所决定的下颌在三维空间中的位置。

2. 殆重建高度与 Activator 产生的力的关系

关于 Activator 的作用模式，在文献中有许多报道和假设，Andresen 和 Häupl 指出，戴用 Activator 后,闭颌肌群活动所产生的功能性震动,在组织和细胞的初始反应中起着重要作用,由此引起牙移动和骨塑建。与之相反,Selmer-Olsen(1937 年)报告,未发现戴用 Activator 后睡觉期间闭颌肌群有明显活动。另外,Umehara 也报道,戴用 Activator 后夜间睡觉期间未引起来自咬合活动的下颌功能性振动。因此,Harvold 和 Vargervik,以及 Woodside 都提议使用较高𬌗重建的改良 Activator,他们指出,被动牵张与软组织的粘弹性和牵张反射有关,与闭颌肌群的主动收缩相比,被动牵张持续的时间更长,在 Activator 的效果中起着更为重要的作用,这是因为,正畸牙移动和颅面改建是基于破骨细胞及成骨细胞的细胞活动,这需要轻的、持续性的力的作用。所以,Activator 的力主要应由被动牵张引起。

Yoshida 等和 Noro 等通过肌电研究发现,随着𬌗重建高度的增加,翼外肌、颞肌前份和嚼肌浅层的肌电活动并不增加,但被动牵张产生的力增加,由此可推测,被动牵张所产生的力的增加,是由于软组织的粘弹性引起的,而牵张反射所产生的力不变甚至减少(如表 10-1 所示)。

表 10-1 𬌗重建高度的增加所引起的变化

被动牵张	增加	软组织粘弹性	增加
牵张反射	不变或下降
主动收缩	不变	位相拉伸反射	不变

Noro 等采用在 Activator 的上、下切缘间埋入应力计测量不同𬌗重建高度时力的大小、方向和作用时间的变化,同时测量嚼肌浅层、颞肌前份的肌电(Electromyogram,EMG)活动,以判定力量是来自被动牵张或肌肉的主动收缩。用脑电图(Eletroencephalogram,EEG)测量睡眠状态。

研究显示,当𬌗重建高度从 2 mm 改变到 8 mm(图 10-3),在 II 类错𬌗组,来自被动牵张的力的大小从大约 80 g 显著增加到 160 g。在 III 类错𬌗组,也从大约 130 g 显著增加到 200 g。随着𬌗重建高度从 2 mm 改变到 8 mm,力的方向也发生改变,上、下切缘间埋入的应力计显示,相对于参考平面(当𬌗重建高度 2 mm 时,参考平面在下颌𬌗平面上方 2 mm,在其他𬌗重建高度时,维持其与上颌的关系不变),在 II 类组,力的方向从向上到向上后,在 III 类组,力的方向从向上到向上前。同时,主动收缩所产生的力的大小和方向在两组中几乎没有变化,与𬌗重建高度无关。在 II 类组和 III 类组,力的平均大小约为 5.9 kg 和 6.3 kg,这一均值大于被动牵张的值。在 II 类组和 III 类组,被动牵张力和主动收缩力的作用时间均不受𬌗重建高度的影响。但在两小时的睡眠期间,被动牵张力的作用时间均值为 116 分钟,主动收缩力的作用时间均值为 4 分钟,可见,Activator 的治疗中主要是被动牵张力在起作用。

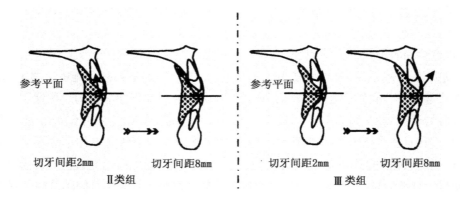

图 10-3 Activator 的上、下切缘间埋入的应力计显示被动牵张力的大小和方向随𬌗重建高度的变化情况

下颌前伸距离和 Activator 的力的关系:
用 Activator 矫治 II 类错𬌗时,𬌗重建通常使前牙达到切对切关系,但其前伸不应该超出 7～8 mm,或第一恒磨牙近远中径的 3/4。𬌗重建决定了肌肉刺激的种类、下颌振动的频率和力的作用时间,当下颌向前移位时产生一个矢状向力,当下颌向下移位时产生一个垂直向力。首先,下颌必须从休息位向前或向下离开,这一离开是刺激肌肉和组织产生被动牵张的基础。其次,如果下颌向前移位较大(超过 7～8 mm),𬌗重建的高度应该减少(2～4 mm)以免使肌肉过度拉伸,这一类型的𬌗重建使矢状向的力增加。Witt 和 Komparch(1971 年)为"入"睡成年患者戴上有传感器的肌激动器,发现上、下磨牙之间距离为 4～6 mm,水平移位 3～5 mm,平均矢状向力在 315～395 g 范围;如垂直打开仍为 4～6 mm,无水平位移,则平均矢状方向的力明显减少,仅为 145～270 g,垂直向力平均为 70～175 g。主要的神经肌肉活动在闭颌肌群。另外,如果下颌向前移位不超过 3～5 mm,𬌗重建高度应该在 4～6 mm。

当超突太大时,有极个别的情况,超突可达 18 mm,下颌的向前移位应该分 2～3 阶段逐步完成。

如果𬌗重建高度超过 6 mm,下颌向前的移位应非常小。此时能观察到咀嚼肌的牵张反射活动。对于功能性的真性深覆𬌗病例,𬌗重建高度可能更大,此时肌肉的牵张反射活动和软组织的粘弹性都将发挥作用,这样,垂直向力将增加,矢状向力将减少。这一类型的𬌗重建下颌不能更多地向前移位,但能影响上颌骨的倾斜角度。

(二)Bionator(生物调节器)的生物力学作用机制

按照 Balters 的观点,舌及口周肌(circumoral muscles)之间的平衡决定了牙弓形态及牙齿的位置关系。舌的功能间隙是口颌系统正常生长发育的基础。这一假设支持了早期 Van der Klaaum 的功能与形态思想和后期 Moss 的功能基质理论。Balters 认为舌作为口腔反射活动中心是治疗的最重要因素,其功能的不调将导致生长的异常和畸形。例如,舌的后移位可能导致Ⅱ类错𬌗,下前移位可能导致Ⅲ类错𬌗,牙弓狭窄伴拥挤(特别在上牙弓)。这是由于舌下前移位后,在休息位和功能活动时,舌向外的压力相对于颊肌向内的压力减少所致。舌的前伸和活动过度可能导致开𬌗。按照 Winders(1958 年)的研究,舌对牙列的压力是颊肌和唇肌对牙列压力的 3～4 倍(未考虑休息位维持

力和其他力,如组织硬度、弹性、大气压力、尖窝关系等),这一发现支持 Balters 的理论。

Bionator 治疗的机制并不是刺激肌肉的活动,而是调节肌肉的活动,因此,Bionator 可增强正常的生长发育,消除异常和潜在的导致畸形的环境因素。不像 Activator 的𬌗重建,Bionator 不主张打开咬合,下颌定位在切对切关系是有利于口颌系统发育的最佳位置,如果超突太大,下颌可以分步前移位,但仍不能打开咬合。Balters 认为,当下颌打开过大时,舌本能地前移,可能使患者产生伸舌不良习惯。

除了引导牙齿萌出之外,Bionator 对垂直向问题没有帮助。这一松弛支持式矫治器刺激等长收缩的肌肉反射活动,不像 Harvold-Woodside 型 Activator,在垂直向上肌肉和软组织的粘弹性及牵张反射没有起作用,唇弓和腭杆直接影响唇及舌的行为。Bionator 的主要机制是影响舌的功能,这不像功能调节器的主要机制是影响口周神经肌肉发育。学者们现在发现,因为颌骨发育不正常导致的异常舌功能可能是继发性的、适应性的或代偿性的,但 Balters 认为这不是其矫治器的原始思想。

(三)Functional Regulator(FR,功能调节器,或 Fränkel 矫治器)的生物力学作用机制

1. 功能调节器的生物力学特点

功能调节器的结构不像 Activator,其发挥作用的部分基本上位于口腔前庭,口腔前庭中的唇挡和颊屏撑开唇颊侧的肌肉组织,以解除其压力对牙弓及其支持组织正常生长发育的限制作用,从这一点来看,功能调节器与 Bionator 相似。

Fränkel 认为,异常的颊肌和口周肌功能对牙弓向外的正常生长发育有妨碍作用,特别是在生长发育期。功能调节器的扩弓途径不同于其他活动矫治器,后者是强行"由内向外推",即没有解除外部肌肉的力量就进行扩弓。而功能调节器通过颊屏和唇挡隔离外部肌肉对牙弓的压力,发挥舌肌的功能,使牙弓及其基骨扩大。临床实践及许多学者包括 Fränkel 等长期的研究支持这一假设。

Fränkel 并不忽略舌的功能,他认为舌在牙弓及周围组织的向外扩展中起了重要的作用,但他也认为舌的作用被过分强调了,超出了唇颊肌的重要

性,舌的功能对牙弓和牙槽骨的形态来说多为代偿性的或适应性的,并不是错𬌗的必然原因。

Fränkel 强调形态-功能关系,强调了解吞咽(Deglutition)的原理,在正常的吞咽过程中,舌和软腭分别参与了前部的唇闭合和后部的咽闭合,使口腔内获得一定的负压。在吞咽过程的最后阶段,下颌回到最后休息位,颊组织被吸入上、下牙弓之间的𬌗间隙,这既有压迫牙弓又有防止后牙萌出的作用。FR 的颊屏能防止在吞咽和休息时颊肌对牙弓和牙槽骨的压迫作用,使牙弓在舌肌力的作用下向外扩大。大量的研究显示,牙齿总是向阻力最小的方向萌出,在牙列发育的某一关键时期戴用 FR,可以使牙齿和其牙槽骨向下及向外移动,达到扩弓效果。

牙支持式的 Activator 的一部分力作用在下前牙上,使下前牙过度前伸,Fränkel 不是唯一一个批评这个问题的人,Björk 很早以前就指出这一问题。为避免这一问题的发生,Fränkel 设计了防止接触下牙弓所有牙齿的功能调节器,下颌的向前移位是通过 FR 的舌托达到的,与其说舌托是一个防止下颌后退的结构,不如说舌托是一个神经肌肉反射的本体感受信号来源和保持下颌前伸的压力承受结构。

功能调节器被固定在上颌牙弓上,其钢丝经过上颌第一恒磨牙的近中和上颌乳尖牙的远中,需要片切乳尖牙和第二乳磨牙的远中面,以允许钢丝经过𬌗平面下的触点,如果不经过片切,FR 仍会产生使下前牙唇倾的效果。FR 固定在上颌不和下后牙接触,不限制这些牙齿的向上和向前移动,有利于垂直向和水平向关系的矫正,同时,可防止上颌磨牙向下和向前移动,但不影响扩弓。

2. 功能调节器的生物力学作用机制

(1)对下颌的作用

戴上 FR 后,当下颌习惯性回到休息位时,舌托就会压在下颌切牙舌侧深处的口底黏膜上,形成反射使翼外肌处于收缩状态,刺激髁状突向前、向下生长(图 10-4)。

(2)在矢状方向上的作用

唇颊组织对 FR 唇挡及颊屏的压力转换成方向向后的推力,该推力由矫治器传递到上颌切牙、尖牙及磨牙上,使它们后移(图 10-5)。

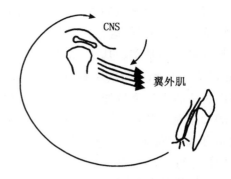

图 10-4　FR 对下颌行使矫形作用

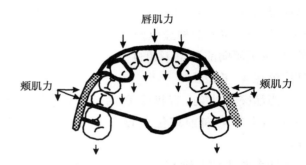

图 10-5　FR 在矢状方向上行使作用

唇挡刺激下颌切牙根部前方的牙槽骨,诱发骨沉积(图 10-6)。

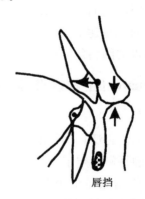

图 10-6　唇挡刺激下颌切牙根部
前方的牙槽骨

在吞咽过程中,为了稳定矫治器,舌会快速地压在腭弓上,避免了对上颌切牙施加压力。

(3)在水平方向上的作用

解除了来自颊侧方向的压力,又促使舌对上、下颌磨牙和前磨牙持续施加压力,因而使牙齿向颊侧方向移动,同时使牙弓及基骨扩大(图 10-7)。颊屏扩展黏膜及其下部的骨膜组织,能使骨沉积增加,形成较宽的颌骨基骨。

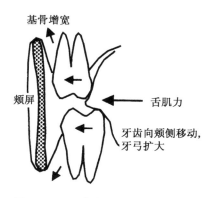

图 10-7 FR 在水平方向上行使作用

（4）在垂直方向上的作用（图 10-8）

戴上 FR 后，上、下牙弓会分开，颊部组织却不能进入上、下牙之间，因此可使牙齿伸长，纠正深覆殆，但在上、下关系严重不调并伴有面高过大、覆殆正常或开殆时，磨牙伸长是禁忌证，此时殆垫应与上颌牙齿的殆面接触，但应特别注意，与下颌牙齿的接触面应极其光滑，以利下颌前移。

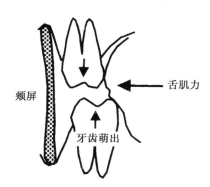

图 10-8 FR 在垂直方向上行使作用

（四）Twin Block 的生物力学作用机制

1. Twin Block 的特点

Twin Block 是由 Clark 设计的一种新型功能矫治器。它由上、下两个带 70° 斜面的殆垫构成。通过咬合时，上、下殆垫的斜面相接触、滑动，使下颌功能性前移，并改变牙列所受殆力方向，调整颌骨及牙列关系。这种矫治器要求固位良好，也可吃饭时戴用，可 24 小时戴用。

2. Twin Block 的生物力学作用机制

咬合时，上、下殆垫的斜面相接触、滑动，引导下颌向前上滑动到正确的位置，此时，斜面上的受力情况为（图 10-9）：F 和 F′ 互为反作用力，F 可以

分解为向前的力 F_1 和向下的力 F_2，F_1 起维持下颌前伸的作用，F_2 有利于下颌矫治器的固位，但不利于下颌双尖牙的萌出。F′ 可以分解为向后的力 F_1' 和向上的力 F_2'，F_1' 起到抑制上颌牙弓向前生长的作用，F_2' 和有利于上颌矫治器的固位，但不利于上颌后牙的萌出。所以，理想的情况 F_1 和 F_1' 应该较大，F_2 和 F_2' 应该适当，这也是将斜面角度定为 70° 的原因（表 10-2）。当斜面角度改变时，受力情况的变化如表中所示（假设 $F_1 = F_2 = 100$ g）。可见，当斜面角度为 70° 时，力量分配较为合适。

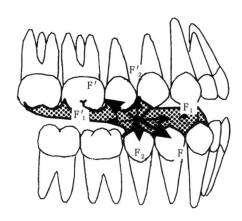

图 10-9 Twin Block 斜面上的受力情况

表 10-2 随斜面角度改变受力情况的变化规律（单位：g）

角度	F_1	F_1'	F_2	F_2'
30°	50	50	87	87
45°	71	71	71	71
50°	77	77	64	64
60°	87	87	50	50
70°	94	94	34	34
80°	98	98	17	17

（五）Herbst 矫治器的生物力学作用机制

1. Herbst 矫治器的特点

由 E. Herbst 在 1905 年设计提出的一种固定功能下颌前移装置，但长期未受到重视和应用。20 世纪 70 年代末才由 H. Pancherz 重新介绍应用，并加以改进，主要用于矫正安氏 II 类错殆。

（1）特点 Herbst 矫治器是一种固定的前移下颌的装置，使下颌 24 小时维持在前伸的位置上行使功能，使骨骼、肌肉和殆关系得以改善。

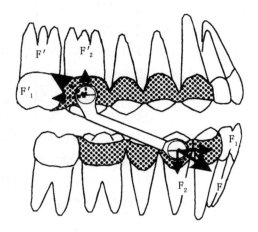

图 10-10　Herbst套管装置对上、下颌的作用力分析

（2）结构　由咬合前移部分和支抗固位部分构成。前者包括套筒、杆、枢轴和螺丝；后者可用磨牙和尖牙带环，或塑胶夹板或铸造的金属夹板等。

2. Herbst 的生物力学作用机制

Herbst 主要起作用的是其套管装置，通过该套管装置维持下颌的前伸，使下颌在新的位置行使功能活动。套管装置对上、下颌的作用力情况为（图 10-10）：对下颌的作用力 F，可以分解为 F_1 和 F_2，F_1 有推下牙弓向前的作用，所以 Herbst 的副作用之一为下切牙前倾，F_1 还有维持下颌向前移位的作用。F_2 有压入下后牙的作用。除非在大张口的情况下，F_1 始终较大，F_2 始终较小。对上颌的作用力 F'，可以分解为 F_1' 和 F_2'，F_1' 有推上颌后牙向后的作用，如果单独作用在磨牙上，有推上颌磨牙向后的作用。F_2' 有压入上后牙的作用。除非在大张口的情况下，F_1' 始终较大，F_2' 始终较小。

四、头帽装置矫形治疗的生物力学作用机制

头帽装置在正畸临床中是不可缺少的矫治力来源和支抗控制装置，现在临床上常用的头帽装置有 Hickham's 颏兜、Delair's 面具、面弓、J 钩等，其装置设计、生物力学机制和作用各不相同。

（一）头帽装置的种类及生物力学机制

1. 上颌前牵引受力分析

（1）Hickham's 颏兜（图 10-11）　颏部承受两个力的合力：

①牵引上颌的反作用力；

②来自头帽的平衡力。

可见，颏部承受了较大的力，对下颌发育过度的骨性Ⅲ类畸形选择这种颏兜较为适宜。

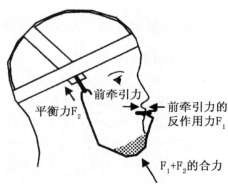

图 10-11　Hickham's 颏兜

（2）Delair's 面具（图 10-12）　作用在上颌的前方牵引力的反作用力，部分释放在颏部，部分释放在前额。只有上颌发育不足，下颌发育正常的骨性Ⅲ类畸形选择这种面具。

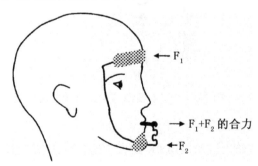

图 10-12　Delair'r 面具

2. 上颌后牵引受力分析

（1）面弓　牵引方式有颈牵引、枕牵引及高位枕牵引 3 种。在这 3 种牵引方式中，口外弓的长短及口外弓相对于口内弓的倾斜位置又有不同（图10-13）。口外弓的长短可以分为："长"指磨牙之远中，"中"指磨牙处，"短"指磨牙之近中；口外弓相对于口内弓的倾斜位置可以分为："上方"指向上夹角为 30°，"水平"指夹角为 0°，"下方"指向下夹角为 30°。

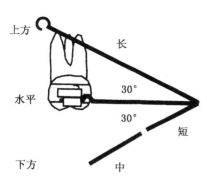

图 10-13 面弓的长短及口内弓和口
外弓之间的角度(Greenspan)

1)颈牵引(图 10-14):颈带支抗。主要作用是
将支抗磨牙向远中移动,但牙冠多向远中倾斜,牙
微伸长。

2)枕牵引(图 10-15):枕支抗。口外弓相对于
口内弓倾斜向上时,主要为支抗磨牙后移,但牙冠
向近中倾斜,牙轻度伸长;口外弓相对于口内弓水
平时,主要为支抗磨牙后移,但牙冠向远中倾斜,无
牙的伸长与压入。口外弓相对于口内弓倾斜向下
时,主要为支抗磨牙后移,但牙冠向远中倾斜,牙轻
度压入。

3)高位枕牵引(图 10-16):高位枕支抗。主要
作用为使磨牙压入及轻度远中移动,牙冠的倾斜视

情况而定。

(2)J 钩 J 钩的牵引方式也有颈牵引、枕牵引
及高位枕牵引 3 种,J 钩的外形如图 10-17 所示。
其作用如表 10-3 所示。

表 10-3 J 钩与面弓的作用比较

面弓	J 钩
抑制上颌生长	抑制上颌生长
上磨牙远中移动	上牙列远中移动
上磨牙压入	上切牙压入(改深覆𬌗)
矫正单侧磨牙关系	尖牙远中移动
加强支抗	加强支抗

(二)矫形治疗的生物力学机制

1. 上颌复合体的矫形治疗

在 Ⅱ 类错𬌗的形成机制中,至少有 1/2 是由于
下颌发育不足所致;同样,在 Ⅱ 类错𬌗的形成机制
中,也有相当一部分是由于上颌发育过度所致。而
在骨性 Ⅲ 类错𬌗中约有 62%～67% 为上颌发育不
足。因此,对上颌复合体的矫形治疗是生长发育期
儿童骨性畸形矫治的主要手段之一。

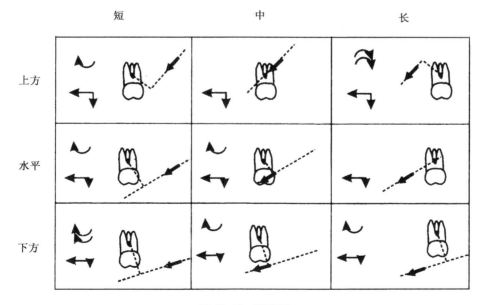

图 10-14 颈牵引

短　　　　　　　　中　　　　　　　　长

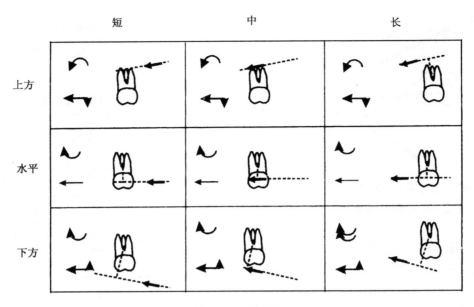

图 10-15　枕牵引

短　　　　　　　　中　　　　　　　　长

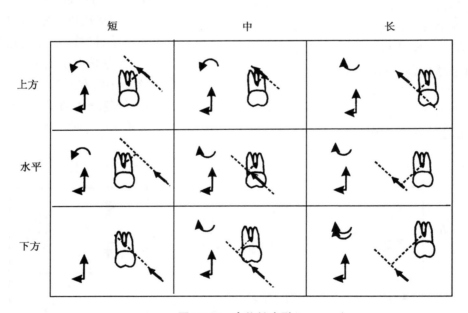

图 10-16　高位枕牵引

　　(1)上颌复合体及上颌牙弓阻力中心位置的研究

　　1)研究现状:在上颌复合体的矫形治疗中,因矫形力的部位和方向不同,使上颌复合体产生水平向前或向后移动的同时,产生垂直向上或向下的移动,这种水平向前或向后的移动对于调整颌骨的前后关系是必须的,垂直向上或向下的移动对于调整颌骨的垂直关系也至关重要,而上颌复合体受矫形力后的移动趋势,取决于力的作用线和阻力中心的位置关系,一般认为:当外力力线穿过骨块阻力中心时,骨块将发生平动,当外力力线不穿过骨块阻力中心时,骨块将发生有平动和转动的复合运动,这一性质与牙体阻力中心和外力力线的关系一致。单个牙存在阻力中心,同样,由多个牙连接在一起的牙弓(如固定矫治器连接)也存在阻力中心,牙弓受到的约束力为每个牙受到的约束力的总和。上颌复合体借助骨缝间纤维与颅面其他骨联结,它受到骨缝间纤维及本身重量的约束,因此,上颌复合体也存在阻力中心。

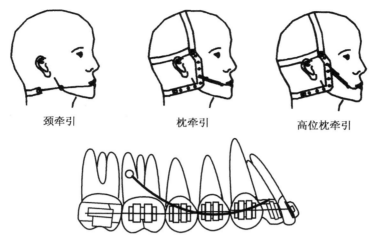

颈牵引　　　　　枕牵引　　　　　高位枕牵引

图 10-17　J 钩及其牵引方式

但是,对上颌复合体及上颌牙弓阻力中心的位置却长期存在争论,并且对阻力中心位置的描述都很粗略,难以准确定位。Teuscher 曾提出,上颌复合体的阻力中心在颧颌缝的中点偏上,上颌牙弓的阻力中心位于 45 牙根之间的根尖 1/2 处,但未见有支持其观点的实验依据。刘福祥的激光全息干涉计量研究认为,上颌复合体的阻力中心在水平牵引时位于殆平面上 50 mm 处,即眶上、下缘连线的中点,斜牵引时位于后上 30°方向上;上颌牙弓的阻力中心在水平牵引时位于殆平面上 25～35 mm,接近于眶下孔,垂直牵引时位于第一磨牙的垂线上,但对阻力中心的具体位置仍难以确定,阻力中心是在水平牵引线和斜牵引线的交叉点上?还是水平牵引和斜牵引各有一个阻力中心?尚需进一步研究。平贺顺子采用三维有限元法的研究认为,鼻上颌复合体的阻力中心位于从尖牙或磨牙斜向下 30°的牵引线附近,但未具体指出在牵引线的某处。丹根一夫(Tanne)等人采用三维有限元法的研究认为,鼻上颌复合体的阻力中心位于从第一磨牙斜向下 -45°～-30°方向的牵引线附近,对阻力中心位置的描述更不精确。

赵志河等采用三维有限元法,通过绘制并分析上颌复合体及上颌牙弓的节点位移方向随矫形力方向的变化曲线,以决定经过阻力中心的矫形力方向,然后计算阻力中心的三维坐标值。结果显示:上颌牙弓的阻力中心在正中矢状面上,高度约在双尖牙根尖,前后位置在第二双尖牙。上颌复合体的阻力中心在正中矢状面上,高度在梨状孔下缘,前后位置在第二双尖牙和第一磨牙之间,在牵引方向为 -37°时,牵引线既经过上颌复合体的阻力中心,也经过上颌牙弓的阻力中心。

2)临床应用:长期以来,临床正畸医师迫切地希望了解上颌复合体和上颌牙弓阻力中心的确切位置,便于更有效地根据畸形机制施以矫治力,达到最佳的矫形效果。上颌牙弓及上颌复合体阻力中心位置与矫形力牵引线的关系,根据力学原理可以归纳为如下 3 种情况:

①牵引线同时经过上颌牙弓及上颌复合体的阻力中心,上颌牙弓及上颌复合体将发生平动而无转动(图 10-18)。例如,根据前述作者的研究结果,

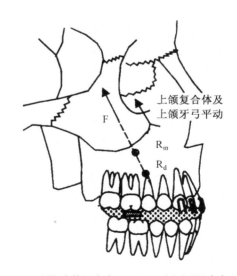

Rm:上颌复合体阻力中心　Rd:上颌牙弓阻力中心

图 10-18　矫形力牵引线经过上颌牙弓及
上颌复合体阻力中心

从尖牙处斜向下－37°牵引时,牵引线既经过上颌牙弓的阻力中心,也经过上颌复合体的阻力中心,沿此方向牵引上颌牙弓和上颌复合体将沿牵引线平动。

②牵引线经过上颌牙弓及上颌复合体阻力中心的同侧,上颌牙弓及上颌复合体将发生同向的逆时针或顺时针旋转(图10-19A、图10-19B)。例如,临床进行后牵引治疗时,如果伴有深覆𬌗倾向,深

覆𬌗的机制不仅伴有上颌骨的顺时针旋转,而且有前牙槽骨高度过度,进行矫治时就需要针对其机制使上颌牙弓和上颌复合体同时逆时针旋转。再如,临床上对反𬌗进行前牵引治疗时,如果患者伴有开𬌗倾向,上颌骨逆时针旋转,而且前牙牙槽骨高度不足,矫治设计时,就需要针对其形成机制使牵引力能促使其上颌牙弓和上颌复合体同时顺时针旋转。

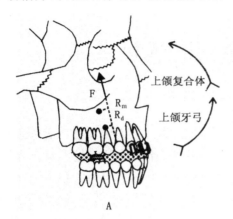 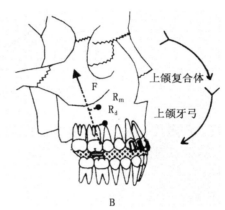

Rm:上颌复合体阻力中心　　Rd:上颌牙弓阻力中心

图10-19　矫形力牵引线经过上颌牙弓及上颌复合体阻力中心同侧

③牵引线经过上颌牙弓及上颌复合体阻力中心之间,上颌牙弓及上颌复合体将发生相对旋转。总的来说,上颌复合体后旋小,上牙弓前旋稍多,这种特殊的设计装置中它们彼此可以抵消。此时矢量和显示磨牙和切牙区均无伸长,达到最佳垂直向控制,𬌗平面不变或轻微前旋(图10-20)。再如,临床上对反𬌗进行前牵引治疗时,如果患者伴有深覆𬌗,上颌骨有顺时针旋转,上后牙牙槽高度发育不

足,矫治时需要针对其形成机制设计前牵引力的方向,以促使上颌复合体逆时针旋转,上颌牙弓顺时针旋转。

综上所述,临床上应根据畸形的骨性和牙性机制,决定矫形力的牵引线和上颌复合体及上颌牙弓阻力中心的关系。

(2)矫形力

1)矫形力的大小:目前临床上采用的面罩前牵引上颌的力值为500~600 g,使用改良颏兜时,上颌的前牵引力值为300~500 g。常用的口外后牵引力为300~500 g。矫形力的大小,还应根据个体的条件:如年龄、组织感受性、畸形程序、能常戴的时间等进行调整。

2)矫形力的方向:前牵引的牵引角度由＋30°~－30°时(从上尖牙牵引),上颌骨与颧骨呈逆时针旋转,旋转的量逐渐减少。后牵引的牵引角度由＋30°~－30°时(用口外弓从上第一磨牙牵引),上颌骨与颧骨呈顺时针旋转,旋转的量逐渐增大。

3)矫形力的作用部位:前牵引时,从第一磨牙牵引比从尖牙牵引所引起的上颌复合体逆时针旋

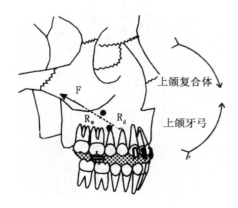

Rm:上颌复合体阻力中心　　Rd:上颌牙弓阻力中心

图10-20　矫形力牵引线经过上颌牙及上颌复合体阻力中心之间

转大。后牵引（口外弓）时，从第一磨牙牵引比从尖牙牵引所引起的上颌复合体顺时针旋转大。

4）矫形力的作用时间：在矫形力的作用时间上，骨缝对力的反应与牙周膜相似；即一但达到骨反应的阈值，即使矫形力作用更多的时间变化也很小，但要确定这一阈值较困难，一般认为每天力的作用时间不应低于 8～10 小时，否则将没有什么反应。通常，希望产生尽可能多的骨移动，尽可能少的牙移动，但要完全避免牙移动则不可能。要产生骨的变化，作用力应相当大（500～1 000 g），但大而持续的力将引起牙根和牙周组织结构的破坏，大的间隙力是减少牙移动的有效方式，因为大力去除时，潜行性吸收减少。因此，不应每天 24 小时戴口

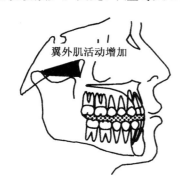

图 10-21　翼外肌的作用是刺激髁头
生长的关键因素

外装置，如果每天戴 12～16 小时，能产生相当大的骨变化，肯定有一定的牙移动，但牙移动的量小于每天 24 小时戴口外装置的患者，每天戴 24 小时的患者骨的变化并不大于每天戴 12～16 小时的患

者。理论上，可以不经过牙齿而直接对颌骨施以作用力，实验研究认为可以将种植体直接置于骨中，在种植体上施力。

2. 下颌骨的矫形治疗

在Ⅲ类错𬌗的形成机制中，有一部分是下颌前突所致；在Ⅱ类错𬌗的形成机制中，也有一部分是下颌发育不足或下颌后缩所致，所以，下颌骨的矫形治疗也是生长发育期儿童骨性畸形矫治的主要手段之一。

（1）抑制下颌的生长　通过施加矫形力于下颌髁头抑制下颌的生长效果很不理想，这可能是下颌的生长控制机制不同于上颌骨，也可能是难于在关节内产生适当的应力水平。作用于颏部的矫形力传递到颞颌关节内应该是向上和向后，但有两个问题：其一是关节盘的存在使情况复杂化，难以准确地决定受力区域；其二是，球形的关节面使得所加载荷不能分布于整个关节面，可能只分布于几平方毫米的接触区域，其余部分很少或无分布。所以，尽管抑制下颌的生长在理论上可行，但临床效果很差。

（2）刺激下颌的生长　用较小的力就能使髁头前移，让下颌处于前移的位置，但是否让下颌处于前移位置就能刺激其生长，这一问题争论了许多年。研究表明，下颌一直处于前突位置能加速其生长，其生物力学机制为：下颌被矫治器导向前后，刺激了肌肉的牵张反射，特别是翼外肌，一些研究认为，翼外肌的作用是刺激髁突生长的关键因素（图10-21）。

（赵志河）

参　考　文　献

1　Graber TM, Rakosi T, Petrovic AG. Dentofacial Orthopedics with functional appliances. 2nd ed. Mosby Co., St. Louis, 1998

2　Andresen V, H upl K. Funktions-Kieferorthop die, die Grundlagen des"Norwegischen System". 1. Aufl. Leipzig: JA Barth, 1936

3　Selmer-Olsen R. En Kritisk betraktning over "Det norske system". Nor Tannlaegefor Tid, 1937, 47: 85～91, 134～142, and 176～193

4　Umehara Y. An experimental study on the functional jaw orthopedics(I). J Stomatol Soc, 1941, 15: 482

5　Harvold EP, Vargervik K. Morphogenetic response to activator treatment. AM J ORTHOD, 1971, 60: 478～490

6　Woodside DG, Reed RT, Doucet JD, Thompson GW. Some effects of activator treatment on the growth rate of the mandible and position of the midface. In: Cook JT, ed. Transaction of the 3rd International Orthodontic Congress. 1st ed. London: Crosby Lockwood Staples,

1975,459~480

7　Yoshida M. Influences of changing vertical dimension, occlusal contacts of bite plane and body position on masticatory muscle activities. J Osaka Univ Dent Soc, 1990, 35:287~306

8　Noro T, Tanne K, Sakuda M. Orthodontic forces exerted by activators with varying construction bite heights. Am J Orthod Dentofac Orthop, 1994, 105(2):169~179

9　Smith RJ, Burstone CJ: Mechanics of tooth movement. Am J Orthod, 1984, 85(4):294~307

10　Tanne K, Koenig HA, Burstone CJ: Moment to force ratios and the center of rotation. Am J Orthod, 1988, 94(5):426~431

11　Neilsen I: Vertical growth versus anterioposterior growth as related to function and treatment. Angle Orthod, 1991, 61(4):247~260

12　Vanden B, Dermaut LR. Location of the centers of resistance for anterior teeth during retraction using the laser reflection technique. Am J orthod Dentofac Orthop, 1987, 91(5):375~384

13　Burstone CJ, Application of bioengineering to clinical Orthodontics. In: Graber TM and Swain BF, eds. Orthodontics: Current principles and techniques. CV Mosby Co. St. Louis, 1985, 193~227

14　Proffit WR and Fields HW. Contemporary Orthodontics. CV Mosby Co. St. Louis, 1986, 289~315

15　Teuscher U. An appraisal of growth and reaction to extraoral anchorage. Am J Orthod, 1986, 89(2):113~211

16　刘福祥. 牙面结构阻力中心的研究. 华西医科大学博士学位毕业论文, 1989

17　赵志河. 上颌复合体及上颌牙弓阻力中心位置研究. 口腔正畸学杂志, 1994, 1(1):15~17

18　Nanda R. Biomechanics in Clinical Orthodontics. W. B. Saunders Co. Philadelphia, 1996, 23~217

第十一章　Ⅱ类错殆的矫形治疗

Ⅱ类错殆是临床常见的错殆之一,根据国内外的调查统计,其发病率虽有差异,但总的趋势是发病率较高,除Ⅰ类错殆居首位外,Ⅱ类错殆居第二。陶宠美报道Ⅱ类错殆发生率为 11.2%;周秀坤报道为 4.75%;Schounie 为 31.5%,Ast 为 23.8%,Kim 报道Ⅱ类 1 分类在人群中的发生率为 15%~20%;Ⅱ类 2 分类占所有错殆的 5%,Ⅱ类错殆在乳牙错殆中发病率为 1%~10%,占错殆的治疗人数的 49%~60%以上。可见Ⅱ类错殆的发生率国外明显的比国内高,是否与人种差别有关,有待进一步研究。Ⅱ类错殆不仅仅是发生率高,且对患者的形态外貌和功能影响最为严重,其形成机制错综复杂,也是正畸治疗中的难点之一。近年来,国内外许多研究亦将重点放在有关Ⅱ类错殆诊治上,尤其是Ⅱ类错殆的高角患者。

随着正畸学的不断深入发展,对Ⅱ类错殆治疗的观点也随着时代不同而有所发展。在早期受到生长发育主要是遗传所控制的影响,认为骨骼形态是遗传所决定的,不受环境的影响。Ⅱ类错殆的矫治只能开始于恒牙萌出之后或成年。Ⅱ类骨骼的不调,仅靠移动牙齿或拔牙的牙代偿治疗来掩盖骨性的异常。若畸形严重则采用外科正畸术治疗。

直至 Angle 时代形成这样一种观念,认为每一个个体都能达到理想殆的潜能,任何偏离正常的偏差都归因于环境。按照这种哲理,则只要建立完整的牙形于理想的牙尖关系上,将会引导正常的功能和巩固治疗的效果。Angle 是这种观点的倡导者。随后这种观点被 Andrnesen 和其支持者所促进。他们断言形态适应功能,认为肌肉的影响是主要的病原学基础以及在错殆的形成中环境因素的作用。因此,医生可改变环境因素,促进下颌的生长,抑制上颌的生长和改变生长方向以矫治错殆。导致许多支持者,使他们坚信用 Activator 就可促进下颌的生长和使所有的Ⅱ类错殆下颌位置向前,畸形得以矫治。但临床事实并非如此简单。

当代的矫形和正畸治疗观念是基于许多灵长类动物实验及大量的临床研究基础上而形成的。该理论认为形态与功能、遗传与环境是矛盾的统一体,它们之间存在一种协调的中间状态。功能和环境影响不是等同的,功能影响的某些方面也可以是遗传的,特别是肌肉和软组织的形态及姿势行为。这种被遗传的功能影响目前称之为表现遗传(epi-genetic)。它表明遗传不是来自细胞本身,而是被功能所间接引导(详见第二章)。按照这种假说,每一个体均具有正常生长发育完成的范围,在最大的可能情况下,在个体遗传型的范围之内,可以发挥最大的生长潜力。这就是当代功能矫形治疗生长期安氏Ⅱ类错殆的基本原理。我们的主要任务是对每一个体的遗传生长潜能进行判断和评估。目前,虽然临床上尚不能精确地评估,相信在 21 世纪遗传学突飞猛进的发展下,这一问题将会迎刃而解。

基于传统的正畸观念,正牙治疗应在恒牙列期进行,我们认为矫形治疗的策略思想有以下 3 点:

1. 纠正以往待乳牙替换完毕,恒牙列期方进行矫治的错误观念。建立起在替牙列期,也就是在生长发育青春快速前期或高峰期进行功能矫形治疗的观念,以便早期矫正骨性畸形。

2. 将预测可能进行手术的边缘病例,通过早期功能矫形治疗和牙代偿治疗,尽量减少成年后手术治疗的可能性,使患者在身心上和经济上减少损失。

3. 将严重的骨性畸形的复杂正颌外科手术,经过青春期矫形治疗,改变成相对较简单的手术,如Ⅱ类的下颌发育不足的畸形,通过矫形治疗将下颌支手术改变或颏成形术,Ⅲ类骨性畸形,通过上颌前牵引矫形治疗,待成年后仅对下颌进行手术治疗或颏成形术。

一、Ⅱ类错𬌗的分类及形成机制

（一）Ⅱ类错𬌗的分类

错𬌗畸形的临床表现多种多样，千变万化。为了临床应用国内外许多学者提出不少的分类方法，如 Angle 分类法、Simon 分类法、毛燮均分类法等，但通过 100 年的临床实践，Angle 分类仍为各国正畸学者广泛应用，因其简单明确、应用方便。目前，仍将下颌第一磨牙位于上颌第一磨牙的远中的咬合关系定为远中错𬌗，若下颌后退 1/4 磨牙或半个双尖牙的距离，即上、下第一恒磨牙的近中颊尖尖对尖，称为轻度远中关系。若上颌第一恒磨牙的近中颊尖咬合于下颌恒磨牙与第二双尖牙之间，则为完全的远中关系。典型的安氏Ⅱ类错𬌗分为：

1. 安氏Ⅱ类 1 分类错𬌗

除磨牙远中关系外，上前牙前倾，前牙深覆𬌗。

2. 安氏Ⅱ类 2 分类错𬌗

磨牙为远中关系，上切牙或中切牙舌向倾斜，也可上中切牙舌倾侧切牙唇倾，前牙深覆𬌗。

3. 安氏Ⅱ类亚类

即牙弓一侧为中性，另一侧为远中，前牙的症状可以是安氏Ⅱ类 1 分类，也可是安氏Ⅱ类 2 分类。

实践证明，上颌第一恒磨牙因各种因素的影响，远非 Angle 当年想象的是恒定不变的，是𬌗的"锁钥"。当今由于检查手段的不断更新，尤其以 X 线头影测量用于正畸领域以来，对颅面生长发育以及颅颌面错𬌗畸形的发生有了更深入的了解。目前，在临床应用上已将 Angle 分类向多维方向扩展。基本上包括以下 4 个相关内涵：

①磨牙关系；

②错𬌗类别；

③颌骨关系；

④面部生长方向。

根据 X 线头影测量可将安氏Ⅱ类错𬌗分为以下 5 类：

（1）安氏Ⅱ类磨牙关系，但无骨骼不调。ANB 角正常，仅上前牙前倾，下前牙可以舌倾也可以唇倾。

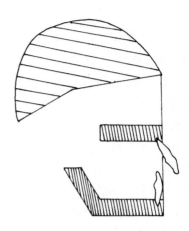

图 11-1　牙性Ⅱ类错𬌗

此型属牙性Ⅱ类错𬌗（图 11-1）。矫治比较简单。

（2）由于功能障碍形成Ⅱ类错𬌗，多由𬌗障碍引起在习惯位下颌后缩，但在姿势位是正常的𬌗关系。下颌闭合道异常，SNB 角在习惯位时较小，但在姿势位时可能是增大的或正常，下颌大小基本正常。此型为功能性Ⅱ类错𬌗。早期功能矫形是最好的选择（图 11-2）。

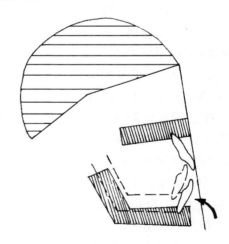

图 11-2　功能性类错𬌗

（3）形成Ⅱ类错𬌗的关键在上颌，即上颌基骨前突，SNA 角增大，上牙槽前突（S-N-Pr 角增大），或上牙列前倾（1-SN 角减少）。治疗取决于前牙的前倾程度，简单的前倾可用活动矫治器，若须整体移动或控根，则需固定矫治器。上颌基骨前突需口外重的矫形力(图 11-3)。若上颌基骨大小正常,仅位置前移,还须考虑上颌骨的倾斜度,向上向前倾斜可加重上颌的前突(schwarz 称其为假性前突),向下向前倾斜则可代偿上颌的前突,一般可用 Activator 加头帽后治疗(图 11-4)。

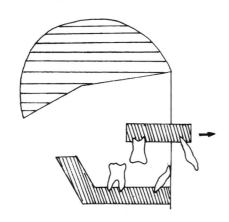

图 11-3　骨性Ⅱ类上颌前突,下颌基本正常

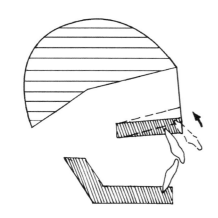

图 11-4　骨性Ⅱ类关系,上颌基骨向前倾斜

(4)Ⅱ类错𬌗的形成是由于下颌后缩所致,SNB 角小。后缩的下颌大小可以是正常的或偏小,但对颅面关系是处于后缩位。若下颌大小正常,则鞍角可能偏大,髁突位置偏后。此类的治疗,决定于生长量和生长方向,若为水平生长型或平均生长型,则可用常规的 Activator 矫治器,若为垂直生长型,则可应用垂直型 Activator(即𬌗重建打开𬌗较大,一般打开 8 mm,超过息止𬌗间隙 4 mm)。可望获得治疗成功(图 11-5)。

(5)可能为以上 4 种类型的不同组合,特别(3)和(4)的组合,也可能是上、下颌均后缩。治疗措施需针对不同的机制而定,成功与否取决于患者的生长型、生长量和生长方向。

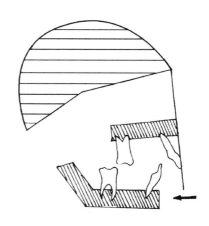

图 11-5　骨性Ⅱ类下颌后缩,上颌基本正常

根据研究已证实𬌗型与骨型并非总是一致,在临床分析应用中应特别注意。国内学者研究表明,正常𬌗中约 38% 为Ⅰ类骨面形,39% 为Ⅱ类骨面形,23% Ⅲ类骨面形;在成人安氏Ⅱ类 1 分类的病例中,3 种骨面形均存在,其中 52% 为Ⅱ类骨面形,即𬌗型与骨型相一致,占大多数,还有 41% 的安氏Ⅱ类 1 分类患者为Ⅰ类骨面形,以及 7% 为Ⅲ类骨面形。有关研究还证实,恒牙列早期安氏Ⅰ类错𬌗中,有Ⅱ类骨面形倾向者占 8.8%,Ⅲ类倾向者占 31.7%;前牙反𬌗病例中 41.7% 为Ⅲ类骨面形,Ⅰ型骨面形占 38%;前牙深覆𬌗病例中 61% 表现为Ⅱ类骨骼关系。以上资料均说明𬌗型与骨型是变异的,因此,在检查诊断和制定治疗计划时,应根据临床具体情况,矫治的目标只要达到软组织面形、牙𬌗均处于和协稳定状态,不必强求𬌗型必须与骨型相一致。

(二)Ⅱ类错𬌗的形成机制与特征

20 世纪 70 年代 Sassauni 将Ⅱ类错𬌗称为Ⅱ类综合征,并进一步将其分为 128 种亚类,可见Ⅱ类错𬌗形成机制复杂。不同的机制矫治方法完全不同,因此很有必要对Ⅱ类错𬌗的形成机制进行深入的探讨。国内外的众多学者对此进行了大量的研究。Moyers 曾对 697 侧Ⅱ类错𬌗儿童进行研究,结果发现Ⅱ类错𬌗具有水平向和垂直向两方面的特征。NcNamara 对 277 例 8~11 岁的Ⅱ类错𬌗儿童和邹冰爽对 100 例成人Ⅱ类 1 分类错𬌗的研究,结果基本一致,均发现具有这两方面的特点。现将 Moyers 对Ⅱ类错𬌗形成的机制列述如下:

1. 水平向的特征

可分为以下 6 型(图 11-6)。

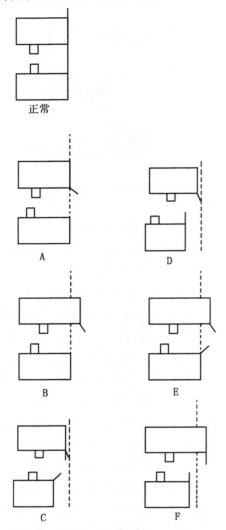

图 11-6　Ⅱ类错𬌗形成机制的水平向特征

A 型:该型的特征为颌骨大小,位置关系均正常,𬌗平面亦正常,下牙列位置正常,仅上牙列前突,前牙覆𬌗覆盖较大,Ⅱ类磨牙关系。属牙性Ⅱ类错𬌗,约占 30%。矫治较容易,预后一般良好。

B 型:其特征为上颌前突,下颌大小位置均正常,呈典型的Ⅱ类骨面形。

C 型:面部特征为明显的Ⅱ类骨面形,但上、下颌骨对颅部关系呈后缩位。且上、下颌骨均较短,下颌角小,前颅底平坦,上、下前牙前倾或上前牙直立。

D 型:表现为后缩的骨骼外形,多为小的下颌配以正常或稍后缩的面中部。下切牙直立或舌向倾斜,上切牙显著唇倾。下颌角偏小。

E 型:具有严重的Ⅱ类骨性特征。上颌前突配以正常或前突的下颌。上、下牙槽前突,上、下切牙明显前倾,虽然有些表现类似于 B 型,但实质上是双颌前突的Ⅱ类错𬌗,此为 E 型的特征。与 B 型一起约占 20%。

F 型:水平 F 型是Ⅱ类倾向最轻的类别,骨骼外形的严重程度比 B、C、D、E 型轻,下颌可以小或后缩,面中部也可能小,牙齿位置变异不定,这一大类很少是同一性质,使其典型化很困难,但确是较为多见的一类。与 C、D 型一致的是均为下颌后缩,三者约占 50%。

2. 垂直向的特征

可分 5 型,5 种垂直型不是在每一种水平型中可以见到,然而一定的垂直型与某些水平型有关联。水平 A 型和 F 型是真正的水平型,多无垂直异常。

垂直 1 型:其特征是下颌平面、功能𬌗平面、腭平面较正常的陡,前颅底斜向上倾斜,其结果是前面高大于后面高,即所谓"高角"病例或"长面综合征"。

垂直 2 型:实质上是一个方面形,下颌平面、功能𬌗平面、腭平面几乎平行,前颅底平面比正常的更水平,下颌角接近直角。切牙倾向于直立,前牙深覆𬌗。

垂直 3 型:该型的特征是腭平面向上,当生长时上、下前面高不能维持协调,有很强的开𬌗趋势,若下颌平面比正常更陡,则形成骨性开𬌗是必然的。

垂直 4 型:此型的下颌平面、功能𬌗平面和腭平面均明显向下倾斜,下颌角钝下切牙直立,但上齿槽突离唇线很远,上切牙唇倾,开唇露齿。所有垂直 4 型均发生在水平 B 型之中,而另外的 B 型中上切牙是直立的。此型是严重的垂直异常,较少见,697 例中仅见 13 例。

垂直 5 型:垂直 5 型与垂直 2 型关系最密切。下颌平面和功能𬌗平面是正常的,而腭平面向下倾斜,下颌角是所有型中最小的。下切牙明显唇向倾斜,上切牙直立,形成骨性深覆𬌗。即所谓的"短面综合征"。仅见于水平 B、E 两型中。

(三)Ⅱ类错𬌗构成特点

1. Ⅱ类错𬌗作为一个群体,其中约有 1/3 为牙性。

2. Ⅱ类错𬌗的构成中,不像一般所想象的上颌前突为多见,事实上是上颌后缩更多。Mayers 的调查中仅 20% 为上颌前突,McNamara 的研究中亦发现上颌后缩比前突型多,邹冰爽的成人安氏Ⅱ类 1 分类中,上颌前突占 10%,而上、下颌后缩型为 21%。可见不论生长发育期或成年期,Ⅱ类错𬌗构成机制中,上颌后缩比上颌前突更多见,提示在矫治时需特别注意,拔牙应慎重,不宜采用抑制上颌发育的措施。另外,在所有这些研究中均未发现上颌前突,下颌后缩这一极端类型的现象。但在临床上仍可见该类型患者。

3. 据 Moyers 的分析约 50% 的病例表现为下颌后缩;McNamara 的资料中约 60% 患者颏前点在鼻根垂线之后平均 9 mm(6~8 mm 为正常),亦显示下颌后缩;赵美英、田乃学的测量分析结果,亦表明安氏Ⅱ类 1 分类的主要特征是下颌后缩;邹冰爽的成人资料中亦有 49% 为下颌后缩。可见不论是种族,不论是青少年或成人,不论是将Ⅱ类作为一个群体,还是对其内部结构进行剖析,均显示下颌后缩是安氏Ⅱ类错𬌗的主要特征。除Ⅱ类错𬌗表现为下颌后缩这一常见的症状外,关于Ⅱ类错𬌗的生长变化,学者们亦进行了许多研究,其结论尚存在争议。但最近,Franka. S 及 Tiziano Baccetti 的纵向研究显示,Ⅱ类 1 分类错𬌗按颈椎判断(Cs$_{1\sim6}$)下颌长度(Co-Gn)比正常的Ⅰ类在青春高峰期(Cs$_{3\sim4}$)小 2 mm,在整个青春期要小 2.9 mm。表明Ⅱ类错𬌗在生长期是持续的下颌生长不足,与 Bishara 的资料中下颌生长不足在恒牙初期可以"追上"的自我矫治不同。但 Bishara 的资料中,年龄的最大限度为 12.2 岁,而不是整个青春期,而且多数学者的研究与 Franka 一致,这个研究结论提示:临床治疗Ⅱ类错𬌗的目的应利用功能矫形促进下颌生长,特别是在青春高峰期。

据国内外学者的研究,通常认为颅面软硬组织之间有密切的相关性,Burston、于晓惠、郑旭对面部软硬组织研究发现Ⅱ类 1 分类骨面型错𬌗中,软组织覆盖的变异很大,不一致的较为普遍,软组织与面形有一定的独立性,因此在对Ⅱ类 1 分类的诊断治疗中,需仔细分析。

4. Ⅱ类错𬌗构成的另一特点,即垂直发育异常。据 McNamara 的统计,Ⅱ类错𬌗的患者垂直发育过度大约占 45%,发育不足为 10%;Moyers 的资料分析中,亦约半数以上存在垂直高度异常;马育霞对 52 例 10~27 岁安氏Ⅱ类 1 分类的研究,显示垂直发育过度占多数;赵美英对 50 例 11~24 岁安氏Ⅱ类 1 分类的分析,发现男性以垂直发育不足为主;邹冰爽对 100 例成人的Ⅱ类 1 分类的研究亦发现 50% 以上垂直发育异常,而且随着 ANB 角的增大,垂直不调由低角向高角变化的趋势;吴浩等对 220 例青少年恒牙初期Ⅱ类 1 分类患者研究发现,存在一半以上的垂直高度不调。以上研究结果表明Ⅱ类错𬌗不单纯是矢状发育不调,而垂直高度异常是其另一主要特征,且变化复杂,可因面形,生长发育和性别而存在差异,是值得进一步探讨的课题。Ⅱ类错𬌗的高度不调,尤其是垂直高度增大,给治疗增加了复杂性和困难度。早期使用功能矫形,如 Activator 配合口外牵引对垂直高度的异常可能有所裨益。

5. 在Ⅱ类错𬌗的构成特点中,不可忽视的一点,即髁突关节凹的相对位置以及关节凹本身相对于颅底的位置,它们与Ⅱ类错𬌗的构成有密切的关系。根据研究,安氏Ⅱ类髁突相对于关节窝处于后退位,被广泛的接受。然而近年来有研究提出质疑,国内施浩珺、曾祥龙对 29 例Ⅱ类 1 分类青少年 MRI 的研究,得出Ⅱ类 1 分类错𬌗的髁突位置呈前移位(关节盘相对髁突偏前位,但在正常生理范围内);徐如生对 60 例不同矢状向错𬌗(Ⅰ、Ⅱ、Ⅲ类错𬌗)的青少年断层 CT 关节片的研究,得出Ⅰ、Ⅱ类错𬌗的髁突位置基本居中,不过Ⅰ类比居中的多,而Ⅲ类明显的居前。

关于关节窝的位置,根据最近的国内徐信、纪昌蓉的研究显示,不同的矢状错𬌗中,Ⅱ类错𬌗的下颌凹的位置偏靠后,Ⅲ类偏前。不同高低角垂直向异常者,则高角组关节凹位置最高,低角组者最低。2008 年,有学者对 30 例青少年以头侧位研究显示,Ⅱ类错𬌗的关节凹位置偏远中。

以上的一些研究提示我们在治疗Ⅱ类错𬌗时,不仅仅要关注Ⅱ类错𬌗的矢状不调以及垂直向异常,还须关注盘—髁突—窝的位置关系,任何功能矫形治疗措施均牵涉到髁凹关系的重建。

二、Ⅱ类错𬌗的矫治原则和治疗计划

在开始矫治Ⅱ类错𬌗患者之前必须要明确以下几点要素：

1. 首先医生必须判断该错𬌗畸形的性质，是牙性、功能性或骨性，骨性的程度如何。

2. 必须判断面部的生长方向，即患者是何种生长型，平均生长型，水平生长型或垂直生长型。根据Nanda的纵向研究认为，在生长发育的早期，即第一恒磨牙萌出后，就可显现出不同的生长型趋势。判断不同的生长型，在治疗设计中是至关重要的，因不同的生长型，其治疗原则和方法是不同的。如水平生长型，治疗中一般允许磨牙的伸长，以利面形的改善，而要控制垂直大小是极其困难的。而垂直生长型，切忌磨牙的伸长，以免加重下颌向后下的旋转，使畸形更加严重。

3. 生长处于何种时期，对治疗同样是很重要的。即生长是处于快速期或减速期，其生长量如何？生长速率如何？不同生长型其生长量是不同的。一般功能矫形开始于青春高峰前期或高峰期，因此时颅面颌骨的生长量和速率也同样是最大和最快的，矫治可达到事半功倍的效果。根据Graber研究显示，9岁水平生长型儿童前颅底长（S-N）平均为68.8 mm，垂直生长型平均为63.8 mm，在9～15岁时间，前者增长4.46 mm，后者为3.52 mm；短的后颅底（S-Ar）常见于垂直生长型或骨性开𬌗病例，此类病例功能矫形预后不佳。又如下颌的长度，9岁时水平生长型平均为67.59 mm，15岁时为77.35 mm；垂直生长型9岁为65.23 mm，15岁时为73.5 mm。上颌长度水平生长型9岁时为44.6 mm，15岁时为48.6 mm，垂直生长型9岁时为44 mm，15岁时为47.16 mm。从上、下颌的生长中也可看出下颌的生长要比上颌多5 mm以上，这也反映出上、下颌的差异生长。以上资料显示，在评估生长潜力时，要注意不同生长型，其生长量是不同。同时不同生长期，其生长率亦不相同，生长快速期其生长速率最高，如Hagg的研究证实，在手腕片的FG期，下颌髁突的生长可达3.6 mm，对下颌发育不足的Ⅱ类错𬌗，FG期治疗则可取得最佳效果。遗憾的是这些测量资料值尚无国人的统计资料，极需填补以便临床应用。

4. 还需考虑上、下颌骨对外来刺激反应是不相同的这一原则。继发性软骨与膜性骨相比，对生长刺激的反应更困难，因为它们的结构可以对抗压缩和功能压力，虽然其对抗没有原发性软骨那么强。继发性软骨的前成软骨细胞转换为成软骨细胞的周期，只有在它们成熟的特定阶段对外来刺激的反应才具有这种独特性。它们的脉管形成率比膜性骨要弱。虽然Biggerstaff的研究显示，髁突下有广泛的神经丛，生长的引导治疗也只有在生长活跃期方能完成。

上颌膜性骨对外来的刺激反应良好，因其结构中有许多未分化的细胞和很高的成纤维细胞的转换率，脉管形成良好，可以促进局部的反应，在膜性骨上进行抑制作用特别有效，因为它们的纤维玻璃样变和消失，在功能矫治器压力之后4小时即产生，而成软骨细胞要长达160小时则屈从于较大的压力。可见上、下颌骨对治疗的反应是明显的不同。据此特点，可根据畸形形成机制，选择不同时机、不同的手段达到治疗的目的。如要抑制上颌的生长，而不希望对下颌产生作用，对矫治不一定局限于快速期，可以在稍后的时期，髁突反应最小时进行则更为有利。

5. 由于Ⅱ类错𬌗畸形多存在上颌宽度不调，根据我们的临床经验，在治疗前应首先或同时解决上颌宽度异常，必要时可用快速扩弓，以利矢状不调的改善。

6. 错𬌗的病因在治疗计划中亦应考虑，具有明显的遗传因素者，则治疗的难度大，疗效较差，保持期较长，预后可能不佳。如（1998年，2001年）姜若萍、傅民魁的研究得出的结论是，安氏Ⅱ类错𬌗有家庭聚集性，该病亲代的Ⅱ类错𬌗发病率高于一般普查群体的发病率。遗传度为81%（一级亲属发病率估算）。且骨骼部受遗传作用更强，环境对牙𬌗部作用更大。因此，Ⅱ类错𬌗有较大的遗传性。

7. 功能矫形治疗按顺序可分为3期。第一期为功能矫形的前期治疗,即为功能矫治作好前期准确工作,如上前牙的个别牙错位或Ⅱ类2分类错殆上前牙舌倾妨碍下颌前伸者,需用一般活动矫治器或固定矫治器矫正;第二期为功能矫治期;第三期为功能矫治的后期治疗,可配合固定矫治进行治疗。不是每个患者均必须经地以上3个阶段。但多数患者在功能矫形治疗后,需进行固定矫治器治疗。

（赵美英　周　力）

三、Ⅱ类错殆的矫治方法

Ⅱ类错殆是临床常见的错殆畸形之一。临床上Ⅱ类错殆主要表现为上、下颌骨、牙槽和牙列在矢状关系异常。此外,Ⅱ类错殆多伴有垂直关系异常,如垂直高度不足或垂直高度过大,表现为高角长面,离散型,上颌前突下颌后旋露龈,低角短面形,聚合短面形。Ⅱ类错殆还可伴有水平关系异常,表现为上牙弓狭窄。这些问题不仅影响了牙及颌骨的功能,而且影响了牙、颌、面的美观。所以,矫正Ⅱ类关系异常时,应充分考虑这些因素,结合患者的颅面生长型,针对错殆的机制,选择对美观和功能都有改善的矫治器和矫治方法,才能使异常殆关系和面形均得到较大改善。

欧洲正畸学和功能矫形学强调骨骼和神经肌肉的重要性,他们认为:"牙齿的位置决定于上、下颌骨的关系,而周围神经肌肉的功能活动既可以帮助颌骨位置的建立,也可能使颌骨的位置改变"。不能仅专注于移动牙齿的机械原理,而忽视了骨骼及神经肌肉等支持结构,正常的形态必须建立在正常的功能基础上,对每一个患者必须经过全面的检查分析后,做出正确的诊断,决定是否须要功能矫形(生长引导),是否需要移动牙齿,两者是同时进行或是单独进行。治疗关键不是你所采用的矫治工具,而是使用矫治工具的适应证,时机,对不同错殆,在不同时期,采用不同的方法。因此,我们面对的挑战是应用全面的诊断原理制定出正确的治疗决策。

（一）Ⅱ类畸形矫治的机制

1. 通过前伸后缩的下颌,促进下颌骨的生长。

2. 抑制或控制过度发育或位置前突的上颌骨。

3. 通过调控牙齿萌出,对牙槽生长进行控制,防止牙及牙槽的异常发育。

4. 通过功能矫形对 TMJ 进行改建,改善异常的颌殆关系。

5. 改正口腔不良习惯,进行肌功能训练,矫正异常肌肉功能,恢复正常肌肉活动。

（二）Ⅱ类畸形的矫治方法

Ⅱ类畸形的矫治方法:包括早期的引导治疗、常规正畸治疗和正畸-正颌联合治疗。在本节里着重介绍早期的引导治疗,早期的引导治疗包括不良习惯的去除、功能矫形治疗。

1. 常见不良习惯及肌功能异常的矫治

错殆畸形是儿童在生长发育过程中受到遗传及环境因素影响所致的牙齿、咬合、颌骨及颜面发育畸形。生长发育期牙颌畸形早期治疗的目的是:维护和创建口颌系统的正常生长发育环境,阻断造成牙颌畸形的不良干扰,建立有利于正常建殆的咬合功能运动环境,改善不良的颌骨生长型,以促进儿童颅面和心理健康的成长发育。生长发育期儿童的口腔不良习惯,可对牙、牙槽、颌骨产生不平衡的压力,造成口周肌肉及咀嚼肌功能异常,妨碍下颌正常的向前生长和调整,引起各种牙、颌、面畸形。所以要消除一切妨碍牙、颌、面正常生长发育的不良因素,为颌骨的正常发育创造良好的功能环境。而肌功能异常又是错殆畸形的常见病因。所以矫正肌功能异常,不仅是功能矫形治疗的一种辅助手段,其本身也是一种重要的矫治方法。

（1）吮咬习惯（sucking habit）

1）吮拇指（thumb sucking）:吮拇指可造成上切牙前突、下颌后缩,下切牙内倾、前牙开殆,同时吮拇时唇颊肌收缩可使上牙弓狭窄、腭盖高拱、后牙伸长,下颌向下、向后旋转。破除吮指习惯常用方法将手指戴上手套或戴腭网、腭刺矫治器。

2)吮咬下唇(lip sucking and biting):吮咬下唇可造成上切牙前突,下切牙内倾,妨碍下牙弓前段的发育,下颌后缩。该不良习惯可用唇挡丝或唇挡矫治器破除。

3)吮咬颊(cheek sucking and biting):吮咬颊部,妨碍牙弓宽度的发育,上牙弓狭窄,下颌后缩。可用颊屏破除吮咬颊习惯。

(2)口呼吸习惯(habitual mouth breathing)

因鼻咽部疾病,使鼻呼吸道阻塞而长期用口呼吸,口呼吸可使下颌和舌下降,唇肌松弛、开唇露齿、唇外翻、上前牙前突、上牙弓狭窄;由于气道从口腔通过妨碍硬腭的正常下降,腭盖高拱;由于张口时后牙继续萌出,使下颌向下,向后旋转,形成长面畸形(腺样面形(adenoid faciek))。口呼吸的矫治应首先治疗鼻呼吸道疾病,待鼻呼吸道通畅后可根据患者情况,选择适宜的功能矫治器改正口呼吸习惯,纠正颌𬌗异常。

(3)肌功能异常的矫治

肌功能异常的矫正原则,就是通过消除病因,进行肌肉训练,矫正肌功能异常。根据不同肌肉的异常,采取不同的措施。

唇肌张力不足的幼儿,可在上、下唇之间含一纸片或吹奏乐器来进行闭唇训练,或用一纽扣穿入棉线,将纽扣放入前庭区,用唇衔住,以手牵引棉线,锻炼唇力,达到训练唇肌和闭唇的目的。

颏肌张力过大的患者,闭口时由于颏肌收缩张力过大,常常妨碍下牙弓前段的向前生长,形成下前牙拥挤。临床用唇挡消除异常的颏肌张力,在舌肌的作用下可使下牙弓前段向前生长。

下颌位置后缩的患者,可令其前伸下颌至上、下切牙切缘相对,增强翼外肌及浅层嚼肌的张力,使下颌逐渐向前调整,通过反复训练,并配合矫治器去除干扰,矫治已经发生的错𬌗畸形。

2. 功能矫形治疗

各种Ⅱ类畸形的形成机制各异,功能矫治器种类繁多,各类矫治器的作用原理各不相同,其矫治的侧重面也不相同。因此,不可能使用某一种功能矫治器,来成功地矫治所有的错𬌗类型。所以,在制订治疗方案,选择矫治器治疗各类畸形时,应从畸形的形成机制、患者的生长型出发,有针对性地

进行矫治。以下根据错𬌗的发生部位、畸形的形成机制总结相应的矫治方法,以便临床联合使用各种矫治措施,灵活应用。

(1)上前牙前突的矫治(图 11-7)

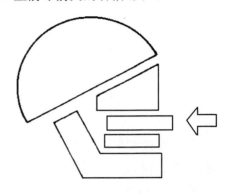

图 11-7　上前牙前突

牙及牙槽的异常一般表现为上牙列及牙槽前突,上前牙间可有间隙(图 11-8),上牙弓狭窄妨碍下颌向前生长和调整;下牙列及牙槽前突或 Spee 曲线过大,也可能有个别牙错位,个别或多个前牙舌倾,有时也可有轻度拥挤;后牙可能萌出不足,或伴有后牙槽高度发育不足。

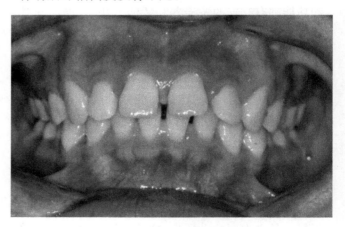

图 11-8　上牙列及牙槽前突

1)简单活动矫治器(removable appliance)

上颌活动矫治器(双曲唇弓＋前牙导板)通过前牙平导升高后牙压低下前牙,打开咬合,平导也可使下颌前移,双曲唇弓后收上前牙,关闭上前牙间隙(图 11-9);上、下颌活动矫治器(双曲唇弓)治疗上、下前牙都有间隙的病例;下颌活动矫治器(分裂簧＋双曲舌簧)矫治下牙列轻度拥挤(图 11-10);上颌活动矫治器(分裂簧/螺簧)矫治上牙弓狭窄(图 11-11)。

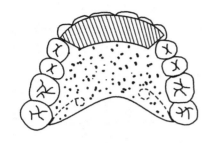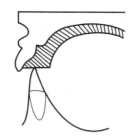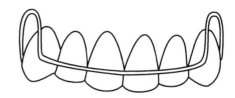

图 11-9　上颌活动矫治器(双曲唇弓＋前牙导板)

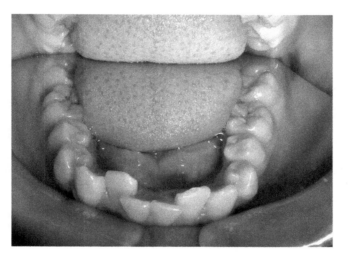

图 11-10　下颌活动矫治器(双曲舌簧)矫治下牙列轻度拥挤

矫治牙及牙槽异常的原则,主要通过移动个别牙齿,调整牙齿错位;通过舌向或唇向倾斜牙齿,改变上、下牙列间的关系;通过后牙的伸出移动或对其进行控制,来调整牙及牙槽高度;扩大上牙弓,排齐牙列。这些方式往往不是孤立的,而是相互组合,共同作用,达到矫治畸形的目的。

2)功能矫治器

前牙个别牙的错位,可用附有舌簧的功能矫治器,如双板矫治器(图 11-11),在进行功能性矫治的同时,矫正牙齿的错位;也可用局部固定矫治器或活动矫治器矫治后,再做功能性矫治。对于上牙弓宽度不足可先扩弓,再做功能性矫治(图 11-12)。也可在功能矫治器上附扩弓簧(如肌激动器、双板矫治器)。

对于下颌 Spee 曲线过大,可能是由于下前牙过长或后牙萌出不足造成。对于前者,一般可采用

塑胶覆盖前牙,压低下前牙;对于后牙和后牙槽高度的控制,可使用后牙间有塑胶的矫治器,如各种类型的肌激动器。对于后牙及后牙槽高度过大者,可在殆重建时加大垂直向打开量,矫治过程中不调磨塑胶。这样,可通过提下颌肌群的力量,对其产生抑制作用;对于后牙及牙槽高度不足者,可通过调磨诱导斜面,引导后牙的萌出,调整牙齿萌出的方向和功能平面的高度,改善曲线和磨牙关系。另外,对后牙和后牙槽高度不足者,也可用后牙间无塑胶的矫治器,如 Frankel 矫治器等,通过后牙的自由萌出及调整,改善后牙及后牙槽发育不足。

(2)颌骨位置、大小异常的矫治

颌骨位置异常所引起的 Ⅱ 类错殆包括由下颌位置后缩、上颌位置前移以及二者的复合机制引起。颌骨大小异常包括下颌骨发育不足、上颌骨发育过度或二者的复合机制(图 11-13A、图 11-13C)。

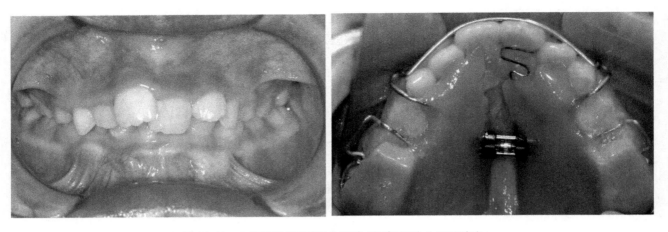

图 11-11　上颌活动矫治器(分裂簧/螺簧)矫治上牙弓狭窄

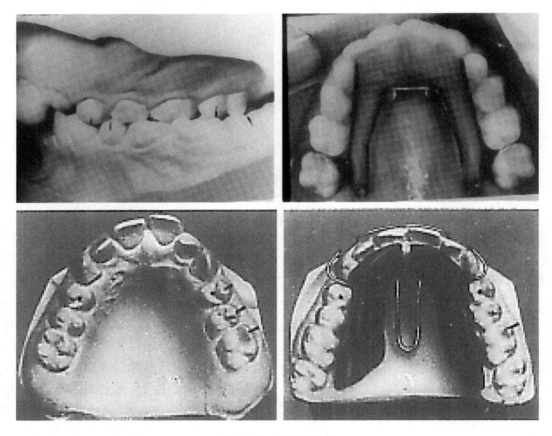

图 11-12　扩弓矫治器

1)下颌位置后缩和下颌骨发育不足的矫治

Ⅱ类错𬌗中最常见的是下颌位置后缩和下颌骨发育不足。下颌发育不足表现在下颌升支和下颌体长度均减少。如果伴有下颌角大,下颌平面角过陡,则使下颌骨长度在矢状方向的分量更小,更加重下颌后缩畸形。此外,这类患者多有颏发育不足,颏肌紧张,下牙列排列不齐或下牙弓前突。对下颌位置后缩、下颌发育不足畸形,矫治原则就是引导下颌向前和促进下颌生长。功能矫治器可刺激下颌髁突的增生和关节窝的改建,使下颌长度增加。所以,这类患者是功能矫形治疗的良好适应证。

功能矫治器的矫治原理就是通过重新定位下颌,使其处于向前、向下的位置,牵张咀嚼肌和口周

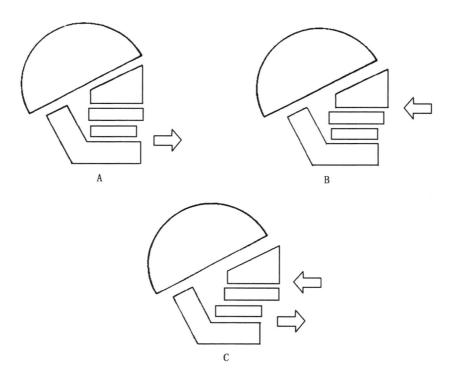

A. 下颌后缩　B. 上颌前突　C. 上颌前突伴下颌后缩

图 11-13　颌骨位置异常及矫治

肌肉,这些肌肉组织收缩产生矫治力。因此,几乎各种功能矫治器都有矫治下颌后缩和下颌发育不足的作用。去除干扰、重建咬合、促进下颌生长。常用矫治器、肌激动器(activator)、生物调节器(bionator)、功能调节器(Frankel function regulator)、双板矫治器(twin block)、Herbst 式矫治器等。临床上具体使用哪种矫治器可根据患者具体情况和医生的喜好,医生对哪种矫治器掌握的熟练程度。近代功能矫治器在 Activator 基础上进行了许多改进。形成各具特色的多种矫治器,且相互影响,取长补短,不断完善,医生在临床上也可灵活应用。对颏肌功能亢进的患者可在肌激动器上加 FR 的下唇挡;Frankel 矫治器对于有吮咬颊,咬唇引起牙弓狭窄下颌后缩,它可通过颊屏扩大牙弓,使牙弓内外肌力建立新的平衡;Clark 为了便于咀嚼和使用方便设计了 Twin block,它可在矫治器上附舌簧排齐错位的牙,去除𬌗干扰,同时能扩大牙弓并与口外牵引及固定矫治器联合应用,它不同于传统功能矫治器上下连成一体,因此患者戴用更舒适,不影响进食和说话,戴用时间长,适应证更加广泛,疗效快;为了让患者更配合治疗,将功能矫治器设计成

固定式,如 Herbst 式矫治器以及在其基础上改进的 Jasper jumper,Forsus 等矫治器。将功能矫治器与固定矫治器相结合无疑是功能矫形发展的趋势。

据 Moyers 的分析Ⅱ类错𬌗的构成中约 50% 的病例表现为下颌后缩,这也是功能矫治器主要矫治Ⅱ类错𬌗的原因。因此,下颌骨的改变是正畸医生最为关注,也是临床争论最大的内容。

功能矫治器能否改变下颌骨长度和下颌的位置,尚无统一认识。国内外许多学者通过临床研究发现,应用 Fränkel、肌激动器或 Herbst 矫治器矫治Ⅱ类错𬌗后,可以刺激下颌骨生长。表现在下颌骨长度增加,髁突生长增加,关节窝后壁增生改建,并向前生长移位。赵美英等也发现,Fränkel 矫治可使下颌体和下颌支明显增长,下颌总长、下颌体长和下颌支高度均显著增加,面下高增加,下颌生长方向改变为有利于面形改善的生长方向。Cevidaner 2005 年通过 MRI 三维影像定量分析发现 FR 矫治Ⅱ类错𬌗后主要变化为表现为下颌支高度的生长。Voudousis 对 Twin block 和 Herbst 矫治后髁凹的改建机制展示了盘后垫的代谢泵和粘弹性组织作用力对髁突、关节窝生长改建的有利证据。

Birkback 等通过种植体研究和 TMJ 断层片，赵志河、周征等的动物实验均证实了功能矫形治疗可促进髁突的增生和关节窝的改建。Pancherz 研究发现，功能矫治器治疗后髁头生长方向是向后，生长量增加，关节窝前下移位。Pancherz 还比较了不同面部生长型对功能矫治器的反应，垂直生长型髁头生长方向更向后、向上，较其他两型明显；三型的关节窝移位均向前、向下。Sabine 研究发现经 Activator 治疗，髁头垂直生长量增加，颏部垂直方向生长增加，而在矢状方向没有明显变化。任小华 2007 年研究比较未治疗的安氏 II 类 1 分类青少年和功能矫形治疗的安氏 II 类 1 分类青少年患者髁突生长方向及量的差异。发现治疗组髁突生长方向较未治疗组明显向后向上，髁突生长量明显增加。但也有研究表明，功能矫形治疗不能刺激下颌长度增加。Creekmore 和 Radney 发现功能矫治器治疗后，下颌长度无明显增加。现阶段，对使用功能矫治器早期治疗有两种观点：一种观点认为应用功能矫治器可以起到阻断畸形发展和一定程度的矫形作用；另一种观点对功能矫形能否促进下颌生长和临床疗效提出了质疑。Cozza 等学者对功能矫治器

矫治 II 类错𬌗能否促进下颌的生长进行了系统评价。根据 1966—2005 年 704 篇文献，从中选出 22 篇，4 篇 RCT，18 篇 CCT 进行分析，其结论是：22 篇文章中 2/3 的病例下颌总长度有明显增加，治疗组较未治疗组增大 2.00mm，Herbst 矫治器显示最有效，下颌在治疗期间每月增加 0.28mm，Twin-block 次之，每月增加 0.23mm。有关功能矫治器进行早期治疗（有关一期治疗和二期治疗的疗效）这些争论还有待于在未来的实践与研究中检验和发展。

2）上颌位置前移和上颌骨发育过度的矫治

对于上颌位置前移和上颌骨发育过度的患者，一般应使用口外力，口外弓抑制上颌发育（图 11-14），利用颌骨差异性生长来达到协调颌骨关系。用口外牵引抑制上颌生长，通常以头、枕部做支抗，使用口外弓和头帽进行牵引。牵引力一般为 400～500 g，牵引方向向后上。口外力既可单独使用，也可与功能矫治器联合使用。临床最常用的带口外牵引的矫治器是头帽型肌激动器，其口外弓既可为埋植式，直接连接于矫治器上，也可是可摘式，插入矫治器上的颊面管内（详见第五章）。

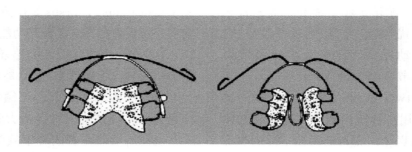

图 11-14　口外弓抑制上颌骨

3）下颌后缩伴上颌位置前移和下颌发育不足伴上颌发育过度的矫治

对同时具有下颌后缩或发育不足和上颌位置前移或上颌发育过度的患者，可使用带口外力的功能矫治器。常用头帽式肌激动器（HGAC），包括 Teucsher 标准型、Van Beek 改良型两种，抑制上颌生长的同时，引导下颌向前，促进下颌生长（图 11-15）。

（3）颌骨垂直向异常的矫治

II 类错𬌗构成的另一特点，即垂直发育异常。据 McNamara 的统计，约有一半以上的病例垂直高度不调，而垂直发育过大约占 45%，发育不足为

10%；主要是由于颌骨的生长型和旋转方向异常引起。通常根据下颌平面角大小和前后面高比，将面部生长型分为 3 类：水平生长型、平均生长型和垂直生长型。此外，腭平面和𬌗平面也可相应反映上颌骨和上颌牙列的倾斜程度、生长方向。

垂直生长异常对 II 类患者的临床表现有很大影响。所以，对具有垂直向问题的 II 类畸形，其矫治原则就是除了要矫治 II 类的矢状不调外，还要有效地控制颌骨的垂直高度和旋转方向。具体来说，对低角患者，应使颌骨向后下旋转，促进牙及牙槽高度的生长；对于高角患者，应抑制牙及牙槽骨的

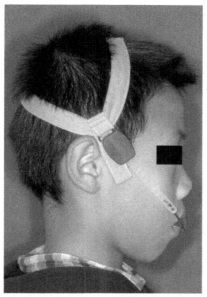

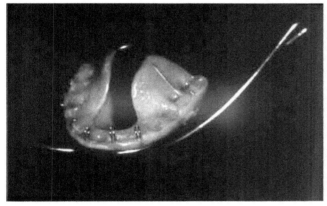
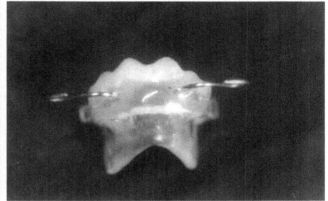

Teucsher 标准型　　　　Van Beek 改良型

图 11-15　头帽式肌激动器

垂直向生长,使颌骨向前上旋转。

　　水平生长型的低角患者,垂直向生长不足、颌骨向前上旋转,畸形表现相对较轻(图 11-16)。大多数功能矫治器都是通过咬合重建,下颌骨向前再定位,促进后牙萌出和牙槽的生长,使下颌向后下旋转,增大了前下面高和下颌平面角,改善了下颌垂直高度不调。所以,功能矫形治疗最适合于对水平生长型低角Ⅱ类畸形的矫治。前面提到的许多普通功能矫治器均可矫治水平生长型的Ⅱ类畸形。

　　垂直生长型的高角患者,颌骨垂直向生长过度、下颌向后下旋转,可能加重其Ⅱ类面形,使畸形表现更为严重;所以,对具有垂直向问题的Ⅱ类畸形,其矫治原则就是要有效地控制颌骨的垂直高度和旋转方向。

　　高角Ⅱ类畸形是最难矫治的畸形之一,常用的功能矫治器都有打开咬合的作用,可能使下面高增加,在具体应用时应注意。如双板矫治器可用于水平生长型或垂直生长型患者,对于水平生长型,治疗目标是增加垂直向高度改善侧貌,通过调节上颌磨牙区诱导面的高度以促进磨牙的萌出,对于垂直生长型患者,通过上、下殆垫保证上、下后牙的咬合接触,防止后牙过度萌出导致的下面高增大,若治疗中第二磨牙萌出则应在上颌第二磨牙上放置殆支托或将上颌殆垫向后延伸至第二磨牙并接触到下颌第二磨牙;Herbst 矫治器由于对上磨牙有垂直向分力,可控制上后牙槽高度;对较重的高角Ⅱ类畸形,必须通过垂直向的作用力来控制颌骨及牙列的垂直向生长,因而必须使用口外力,通过其垂直

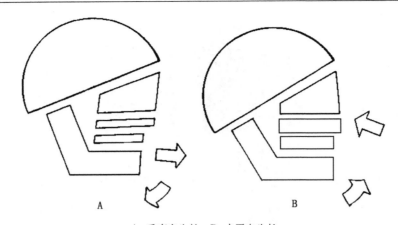

A. 垂直向生长　　B. 水平向生长

图 11-16　颌骨生长方向异常的矫治

向分力的作用,调整作用力方向与颌骨及牙弓阻力中心的位置关系,达到对颌骨及牙列的垂直向控制。临床最常用的矫治器是头帽式肌激动器。Teuscher 认为:殆重建时,咬合打开应比息止间隙稍大,一般下颌前伸量不超过 5～6 mm,前磨牙打开不超过 2～4 mm。临床上重建咬合估计:前伸量＋打开量＝8 mm 左右;Van Beek 认为:咬合打开可达 6～10 mm,下颌前伸可 1 次达切对切。临床上垂直生长型病例蜡堤可达 10 mm,通过高殆重建和口外弓向后向上牵引,对上后牙槽高度有较好控制。

　　经研究表明,利用枕支抗时,口外力通过上颌骨和上牙弓二阻力中心之间时,上颌骨后旋,上牙弓前旋,彼此几乎可以抵消,这时磨牙区、切牙区均无伸长,平面不变或轻微前旋,因此是达到垂直向控制的最佳设计,即针对多数Ⅱ类错殆(下颌平面角正常或偏大的伴深覆的Ⅱ类错殆)的设计(图 11-17)。针对Ⅱ类错殆的一些特殊情况,则需酌情调整口外力方向,如低角的Ⅱ类错殆,我们希望下颌能有一些后下旋转,那么牵引力的方向则平直些(图 11-18A);而高角开殆的Ⅱ类错殆,则需要延长口外弓,加大高位牵引角度(图 11-18B);治疗目标中欲压低上前牙为主,则口外弓臂短至尖牙区,有一定的压低上前牙甚至上牙槽的作用效果。总之,根据病例的不同情况调整口外力方向是有效治疗的基本前提。头帽式肌激动器几乎适用于所有生长快速期的骨性Ⅱ类错殆的病例,尤其是一般功能矫治器的治疗禁忌——高角病例,因为它在垂直向生长的控制上有其独到之处。相对于其他功能矫治器而言,头帽式肌激动器更适用于:较严重的骨

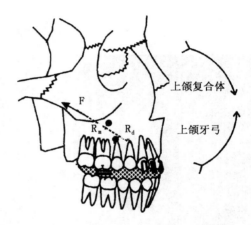

牵引方向:枕牵引,通上过颌、上牙弓两阻力中心之间
力大小:替牙期:每侧 200～300 g;恒牙初期:每侧 400～500 g

图 11-17　HGAC 牵引方向及力

性Ⅱ类错殆,其上颌前突,下颌后缩伴或不伴深覆殆或开殆;较严重的骨性Ⅱ类错殆,其下颌角大,下颌有后下旋转生长趋势;头帽式肌激动器是通过抑制上颌骨及上磨牙的生长,以获得更好的改善侧面形的效果,那么在应用中究竟如何呢,不少学者对HGAC 的治疗效果做了测评,易炜研究比较 Van Beek 矫治器和普通功能矫治器的疗效,并设立了未治疗的Ⅱ类错殆作为对照组,两组矫治器治疗均使下颌支长度和下颌体长度增加,但未改变Ⅱ类 1 分类错殆患者上颌骨的生长方向,Van Beek 矫治器组治疗有效的控制了上颌骨旋转,可抑制上颌骨生长,能有效地控制面部垂直向生长以及上颌骨和殆平面的旋转,使下颌发生逆时针旋转,下颌生长明显向前上,更有利于Ⅱ类错殆患者颌骨矢向关系和侧貌的改善。普通功能矫治器组治疗使上颌骨发生顺时针旋转,对上颌骨生长没有抑制作用;Van

Beek 矫治器组治疗可使上切牙压低,上切牙突度减少,上、下切牙的唇倾度无改变。下磨牙伸长,𬌗平面逆时针旋转。上第一磨牙推向后,上磨牙的自然伸长明显受抑制。该矫治器的独到之处不仅在于内收上前牙,同时还有压入作用,对上前牙有较好的控根作用。甚至对上前牙槽突亦有矫形作用,微笑露龈的患者在治疗结束后有了极明显的改善,对

下前牙的控制较好,无或少有唇倾;而普通功能矫治器使上切牙和下磨牙伸长,𬌗平面顺时针旋转。上第一磨牙前移减少。上切牙舌倾,突度减少;下前牙唇倾,突度增加。概括地说 Van Beek 矫治器对上颌的抑制及垂直向的控制使其较其他矫治器有了许多优势。只要正确选定了适应证,其疗效是十分明显的。

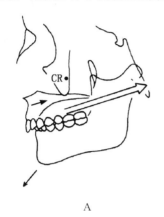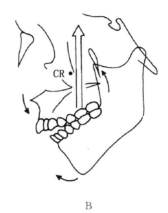

A.　低角病例,牵引方向较平　　B.　高角病例,牵引方向较垂直

图 11-18　口外牵引方向

　（4）宽度不调的矫治

　　由于Ⅱ类错𬌗畸形多存在上颌宽度不调,根据我们的临床经验,在治疗前应首先或同时解决上颌宽度异常,必要时可用快速扩弓,以利矢状不调的改善。上牙弓宽度不调常常是由于肌功能异常,使上牙弓缩窄,妨碍了下颌向前调整,因而造成下颌骨位置后缩,甚至可能影响下颌骨长度的生长。

　　对于宽度不调,矫治的原则就是消除异常颊肌功能,扩宽上颌牙弓及牙槽宽度,刺激骨质沉积。因此,在选用矫治器时,可选用带颊屏和颊挡丝的矫治器,如 Frankel 矫治器或生物调节器（bionator）,使牙弓内外肌力建立新的平衡,刺激颊侧骨沉积;此外,Twin block 矫治器通常附螺旋扩弓器,同时扩弓和导下颌向前;Herbst 矫治器由于对磨牙有颊向分力,也可使上牙弓扩宽。还可选用带扩弓装置的矫治器,如 Activator 和 Bass 矫治器等,也可在进行功能矫治前先行扩弓。

　　以上各种机制常常不是单独发生,而是通过不同组合,形成多种、多样的畸形类型,所以临床矫治时,应仔细分析,正确诊断,制订完整详细的治疗计划,治疗措施需针对不同的机制而定,成功与否取

决于患者的生长型、生长量和生长方向。这样才可能使功能和美观都得到较大改善。

（三）功能矫治器的应用和研究进展

　　进入 21 世纪,功能矫形治疗在国内外口腔正畸临床上得到了广泛的开展、应用和深入的研究,已经成为早期治疗的主要手段之一。目前,在临床应用上,最常应用的是 Herbst 矫治器、Jarper Jumper、Twin-block、Bionator、FR-2 以及各类头帽肌激动器、磁力功能矫治器等,取得了明显的临床效果。

　　目前在功能矫治器的应用手段的研究进展:将红外线、超声波同功能矫治器联合应用,可以促进髁突的生长改建;功能矫形治疗对 TMJ 是否有损害? 是否可以引起 TMD? 目前研究表明功能矫形治疗短期内不会引起 TMJ 的功能损害,也不会引起 TMD,但是有 TMJ 后附着发生亚临床的囊炎;功能矫治器能否用于过了生长高峰期的患者? Pancherz 应用 Herbst 矫治器不但对青春期的青少年、对年轻的成年人Ⅱ类错𬌗也取得了很好的疗效,并没有造成双重咬合和关节损伤。

（周　力）

病例展示

病例一

胡×,男,12 岁,2006 年 7 月因"龅牙"求治。

【临床检查】

正面观基本正常,左右对称,面下 1/3 略短,颏位居中,轻度唇齿闭合不全,无露龈微笑;侧貌为凸面形,鼻唇角小,上唇靠前,下唇靠后,颏唇沟深,双唇厚且外翻,颏位靠后;上、下牙弓为尖圆形,腭盖高拱,双侧磨牙及尖牙关系均为完全远中,前牙深覆合,深覆盖。

【临床诊断】

骨性Ⅱ类错𬌗,上颌前突,下颌后缩。

【矫治设计】

双期矫治:

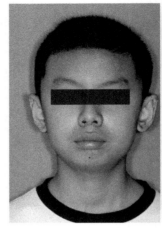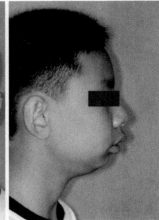

图 11-19　治疗前面像

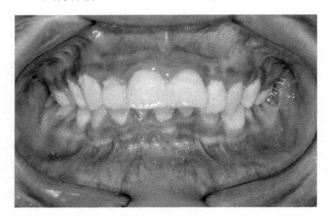

正面

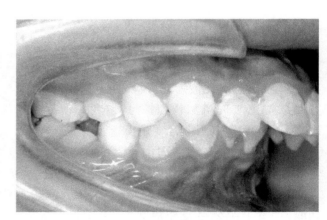

右侧

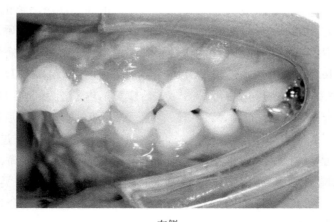

左侧

图 11-20　治疗前口内像

第一期功能矫治器，选用改良 twin-block 矫治器，扩大上颌牙弓，促进下颌生长，8 个月后下颌位置稳定，面形改变明显，但颏部发育仍显不足，磨牙建𬌗且略偏近中关系，前牙为浅覆合浅覆盖。

第二期固定矫治，由于上前牙唇倾前突，下颌重度拥挤，拔除 4 个第一前磨牙，采用中度支抗设计解除下前牙拥挤并适度内收前牙，精细调整咬合关系。固定矫治治疗时间为 29 个月。

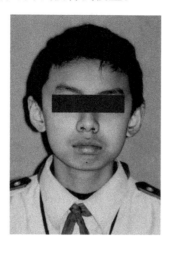
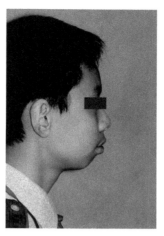

图 11-21　功能矫治结束后面像

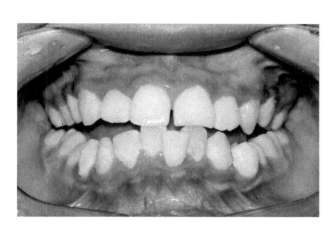
正面

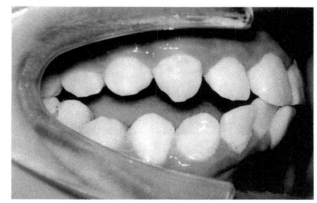
右侧

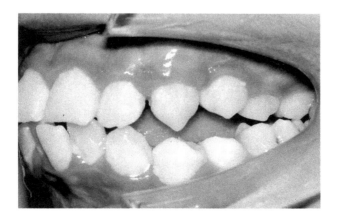
左侧

图 11-22　功能矫治结束后口内像

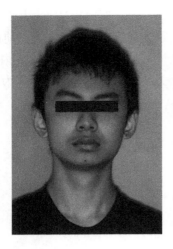
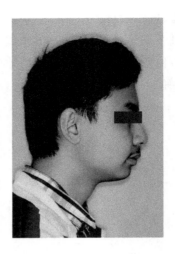

图 11-23　固定矫治结束后面像

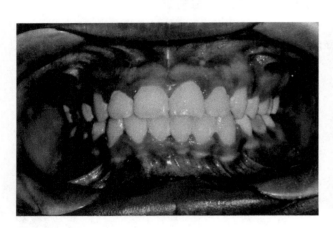
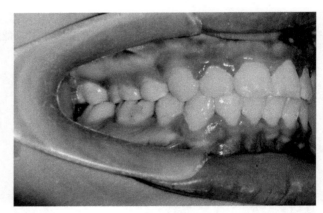

正面　　　　　　　　　　　　　　　　　　　　　　右侧

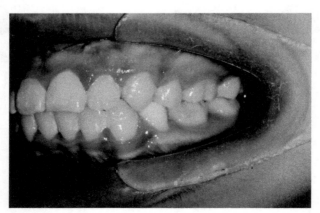

左侧

图 11-24　固定矫治结束后口内像

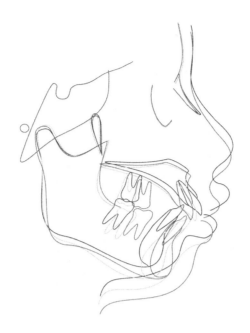

图 11-25　头影重叠图

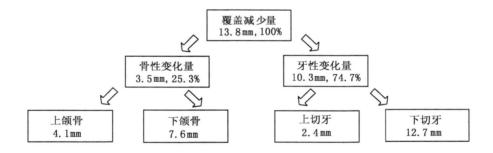

图 11-26　覆盖矫正中骨性和牙性变化分布图

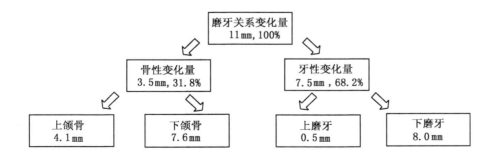

图 11-27　磨牙关系矫正中骨性和牙性变化分布图

表 11-1 治疗效果的 Pancherz 分析

续表

测量项目	治疗前	治疗后
<SNA	85.5	83.6
<SNB	76.7	79.1
<ANB	8.9	4.5
ML/NSL	30.8	34.4
OL/NSL	19.7	21.6
A/OLP	72.5	76.6
Pog/OLP	67.5	75.1
Cd/OLP	−5.2	−5.6
Go-Me	55.7	60.3
U_1/OLP	84.4	86.8
L_1/OLP	71.6	84.3
ms/OLP	50.5	51.0
mi/OLP	47.6	55.6
U_1/NSL	61.3	70.5
L_1/ML	106.7	116.7
U_1/L_1	−103.8	−99.4
U_1/OLP-L_1/OLP	12.8	2.6
ms/OLP-mi/OLP	2.9	−4.7
U_1/OLP-A/OLP	11.9	10.3

测量项目	治疗前	治疗后
L_1/OLP-Pog/OLP	4.2	9.2
ms/OLP-A/OLP	−22.0	−25.6
mi/OLP-Pog/OLP	−19.9	−19.4

注:ms:上颌第一磨牙近中点;mi:下颌第一磨牙近中点。

病例二

蒲×,男,11 岁,2006 年 3 月因"咬下唇,下巴小"求治。

【临床检查】

正面观基本正常,唇闭合时唇肌紧张,侧貌凸面形,下颌后缩,颏沟深,前牙深覆𬌗,深覆盖,上牙弓偏窄,磨牙远中关系(图 11-28、图 11-29)。

【临床诊断】

骨性Ⅱ类错𬌗,下颌后缩。

【矫治设计】

双期矫治:

第一期功能矫形,选用改良 Twin Block 矫治器,扩大上牙弓,略内收上前牙,同时导下颌向前,促进下颌骨发育,疗程 11 个月,侧貌凸面形及唇态改观明显(图 11-30、图 11-31)。

第二期固定矫治,待功能矫形结束且乳恒牙替换完成后,利用固定矫治器排齐整平牙列并精细调整咬合关系。

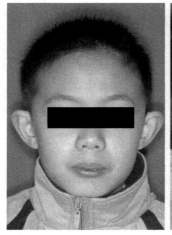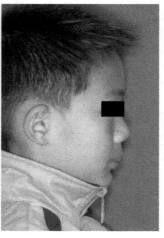

图 11-28 治疗前面像

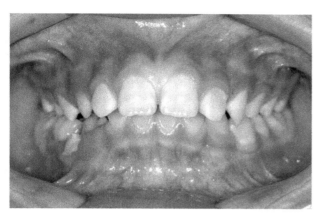
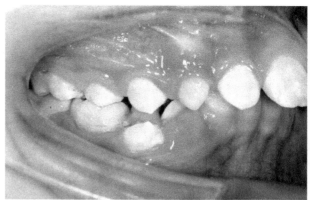

正面　　　　　　　　　　　　　　　　　　　右侧

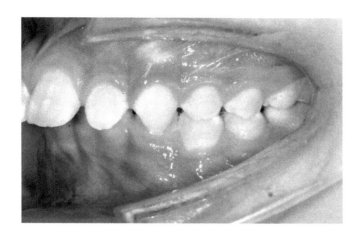

左侧

图 11-29　治疗前口内像

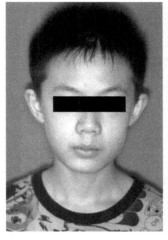
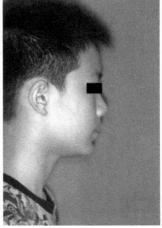

图 11-30　治疗后面像

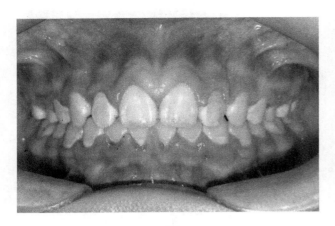
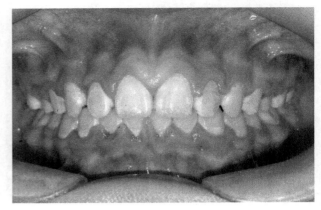

正面　　　　　　　　　　　　　　　　　　右侧

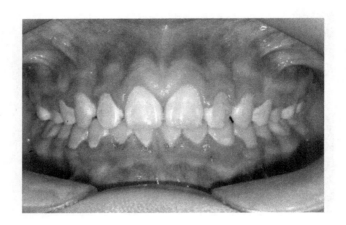

左侧

图 11-31　治疗后口内像

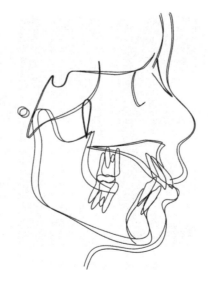

图 11-32　头影重叠图

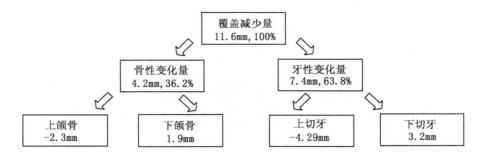

图 11-33　覆盖矫正中骨性和牙性变化分布图

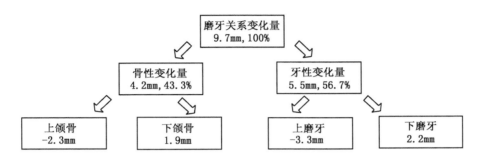

图 11-34　磨牙关系矫正中骨性和牙性变化分布图

表 11-2　治疗效果的 Pancherz 分析

续表

测量项目	治疗前	治疗后	测量项目	治疗前	治疗后
<SNA	78.8	79.6	U_1/OLP-A/OLP	11.0	9.0
<SNB	72.5	75.9	L_1/OLP-Pog/OLP	-2.5	-1.2
<ANB	6.3	3.6	ms/OLP-A/OLP	-20.8	-22.0
ML/NSL	33.9	35.1	mi/OLP-Pog/OLP	-26.0	-25.7
OL/NSL	22.3	21.0			
A/OLP	67.1	64.9			
Pog/OLP	69.7	71.9			
Cd/OLP	-7.1	-5.5			
Go-Me	62.6	66.2			
U_1/OLP	78.1	73.9			
L_1/OLP	67.3	70.5			
ms/OLP	46.2	42.9			
mi/OLP	43.7	45.9			
U_1/NSL	71.8	75.6			
L_1/ML	101.2	99.3			
U_1/L_1	-116.7	-121.1			
U_1/OLP-L_1/OLP	10.8	3.4			
ms/OLP-mi/OLP	2.5	-3.0			

注：ms：上颌第一磨牙近中点；mi：下颌第一磨牙近中点。

病例三

伍×，女，10 岁，2006 年 6 月因"上牙前突"求治。

【临床检查】

正面基本正常，侧貌凸面形，鼻唇角小，下颌后缩，前牙深覆𬌗，深覆盖，磨牙远中关系（图 11-35、图 11-36）。

【临床诊断】

骨性Ⅱ类错𬌗，下颌后缩。

【矫治设计】

双期矫治：

第一期功能矫形，选用 Twin Block 矫治器，抑制上颌发育，略内收上前牙，同时导下颌向前，促进下颌骨发育,疗程 12 个月,面形改善(图 11-37、图 11-38)。

第二期固定矫治,待功能矫形结束且乳恒牙替换完成后,利用固定矫治器排齐整平牙列并精细调整咬合关系。

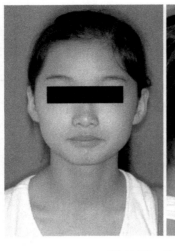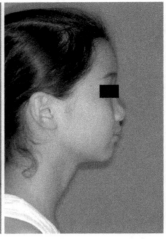

图 11-35　治疗前面像

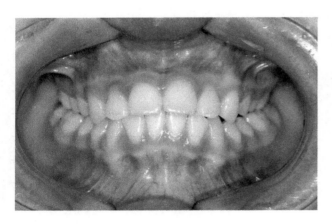

正面

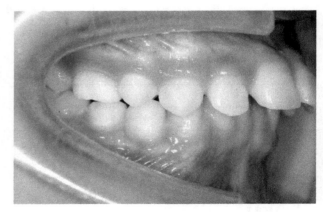

右侧

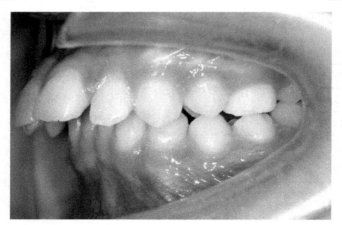

左侧

图 11-36　治疗前口内像

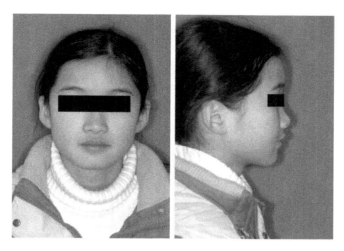

图 11-37　治疗后面像

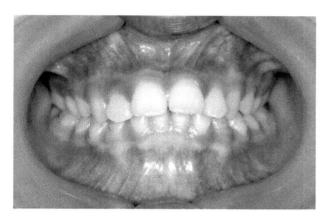

正面

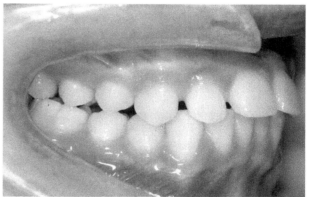

右侧

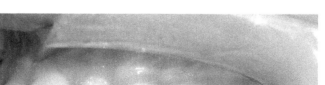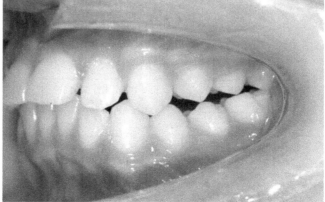

左侧

图 11-38　治疗后口内像

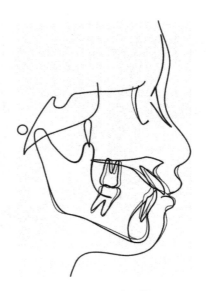

图 11-39   头影重叠图

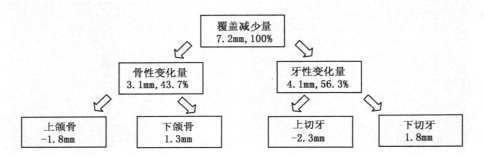

图 11-40   覆盖矫正中骨性和牙性变化分布图

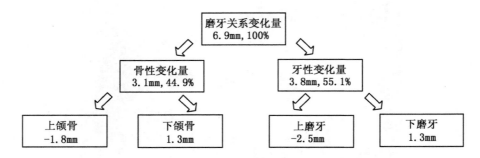

图 11-41   磨牙关系矫正中骨性和牙性变化分布图

表 11-3　治疗效果的 Pancherz 分析

测量项目	治疗前	治疗后
$<$SNA	80.3	79.6
$<$SNB	76.9	78.6
$<$ANB	3.4	1.0
ML/NSL	32.2	32.9
OL/NSL	19.1	18.8
A/OLP	65.2	63.4
Pog/OLP	66.9	68.2
Cd/OLP	−9.1	−8.1
Go-Me	54.9	54.1
U_1/OLP	74.5	72.2
L_1/OLP	65.8	67.6
ms/OLP	45.8	43.3
mi/OLP	45.2	46.5
U_1/NSL	66.3	60.6
L_1/ML	93.5	95.6
U_1/L_1	−120.6	−112.0
U_1/OLP-L_1/OLP	8.8	4.6
ms/OLP-mi/OLP	0.6	−3.2
U_1/OLP-A/OLP	9.3	8.9
L_1/OLP-Pog/OLP	−1.2	−0.6
ms/OLP-A/OLP	−19.4	−20.1
mi/OLP-Pog/OLP	−21.7	−21.7

注:ms:上颌第一磨牙近中点;mi:下颌第一磨牙近中点。

病例四

林×,女,10 岁,1988 年 11 月初诊。

【临床检查】

上前牙前突,开唇露齿,下颌略显后缩,典型的Ⅱ类面形,前牙深覆殆,深覆盖,磨牙远中关系(图11-42、图 11-43)。

【临床诊断】

骨性Ⅱ类错殆,上前牙前突,下颌略后缩。

【矫治设计】

功能矫形,选用 FR-Ⅰ型矫治器＋FR 颊屏口外弓枕牵引,抑制上颌发育,内收上前牙,促进下颌骨发育,疗程 8 个月,矫治结束后面形明显改善(图11-44、图 11-45)。因患者牙列排列整齐,未进行二期矫治。

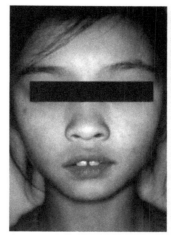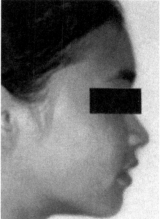

图 11-42　治疗前面像

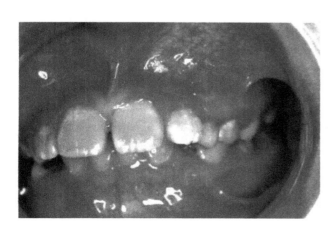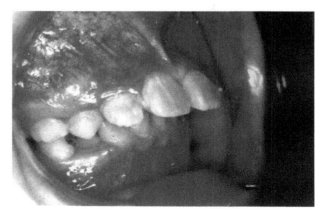

正面　　　　　　　　　　　　　　　　　　右侧

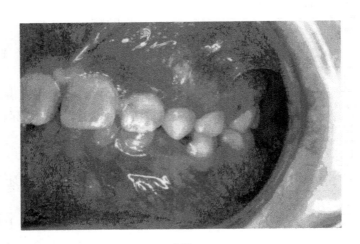

左侧

图 11-43　治疗前口内像

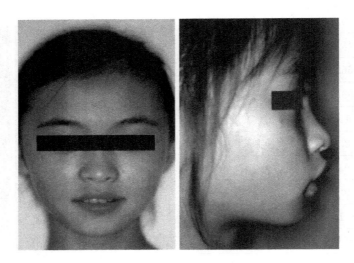

图 11-44　治疗后面像

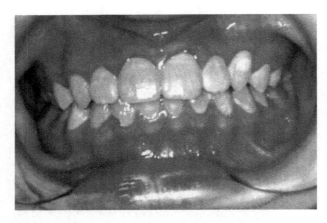

正面

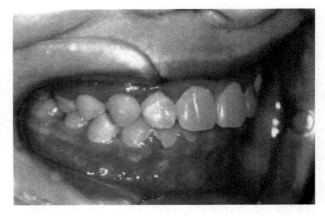

右侧

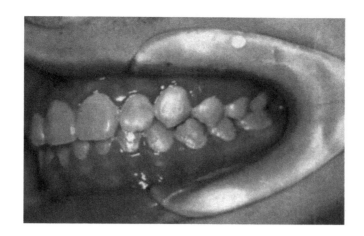

左侧

图 11-45　治疗后口内像

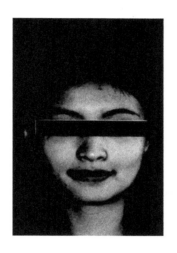
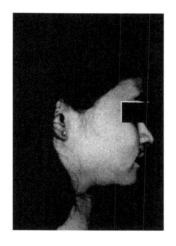

图 11-46　矫治后 8 年复查面像

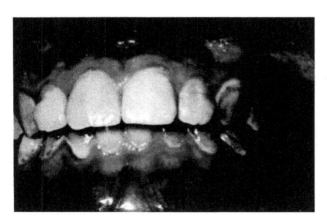
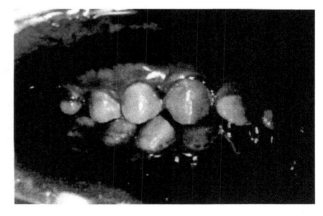

正面　　　　　　　　　　　　　　　　　　　　右侧

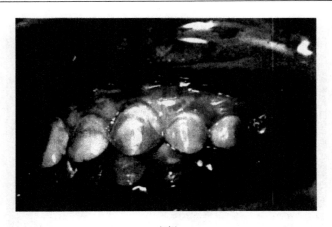

左侧

图 11-47　矫治后 8 年复查口内像

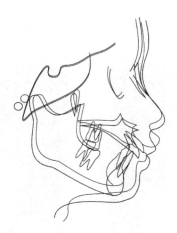

图 11-48　头影重叠图

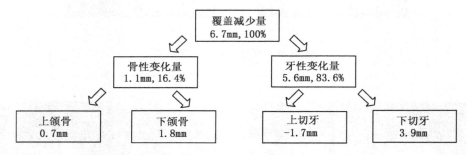

图 11-49　覆盖矫正中骨性和牙性变化分布图

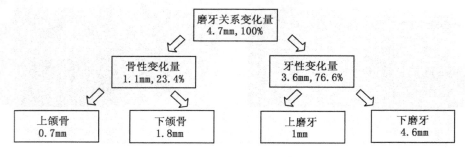

图 11-50　磨牙关系矫正中骨性和牙性变化分布图

表 11-4　治疗效果的 Pancherz 分析　　　　　　　　　　　　　　　　　　　　　　　　　　　　　　　　　　续表

测量项目	治疗前	治疗后
<SNA	79.8	78.8
<SNB	75.7	77.2
<ANB	4.0	1.6
ML/NSL	29.8	31.5
OL/NSL	17.7	16.1
A/OLP	68.7	69.4
Pog/OLP	69.5	71.3
Cd/OLP	−7.6	−11.4
Go-Me	61.4	66.9
U_1/OLP	79.8	78.1
L_1/OLP	68.4	72.3
ms/OLP	45.5	46.5

测量项目	治疗前	治疗后
mi/OLP	43.6	48.2
U_1/NSL	60.0	71.0
L_1/ML	94.6	92.5
U_1/L_1	−115.5	−127.0
U_1/OLP-L_1/OLP	11.4	5.8
ms/OLP-mi/OLP	1.9	−1.7
U_1/OLP-A/OLP	11.2	8.7
L_1/OLP-Pog/OLP	−1.1	1.0
ms/OLP-A/OLP	−23.2	−22.8
mi/OLP-Pog/OLP	−25.8	−23.0

注:ms:上颌第一磨牙近中点;mi:下颌第一磨牙近中点。

（吴　洁整理）

参　考　文　献

1　赵美英,罗颂椒,王锡寿等.50 例安氏Ⅱ类 1 分类错殆线头影测量分析.华西口腔医学杂志,1985,3:175

2　田乃学.前牙深覆盖颌面结构的线头影测量研究.中华口腔科杂志,1988,23:40

3　马育霞.恒牙列早期安氏Ⅱ类 1 分类错患者面生长发育特征的研究.口腔正畸学杂志,1997,4(1):4

4　福斯特.口腔正畸学(第 2 版).沈阳:辽宁科学技术出版社,1988

5　周秀坤,詹淑仪,叶长根等.恒牙列错的调查.华西口腔医学杂志,1985,3:168

6　邹冰爽,曾祥龙,曾应魁.安氏Ⅱ类错颌面类型的研究.口腔正畸学杂志,1998,5(2):61

7　姜若萍,傅民魁.安氏Ⅱ类 1 分类错患者亲代型的研究.口腔正畸学杂志,1998,5(2):77

8　沈贞祥.颌骨骨型与殆型的研究.中华口腔医学杂志,1996,3(4):207

9　赵志河,Urban Hagg,Rabia ABM 等.固定功能矫治器前伸大鼠下颌髁突适应性生长改建特征的计算机辅助图像分析.华西口腔医学杂,1999,17(2):155

10　赵志河等.固定功能矫治器前伸大鼠下颌后颞下颌窝新骨形成的定量评价.华西口腔医学杂志,1999,17(2):152

11　周征,罗颂椒,徐国标.前伸下颌后髁突软骨生长改建的定量组织学研究.口腔正畸学杂志,1998,5(2):74

12　赵美英,罗颂椒,饶跃.Frankel 矫治器矫治安氏Ⅱ类 1 分类错殆的牙颌面软硬组织变化.中华口腔医学杂志,1993,28(4):240

13　Kim YH. A Comparative Cephalometric Study of Class Ⅱ,Division 1 Nonextraction and Extraction Cases. Angle Orthod,1979,49(2):77

14　Delivanis HP, et al. Variation in morphology of the maxillary central incisors found in Class Ⅱ Division 2 malocclusion. Am J Orthod,1980,78(4):438

15　Caben MM. Minor tooth movement in the growing child. Philadelphia:Saunders,1977,69

16　McNamara JA. Components of class Ⅱ malocclusion in children 8 ～ 10 year of age. Angel Orthod, 1981, 53(3):177

17　Moyers RE,Riolo ML Guire, et al. Differential diagnosis of class Ⅱ malocclusion. Am J orthod,1980,78:477

18　Graber TM. Dentofacial Orthopedics with functional Appliances. St Louis:C V Mosby Co,1997

19　Nanda SK. Pattern of Vertical growth in face. Am J Orthod,1988,93:103

第十二章　Ⅲ类错殆的矫形治疗

Ⅲ类错殆是一种发育性畸形,随着儿童的生长发育而发生、发展。在北美人群中患病率约为 0.8%～4.2%,但在亚洲地区,这种畸形却相当普遍,日本和朝鲜,Ⅲ类错殆的正畸治疗占了相当大的比重,发病率约为 7.4%～13%,中国Ⅲ类错殆畸形的发病率约为 12%,在临床上是较常见的一类畸形。

遗传和环境因素决定颅颌面结构的生长发育和最终的结构及形态。颅骨、上颌骨、下颌骨的结构及相互关系由候补基因决定,而这些基因是在遗传-环境交互作用下进行表达,最终形成Ⅲ类错殆畸形(遗传和环境是决定颅颌面结构的生长发育和最终的结构及形态的因素之一。颅骨、上颌骨、下颌骨的结构及相互关系主要由候补基因决定,而这些基因是在遗传-环境交互作用下进行表达,最终形成Ⅲ类错殆畸形)。在生长发育期间,改变环境因素可导致颅颌面结构的生长量和生长方向发生变化,矫形治疗、正畸治疗便是基于这一原则进行牙颌面畸形矫治的。由于Ⅲ类错殆畸形的系统发育、个体生长发育和病因的复杂性,特别是骨性Ⅲ类错殆畸形颅面形态表现复杂、危害性较大,临床治疗比较困难。功能性和轻、中度骨性Ⅲ类错殆应进行早期的矫形治疗。

功能矫形治疗以及口外机械力矫形治疗是牙面矫形治疗(dento-facial orthopedics)的重要组成部分,矫形治疗(dentofacial orthopedics)是口腔正畸治疗的重要组成部分,对早期功能性和大多数轻、中度骨性Ⅲ类错殆畸形均有明显的治疗作用,可促进上颌骨生长、改变下颌骨生长方向,引导面颌骨正常生长发育,牙正常萌出,是Ⅲ类错殆畸形早期矫治的必要和有效的手段。

本章的主要内容为:重点介绍功能性和重至中度骨性Ⅲ类错殆畸形的发病机制及临床表现,阐述其矫治原则,以及功能矫治器和口外机械力矫形治疗装置的适应证、矫治器设计和治疗效果分析。

一、Ⅲ类错殆的分类和形成机制

由于Ⅲ类错殆系统发育、个体生长发育和病因的复杂性,使其形成机制和临床表现具有复杂性和多样性,颅颌面形态结构在矢状向、垂直向和水平向三维水平上均可能有发育异常。认识其形成机制和形态特征有助于正确诊断和治疗。

(一)Ⅲ类错殆的分类及形成机制

Moyers 将Ⅲ类错殆畸形分为牙源性、功能性和骨性 3 类。

1. 牙源性Ⅲ类错殆畸形

牙源性者上、下颌骨形态、结构正常,仅由牙、牙槽错位而形成,可表现为上切牙舌向错位、下切牙唇向错位或二者皆有,常与其他各类错殆同时存在,诊断明确,矫治容易。个别牙反殆对颅颌面生长发育无明显影响,而多数前牙反殆则将影响颌骨发育,有形成骨性Ⅲ类错殆畸形的倾向(图 12-1)。

2. 功能性Ⅲ类错殆畸形

功能性Ⅲ类错殆畸形,是由于下颌骨运动受障

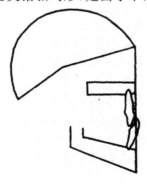

图 12-1　牙槽型前牙反殆无颌骨发育异常,仅有上切牙舌侧错位,下切牙唇向倾斜

碍、不良习惯等影响,而发生功能性前伸,形成多数切牙或前牙反𬌀,它不是由于上颌骨或下颌骨的发育异常而引起的(功能性Ⅲ类错𬌀畸形不是由于上颌骨或下颌骨的发育异常而引起的,而是由于下颌骨运动受碍、不良习惯等影响,而发生下颌功能性前伸,形成前牙反𬌀,或单侧前、后牙反𬌀)。临床表现为:多数前牙反𬌀;下颌闭合道非圆滑曲线,息止位时面形正常,下颌骨由肌接触位(MCP)至牙尖交错位(ICP)时,下颌前伸,形成前牙反𬌀,并出现反𬌀颜貌;下颌骨能后退至前牙切对切关系;常伴有咬合障碍(乳尖牙、恒尖牙牙尖干扰)或前伸下颌、伸舌吞咽等不良习惯。这类畸形存在于生长发育的各个时期,乃至成人阶段(图12-2)。

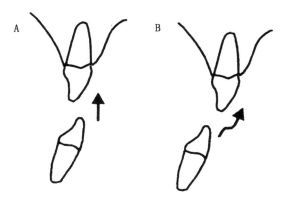

A. 骨性反𬌀的闭合道为一光滑平曲线 B. 功能性前牙反𬌀,息止颌位时下颌位置正常,而在闭合时,由于干扰等因素影响下颌前伸形成前牙反𬌀,闭合道为不规则曲线

图12-2 功能性前牙反𬌀

3. 骨性Ⅲ类错𬌀畸形

骨性Ⅲ类错𬌀畸形,是由颌骨的形态发育异常、位置异常而引起的,下颌角大,上前牙唇倾、下前牙舌倾以代偿颌骨关系不调,下颌闭合道呈圆滑曲线,下颌骨不能后退至前牙对刃,伴有明显的颜貌异常。其上、下颌骨的异常结构主要表现为以下3个方面:

(1)上颌正常,下颌前突。

(2)上颌后缩,下颌正常。

(3)上颌后缩,下颌前突。

乳牙列期大多数患者表现为功能性前牙反𬌀,也有少数患者受遗传影响而有形成骨性Ⅲ类错𬌀畸形的趋势。切牙替换异常引起的牙性Ⅲ类错𬌀多在替牙列时期出现。替牙列晚期、恒牙列早期,

功能性Ⅲ类错𬌀畸形可随着生长发育而发展为骨性Ⅲ类错𬌀畸形,这一时期,单纯的功能性Ⅲ类错𬌀畸形较少,多数患者或多或少伴有不同程度的骨骼异常。

头影测量和临床检查能清楚地区分这3类畸形。

Rakosi等进一步将Ⅲ类错𬌀畸形分为牙槽型、单纯下颌发育过度型、上颌发育不足型、上颌发育不足伴下颌发育过度型和假性强迫性咬合Ⅲ类骨性畸形5种类型。

1. 牙槽型(图12-1)

又称强迫咬合型,无颌骨发育异常,仅有上切牙舌侧错位、下切牙唇向倾斜。其矫治只须矫治舌向错位的上切牙或唇倾的下切牙,治疗简单容易,在生长发育期儿童使用活动矫治器便可,即使成人期的矫治也不困难。在替牙列晚期和恒牙列早期可形成前颌骨发育不足型:前颌骨区、前牙槽骨部分发育不足,A点后移,上前牙拥挤、内倾,下颌骨、下切牙基本正常,可伴有下颌骨功能性前移,这类患者表现为前牙反𬌀,但下颌能后退至切对切关系。需与骨性上颌骨发育不足型区别。

2. 单纯下颌发育过度型(图12-3)

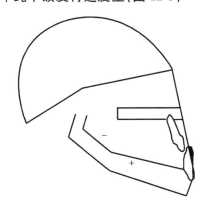

图12-3 单纯下颌发育过度型前牙反𬌀

下颌体和下颌升支均过大,SNA角正常,SNB角过大,下颌角过大,关节角小,常伴有下颌位置前移。舌体扁平,位置前下移,常位于下前牙舌侧,使下牙弓过宽。常合并有牙长轴异常,上切牙唇倾,下切牙舌倾,后牙反𬌀。

3. 单纯上颌发育不足型(图12-4)

上颌发育不足,位置后缩,SNA角小,而SNB角正常,面中份发育不足。

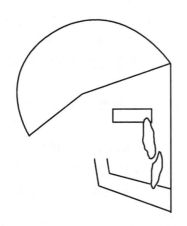

图 12-4　单纯上颌发育不足型前牙反𬌗下颌体和
升支均过大,上颌发育不足,位置后缩

4. 上颌发育不足伴下颌发育过度型(图 12-5)

SNA 角小而 SNB 角过大,上颌体发育不足,下颌体发育过度。有两种类型:

①垂直生长型,升支高度短,下颌角过大,常伴有前牙水平向或垂直向开𬌗;

②水平生长型,升支高度过大,下颌角过小,前牙为反深覆𬌗。

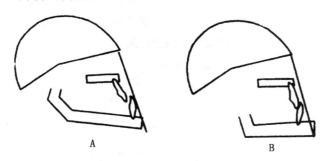

A. 垂直生长型　B. 水平生长型
图 12-5　上颌发育不足伴下颌发育过度型前牙反𬌗

5. 假性强迫性咬合Ⅲ类骨性畸形(图 12-6)

这是最严重的一类。上切牙唇倾、下切牙舌倾,前牙的反覆盖并不严重,但却有明显的上、下颌骨发育异常,牙长轴的改变是为了代偿上、下颌骨关系的严重不调。当上前牙向舌侧竖直和下前牙向唇侧竖直、恢复正常轴倾度时,前牙的反覆盖便明显异常。这类患者常出现于恒牙列晚期和成人阶段,单纯性正畸治疗疗效差,常需行正颌外科与正畸联合治疗。

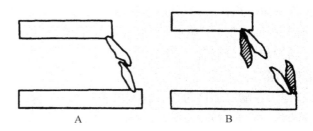

A. 牙倾斜时显代偿颌骨关系的异常　B. 去代偿后
出现明显的前牙反𬌗
图 12-6　假性强迫性咬合型前牙反𬌗

曾祥龙等根据 ANB 角的研究,发现在各牙列期前牙反𬌗以上颌正常、下颌前突型最为常见,而上颌后缩、下颌正常型在替牙列期仅排在第 4 位,至恒牙列早期、恒牙列晚期所占比例却逐渐升高,说明前牙反𬌗的发展日趋严重(表 12-1)。最常见类型——上颌正常、下颌前突型中约有 40% 病例伴有垂直发育不调,而上颌后缩的各类型中有半数以上病例伴有垂直不调,且几乎都表现为垂直发育过度(表 12-2)。Ellis、McNamard 观察到Ⅲ类错𬌗中的 62%～67% 有上颌发育不足。

白丁、罗颂椒等综合了反映颅底、上下颌骨矢状向垂直向位置和大小,牙及牙槽、面部软组织形态的 19 项头影测量指标,通过归类分析将 10～13 岁骨性前牙反𬌗儿童划分成 4 个亚类(表 12-3、图 12-7)。

表 12-1　前牙反𬌗的颅面类型(%)

反𬌗类型	替牙列期	恒牙列早期	恒牙列晚期
上颌正常下颌的突型	47	46	46
上颌后缩下颌正常型	11	18	21
上下颌正常型	22	20	15
上颌后缩小颌前突型	2	6	13
上下颌前突型	16	6	3
上下颌后缩型	2	4	2

表 12-2　前牙反殆类型与垂直发育的关系（例）

前牙反殆类型	垂下发育过程	垂直发育不足	垂直不调占比例（%）
上颌正常下颌前突型（92）	21	17	38(41.3)
上颌后缩下颌正常型（39）	22	1	23(59)
上下颌正常型（35）	7	3	10(28.5)
上颌后缩下颌前突型（19）	10	1	11(57.9)
上下颌前突型（9）	4	0	4(44.4)
上下颌后缩型（6）	4	0	4(66.7)
合计（200）	68	22	90(45)

表 12-3　正常殆与骨性前牙反殆组各亚类头影测量指标均值

指标	正常殆	骨性前牙反殆			
		一亚类	二亚类	三亚类	四亚类
S-N(mm)	63.0	63.2	64.0	61.9	61.9
N-S-Ba(°)	131.5	126.9	132.7	136.3	123.1
SNA(°)	80.0	78.1	79.6	75.0	82.2
S-Ptm(mm)	16.8	17.1	17.3	16.9	17.0
Ptm-A(mm)	43.3	39.7	42.0	38.0	40.8
SNB(°)	77.1	80.5	82.4	78.0	86.3
NPg/PtGn(°)	84.8	87.7	91.3	87.3	90.8
MP/FH(°)	27.9	27.6	25.2	29.6	29.8
Go-Pg(mm)	71.2	69.7	75.8	73.9	75.5
S-Ar(//FH,mm)	16.3	13.8	15.2	16.6	11.2
ANB(°)	3.0	−2.4	−2.8	−3.0	−4.02
CoA/CoGn(°)	0.76	0.71	0.70	0.68	0.69
ANS-Me(mm)	60.0	57.3	60.4	63.4	59.3
Ar-Go(mm)	41.1	40.8	45.4	45.5	41.9
U_1/SN(°)	72.7	69.7	63.2	75.8	63.4
L_1/MP(°)	95.5	88.1	89.3	79.0	77.3
G-Sn-Pg'(°)	10.9	1.76	2.6	2.3	−0.8
Ls-Ep(mm)	0.9	−1.76	−1.33	−3.16	−2.84
Li-Ep(mm)	2.16	3.0	2.6	0.7	2.0

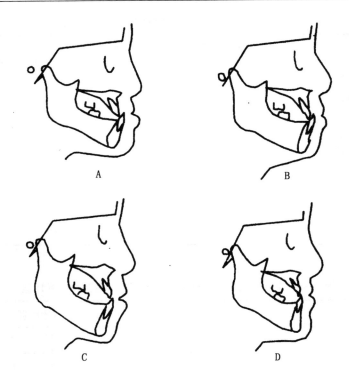

A. 第一亚类　B. 第二亚类　C. 第三亚类　D. 第四亚类

图 12-7　骨性前牙反𬌗的 4 个亚类

第一亚类（49%）：颅底角小，上颌长度发育不足，下颌长度正常，但位置前移；下前面高不足，上、下颌骨间矢状关系轻度不调，ANB 角为－2.4°；软组织侧貌中度凹面形。这是 10～13 岁儿童骨性前牙反𬌗最常见的一种类型。适于面罩前牵引矫形治疗。

第二亚类（30%）：上颌正常，下颌发育过度，升支高过大，下颌平面角小，下前面高正常，下颌明显的前上方向生长旋转；上、下颌骨间矢状关系中度不调，ANB 角为－2.8°；软组织侧貌呈中度凹面形。可使用颏兜控制下颌骨的向前生长。

第三亚类（7%）：前颅底长度不足，颅底角大；上颌明显发育不足，下颌轻度发育过度；升支高度过大，下前面高也过大，下颌平面角略增大；上、下颌骨有效长度比例严重不调，矢状关系表现为中度不调，ANB 角为－3°；软组织侧貌呈中度凹面形，上唇显著后缩。该类患者前颅底长度不足，呈现鼻上颌复合体均发育不足；颅底角大，可能引致下颌关节位置后移，代偿了上、下颌骨长度不调程度，而表现出中度矢状关系不调。改良颏兜前牵引装置或改良口外前牵引装置均有一定的矫治效果。

第四亚类（12%）：前颅底长度不足，颅底角小；上颌发育不足，下颌明显发育过度，下颌关节位置前移；上、下颌骨间矢状关系严重不调，ANB 角－4.1°；上切牙前倾和下切牙舌倾均明显；软组织侧貌呈严重凹面形，上唇显著后缩。该类患者为鼻上颌复合体发育不足；颅底角小，引致下颌关节位置前移，加重了上、下颌骨长度不调量，而表现出严重的矢状关系不调和软组织凹面形。这类畸形应密切观察，可采用上颌前牵引方法做试行矫治，严重者成年后行正颌外科手术治疗。

正确认识Ⅲ类骨面形态的形成机制对正确诊断和治疗有十分重要的意义，临床检查、模型检查和 X 线头影测量是正畸临床诊断的有效手段。需要强调的是在 X 线头影测量检查时，单纯依赖 SNA 和 SNB 角判断上颌骨后缩或下颌骨前突是不准确的，应结合 S-Ptm、Ptm-A、Go-Pg、Co-A/Co-Pg、NPg/FH 等角度测量和线距测量，FMA、ANS-Me、ANS-Me/S-Go、Pt-Gn/S-Ba、Y 轴角等反映面部垂直关系和生长方向，下颌姿势位至牙尖交错位运动轨迹的变化，以及反映牙和牙槽、软组织形态的测量指标进行综合分析，确定矢状向异常类型、垂直向异常程度、牙及软组织代偿情况,才能对每一个个体化的病例得出一个完整、全面的诊断。

(二)生长发育各阶段Ⅲ类错𬌗畸形的形态学特征

早在婴儿时期便已出现骨性Ⅲ类错𬌗,这大约占所有Ⅲ类错𬌗畸形的10%。大多数Ⅲ类错𬌗是在乳牙萌出过程中或萌出后,以及恒牙萌出时出现或加重的。

1. 乳牙列期Ⅲ类错𬌗畸形的形态特征

周秀坤和段玉贵等,曾祥龙等,张伶军和段银钟等分别研究了成都、北京和西安地区的乳前牙反𬌗的颅颌面结构、形态和形态的特征。这些研究结果发现:颅底形态与正常比常有颅底长度、颅底角减少,使髁突位置前移、下颌骨位置偏前。这种改变可能与遗传有关。垂直关系方面,50%的病例前下面高度正常,1/3的病例前下面高减少,约1/5的病例前下面高增大。在矢状关系方面,以上颌正常、下颌位置前移最为多见,约占50%,其次为上颌后缩、下颌正常(21%)和上颌后缩、下颌前突型(13%),有15%病例表现为上、下颌均正常。上颌乳牙弓的长度小于正常人,而下颌前段牙弓长度和宽度却均大于正常人;大多数病例上切牙舌倾、下切牙唇倾;下牙弓表现为有散在间隙或无散在间隙,有散在间隙者矫治较容易,预后也较好;第二乳磨牙远中的终末平面以平齐终末平面最多,其次为近中型,远中终末平面者最少。

总之,乳牙列期的Ⅲ类错𬌗,以功能性Ⅲ类错𬌗畸形最为常见,颌间关系不调主要是下颌骨的过度前伸造成,下颌骨实际长度的改变不具有决定意义;少数为骨性颌骨关系不调的Ⅲ类错𬌗畸形,已表现出颅颌面结构异常。乳牙列期的骨性Ⅲ类错𬌗畸形的形成机制与遗传有关。

2. 替牙列期Ⅲ类错𬌗畸形的形态特征

替牙列期的Ⅲ类错𬌗大多数都由乳牙列期发展而来。前牙反𬌗,特别是反覆𬌗较深时,抑制了上颌骨的向前生长发育;而上颌骨的生长又推动了下颌过度的向前生长,该期畸形的程度较乳牙列期严重,表现也更复杂。牙胚异位等因素引起的个别牙反𬌗在该期并不会明显影响颌骨的生长,诊断和矫治都较容易。

曾祥龙等对替牙期前牙反𬌗以ANB角分析其颅面结构异常的形成机制,发现有6种颅面形态:以上颌正常下颌前突最为常见(47%),其次为上、下颌均正常(22%)、上、下颌均前突(16%)、上颌后缩下颌正常(11%),而上颌后缩下颌前突和上、下颌后缩型罕见(各占2%)。

替牙列时期是矫形治疗的最有利时机。

3. 恒牙列早期Ⅲ类错𬌗畸形的形态特征

该期牙槽性、功能性和骨性Ⅲ类错𬌗畸形均可出现。

替牙列期的功能性畸形逐渐发展为骨性畸形,有学者研究发现骨性的上颌骨后缩并不会随着生长发育而进一步后缩,但下颌后期的差异性生长和过度发育使下颌前突随着生长而进一步增加,最近2010年Baccetli等对骨性Ⅲ类和骨性Ⅰ类患者青春期颈椎Cs_3-Cs_4时期的长短进行观察发现Ⅲ类错𬌗平均16个月比Ⅰ类错𬌗长5个月。因而Ⅲ类下颌的生长期更长。下颌角增大,前下面高增加,矢状向和垂直向异常均逐渐加重;牙和牙槽的代偿也逐渐增大以代偿颌骨关系的进一步不调。整个颅颌面结构可在矢状、垂直和水平三维方向上表现发育异常。骨性Ⅲ类错𬌗畸形可表现为平均生长型、水平生长型和垂直生长型。水平生长型者,下颌升支发育过长,前面高不足,面轴角过大,Y轴角小,下颌向前上生长旋转,前牙反覆𬌗深;上颌垂直高度发育不足引致下颌向前上方向旋转而表现为水平生长型。

垂直生长型者常有长面综合征的症状,下颌发育过度,下颌升支高度不足,前下面高过大,下颌角大,面轴角小,Y轴角过大,下颌向后下旋转生长,前牙有出现开𬌗的倾向。平均型和水平生长型的正畸治疗较容易,常用的矫形治疗方法均可收到满意的结果。而垂直生长型者矫治困难,严重者应成年后行正颌外科手术治疗。

水平向宽度方面的异常可表现为后牙反𬌗。如下颌发育基本正常,而上颌水平宽度发育不足常引起后牙反𬌗,甚至全牙弓反𬌗,在矫治矢状向不调的同时,应结合快速扩弓改正后牙反𬌗。当上颌发育不足、舌体扁平、舌姿势位靠前下者,除使下颌骨前后向发育过度外,也可引起下颌牙弓宽度过宽,出现全牙弓反𬌗。这种类型的畸形正畸矫治的效果很有限,需成年后行正颌外科治疗。

　　曾祥龙等研究了各牙列期前牙反𬌗患者的生长发育,其颅颌面结构特征如表 12-4。纵观三期:乳牙列期以功能性反𬌗为主,替牙列期功能性、牙源性、骨性混合,恒牙列期随着生长畸形逐渐发展,以牙源性、骨性为主。

　　表 12-4 列出乳牙列、替牙列和恒牙列早期前牙反𬌗 X 线头影测量值。

表 12-4　乳牙列、替牙列和恒牙列早期前牙反𬌗 X 线头影测量值

测量项目		正常𬌗			前牙反𬌗		
		乳牙期	替牙期	恒牙早期	乳牙期	替牙期	恒牙早期
N-S-Ba(°)		132	132	132	130	129	129
SGn/FH(°)		65	64	64	61	61	61
SNA(°)		81	81	81	80	80	80
SNA+NSAr(°)		206	207	208	203	203	203
RP/MP(°)		125	123	120	127	125	125
IDP/MP(°)		80	79	78	76	75	71
SNB(°)		76	77	77	80	81	82
SNP(°)		74	77	77	78	81	82
NSGo(°)		107	108	109	103	104	104
MP/FH(°)		31	30	28	29	28	27
U_1/FH(°)		98	112	112	94	110	116
L_1/MP(°)		90	98	95	80	86	84
ANB(°)		5	5	4	−0.1	−1.4	−3
RP/FH(°)		86	87	88	82	83	82
S-N(mm)	男	58	63	66	57	62	65
	女		60	63		60	63
A'-PNS(mm)	男	39	42	44	37	40	42
	女		40	42		39	40
Go-Pg(mm)	男	59	69	77	61	71	81
	女		67	73		70	76

（摘自曾祥龙）

二、Ⅲ类错𬌗的矫治原则和治疗计划

　　有人认为,矫形治疗控制下颌向前生长的效果并不确定,尤其是无法对生长期儿童长期使用持续抑制下颌向前生长的作用力;由于存在上、下颌骨的差异性生长以及快速期时间长而使Ⅲ类畸形逐渐加重,矫形治疗至多只能限制其加重;此外,矫形治疗必须尽早开始,而且要持续至生长发育停止,患者要花相当高的代价,且疗效又不可靠,必然会造成患者和家长的不满。因此,主张对遗传性下颌前突的Ⅲ类骨性错𬌗畸形,不做矫形治疗,而是等到生长完成后行正颌外科手术治疗。

　　而更多的学者认为,临床上若早期开始矫治,大多数轻、中度Ⅲ类骨性畸形能取得明显的临床改善或治疗的成功。恒牙列早期才来就诊的患者,畸形已比较明显,尽管矫形治疗的效果是有限的,而且难于代替成年后的外科正颌手术,但如果让患者了解这种情况,仍愿接受治疗者,医师有责任利用最后的生长快速期进行试行矫治。如果治疗前仔细地进行头影测量分析,可以排除矫形治疗毫无成功希望的病例,从而提高矫形治疗的成功率。

随着患者年龄的增加,颌骨生长能力逐渐减弱,骨性Ⅲ类关系愈来愈严重,矫形治疗改变颌骨生长、引导牙萌出的效果愈来愈差,因此早期矫治Ⅲ类畸形是必要的。早期矫治可以预防和阻断早期的颌骨及牙槽的异常生长发育,引导牙正常萌出;防止上牙唇面和切缘的过度磨耗,以及由于不正常力引起的下切牙的牙周损害;可以避免反牙合引起的牙尖干扰和下颌偏斜导致的功能性后牙反牙合。除部分乳牙反牙合外,一般的反牙合患者均不能自行纠正,早期矫治可重新建立肌力平衡和正常的下颌姿势位,有利于颌骨和牙槽的正常生长发育以及颞下颌关节的健康。鉴别各类Ⅲ类错牙合是矫治的先决条件,可通过 X 线头影测量和临床检查进行鉴别。在正中关系位时,磨牙达中性关系,前牙达切对切关系,这类可认为是牙槽性或是下颌位置前移的功能性Ⅲ类畸形;反之,则是骨性Ⅲ类错牙合畸形。详细的检查诊断请参见第四章"功能检查分析"。

Ⅲ类畸形的矫治效果、选择的矫治方法根据患者年龄和畸形程度而有不同。功能性前牙反牙合如在乳牙列可通过改正不良习惯、调磨咬合或功能矫治器,容易地得到矫治,如在替牙列或恒牙列早期,使用功能矫治器效果也较好。总之,牙槽型Ⅲ类错牙合,任何年龄的矫治效果都较好,治疗也简单。

而骨性Ⅲ类畸形的矫治则要复杂得多,需要早期矫治。矫形治疗适用于生长发育高峰期以前的患者,其方法主要分为 3 类:

①前牵引矫治器;

②颏兜;

③Ⅲ型功能矫治器。

这 3 类矫形治疗方法的适用范围有以下 3 方面:

(1)主要是因为下颌位置和发育异常导致的Ⅲ类畸形,矫治原则是抑制下颌骨的向前生长,或者通过改变下颌生长方向来协调上、下颌基骨的长度

和位置。乳牙列、替牙列时期,可使用功能矫治器或颏兜进行矫治。

(2)主要是因为上颌异常导致的Ⅲ类畸形,矫治原则是促进上颌骨的向前生长发育,根据患者年龄和畸形程度选择功能矫治器或前牵引上颌矫治器。

(3)上、下颌骨均有异常者,最好选用上颌前牵引矫治器。

有研究表明,在对Ⅲ类错牙合早期治疗当中,上颌骨的矫形效果较为明显,而下颌骨往往由于后期的生长抵消了早期矫正效果,抑制下颌骨生长的成功率很低,是否有效抑制青少年下颌骨生长必须经过 10 年以上的观察才能判断。因此,虽然绝大多数的面弓前牵引患者在短期内都表现出一个明显的改善,但现有的数据表明仍约有 25% 的患者需要成年后的正颌外科进行手术治疗。

(一)乳牙列时期的矫治

乳牙列期前牙反牙合主要是牙槽性及功能性畸形,正畸治疗的重点在于矫治异常的切牙关系,或调整异常的颌间关系,改善 ANB 角,通过改变上中切牙倾斜度,同时使下颌向下后旋转来达到矫正乳前牙反牙合的目的。除非是乳切牙唇倾并发下牙列间隙者,改变下前牙的倾斜度并不是乳牙反牙合矫治中的有效手段。

少数患儿在乳牙列时期便可出现骨性Ⅲ类错牙合的某些特征。对于下颌姿势位习惯性前移、舌体扁平和位置前移的患者,矫形治疗可早至婴儿期,目的是尽可能早地改变颌骨的生长发育和牙萌出的位置,以改正Ⅲ类关系。可使用颏兜改正下颌骨习惯性前伸,使之处于正常的位置上。

根据畸形特征不同,乳牙列期主要有以下矫治方法:

(1)大多数乳牙反牙合都可以通过上颌牙合垫式矫治器前移乳上切牙,同时去除干扰,使下颌后移,改善前牙关系而使前牙反牙合得以纠正。对于反覆牙合深的畸形,可使用下切牙联冠斜面导板获得改正,既纠正了前牙的反牙合,同时乳磨牙伸长也改正了垂直关系。前者的矫治时间一般为 1~2 个月,后者一般为 2~3 周(图 12-8)。

(2)功能性Ⅲ类错牙合无骨骼发育异常,下颌前伸形成前牙切牙合或反牙合。常见切牙或尖牙有异常

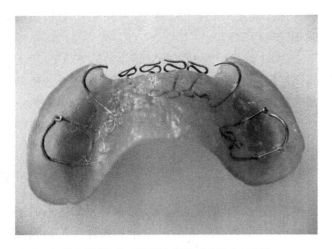

殆垫用以解除反殆锁结,双曲舌簧前移上前牙

图 12-8　上颌殆垫式矫治器

早接触的诱导,后者只须调磨乳尖牙牙尖,错殆便可自行调整。对于有鼻呼吸道疾病而引起的上尖牙间距减少、上牙弓缩窄、舌体位置前移者,需要扩大缩窄的上牙弓。功能性Ⅲ类畸形往往是骨性骨骼关系不调的早期征兆,应及时治疗并定期观察。

(3)下颌前突下颌骨发育过度,或位置前移,SNB 角增大。矫治时应抑制下颌向前生长,可使用颏兜或Ⅲ型功能矫治器型矫治器。

(4)上颌后缩上颌发育不足或位置后移。中度畸形可使用功能矫治器,而对于严重病例应使用面罩前牵引上颌的治疗方法。

(二)替牙列时期的矫治

应尽可能早地纠正前牙反殆关系,建立正常的前牙引导能力,促使上、下颌骨正常的生长发育。

牙槽型Ⅲ类错殆,可使用活动矫治器或功能矫治器竖直舌倾的上切牙、内收前突的下切牙。但对这类畸形应定期观察,因其也可能为骨性Ⅲ类畸形的早期表现。

下颌前突型,其矫治目标仍是抑制下颌骨向前生长、后移下颌骨。功能矫治器可后移下颌、改变切牙引导,从而协调上、下颌骨关系。替牙列早期也可采取拔除下颌乳尖牙和第一乳磨牙的方法,内收下颌 4 个恒切牙建立正常的切牙覆殆、覆盖关系,即通过改变牙、牙槽代偿骨骼关系异常。也可采取拔除下颌恒牙胚的方式,抑制下颌牙槽的生长,使 4 个恒切牙更利于内收。

上颌发育不足包括上颌垂直向和矢状向发育不足,矢状向发育不足为上颌骨前后向长度的发育不足,表现为面中份凹陷;垂直向发育不足则使下颌骨自动向前、上旋转,表现为面中份发育不足伴下颌前突,上、下颌骨间距、殆间距增大。前者当然应前牵引上颌刺激其矢状向生长;后者则应采取促进后牙萌出的方法刺激上颌垂直向发育,当后牙萌出后,可使下颌自动向下、后方向旋转,同时也协调了颌骨矢状向关系。

上颌发育不足的矫治原则是刺激上颌向前生长。主要是采用前牵引矫治器牵引上颌骨向前,在上颌骨后份骨沉积,上颌骨体积增大、位置前移。早期矫治的时间以 7 岁左右即青春前期为理想年龄,这时上颌骨体积能明显增大。这可能是由于此年龄段上颌骨有主动生长潜力,同时加上前颅底的继发性生长移动使上颌骨产生被动生长,并且在外力的作用下骨缝易于打开,从而使上颌骨体积明显增大,位置前移,可取得明显的骨效应。如果在替牙列中晚期进行治疗,虽也有效果,但是效果不如早期治疗明显,并且主要以牙性变化为主,骨性变化很少。

上颌发育不足伴下颌发育过度者,矫治时应在前牵引上颌的同时抑制下颌的过度生长。选用改良颏兜前牵引上颌矫治器进行矫治是较理想的矫治方法,因其在前牵引上颌骨的同时,颏兜向后的牵引力也有一定的抑制下颌前突的矫形效果。

(三)恒牙列早期的矫治

牙槽型的矫治同替牙列期的治疗。上前牙槽发育不足型,常表现为上前牙拥挤、内倾,下前牙前突不明显,后牙为中性或轻度近中关系,面中份明显发育不足,这类畸形不应错误地认为是上颌发育不足,治疗时不应选用前牵引上颌的矫形治疗方法,应通过殆垫解除前牙反殆锁结,前移内倾的上前牙并辅以唇侧控根的方法以刺激 A 点向前发育,改善面形。

准确判断患者全身生长发育状况、畸形程度、生长型和下颌生长潜力很重要。在了解患儿生长发育潜力方面,生理龄的确定比患儿的实际年龄、牙龄更加准确,对青春进发期的评估也主要根据生理龄来确定。通过第二性征、身高体重变化及手腕

X光片,以及近来临床上常用的颈椎骨龄判断法,确定患儿的生理龄。该期可能是患者生长发育的高峰期或高峰后期(明确患者生长发育的青春高峰期或高峰后期)。若在高峰期,功能性或中等严重程度的Ⅲ类骨性畸形可以通过矫形治疗获得一定程度的改善;若在高峰后期,矫形治疗的效果主要在于牙槽的改变,对颌骨本身生长发育的影响很少,此时,前牵引上颌、功能矫治器不是矫治的适应证,而主要通过骨性畸形的"掩饰疗法"来矫治。Ⅲ类错𬌗畸形的"掩饰疗法"系通过拔牙矫治和牙齿移动,达到正常的磨牙关系和切牙覆𬌗覆盖关系,即通过正畸治疗的牙齿移动,上切牙前倾、下前牙舌倾来掩饰上、下颌骨间关系的不协调。其拔牙设计应为拔除上颌的两个第二前磨牙和下颌的两个第一前磨牙,拔除下颌第一前磨牙有利于下切牙内倾,改善Ⅲ类面形,而拔除上颌第二前磨牙有利于上颌磨牙向近中移动调整磨牙的近中关系;不主张在上颌拔除第一前磨牙,因为这不可避免地使上前牙向远中移动,不利于Ⅲ类面形的改善。

两阶段(双期)治疗是该期的主要矫治方式。首先通过矫形治疗方法改善颌骨关系不调,颌骨关系基本调正后,用固定矫治器排齐牙齿,根据牙列拥挤程度选择拔牙或非拔牙矫治。固定矫治器治疗阶段,多数病例应选用"掩饰疗法"。而处于"掩饰疗法"和外科正畸之间的"边缘病例",则应进行诊断性治疗,即不急于决定拔牙设计,视不拔牙矫治一段时间后的牙颌反应,再做出进一步的矫治方

案。而严重的Ⅲ类畸形或行生长预测后下颌仍有明显生长发育潜力的患者,最好不要进行治疗干预,密切观察,至成年后行外科-正畸联合治疗。[因此,固定正畸之前有必要对治疗结果进行估计和预测。GTRV(growth treatment response vector)可用于测量Ⅲ类错𬌗畸形上、下颌骨矢状向不调的量,计算上、下颌骨生长速度比率,评价Ⅰ期矫治效果并预测Ⅱ期治疗的预后。Peter Ngan应用GTRV计算了20位前牵引治疗较成功的病例的比率,20位治疗失败的病例的比率,他认为若该比率在0.33～0.88之间,Ⅱ期治疗可以通过正畸治疗代偿骨性不调。如果小于0.38则提示不适合代偿治疗,须成人后手术治疗。此比率的计算方法如下:前牵引治疗结束后拍摄一张头影侧位片,以上颌第一磨牙近中尖和上颌切牙切缘的连线作为𬌗平面,自A点、B点分别向𬌗平面引垂线,垂足分别定义为A_1及B_1;在前牵引治疗后3～4年时再拍摄一张头影侧位片,与第一张重叠于SN点,并沿用第一张侧位片的𬌗平面,同样从A点、B点引垂线,垂足分别定义为A_2B_2,A_1A_2距离之差代表上颌骨矢状向生长变化量,而B_1B_2距离之差代表下颌骨矢状向生长变化量。$GTRV=\dfrac{|A_1-A_2|}{|B_1-B_2|}$]

矫治器的选择也是治疗计划中的关键因素。各类前牵引矫治器、颏兜对上、下颌骨都有一定的矫形作用,功能矫治器在该期对颌骨的矫形效果较差。

三、常用矫形治疗的方法和矫治效应

(一)头帽颏兜矫治器

颏兜最初的用途是固定下颌骨骨折和颞下颌关节的脱臼,1800年就有报道使用向后的力来减少下颌前突,法国Cellier和美国Fox、Kinsley、Farrar等设计的矫治器均类似于今天的颏兜。由于当时对下颌骨的生长和颏兜产生的力都不甚了解,矫治器施加的矫治力太弱,并且治疗往往在面部骨骼生长完成后才开始,应用颏兜矫治下颌前突常常失败。

近代随着对生长发育知识的不断认识,对颏兜治疗下颌前突也进行了许多研究。国内许多学者使用颏兜治疗早期下颌前突,均收到了一定的效果。

1. 头帽颏兜矫治器由3部分组成

(1)口外支抗部分　与头枕部外形相适应的头帽。

(2)力的作用部分　与颏部外形相适应的颏兜。硬颏兜能承受较大压力,比较软质者的好。

(3)矫治力部分　连接头帽与颏兜的橡皮圈产

生矫治力。

2. 临床应用头帽颏兜牵引方向有 3 种类型

(1)力线从颏部斜向后上通过髁状突,主要用于下颌骨生长过度和有过度倾向的骨性Ⅲ类错殆病例(图 12-9A)。

(2)力线从颏部斜向后上在髁状突前方通过,适用于有开殆倾向的高角病例,使下颌向前、上旋转(图 12-9B)。

(3)力线从颏部斜向后在髁状突下方通过,适用于下颌前伸习惯引起的功能性前牙反殆(图 12-9C)。

第(1)、(2)类牵引方向的矫治力较大,为 600～800 g;第(3)类牵引方向的矫治力较小,一般为 300～500 g,幼儿为 200～300 g。

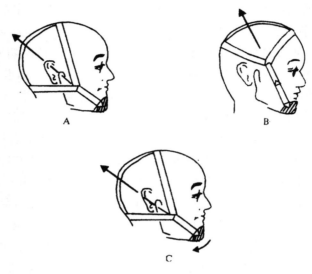

A. 力线通过髁突　B. 力线在髁突前方通过　C. 力线在髁突下方通过

图 12-9　头帽颏兜 3 种牵引方向

3. 矫治原理

矫治原理主要是产生牙槽的改变,以及改变下颌髁突生长方向、改变下颌形态,建立正常的前牙覆殆覆盖关系,协调上、下颌骨间关系;对上颌的生长本身没有促进作用。颏兜矫治引起的颅颌面改变主要为:

(1)SNB 角减少;ANB 角增大。

(2)下切牙内倾,下切牙与下颌平面的交角减少。

(3)上切牙前倾。

(4)下颌向后下方向旋转生长,使下颌角、下颌平面角和下前面高度增大。

颏兜的矫治适于单纯下颌发育过度或位置前移引起的轻度骨性下颌前突,以及功能性下颌前突;若有明显的上颌后缩,则不能只使用颏兜进行治疗。由于它是一种抑制生长的矫形力,每日戴用时间以 12 小时为宜。

对功能性Ⅲ类错殆而言,颏兜使前移的下颌骨后移,前牙反殆纠正,矫治容易;对骨性Ⅲ类畸形,

颏兜治疗抑制或改变了下颌生长和生长方向,下颌的向后下旋转有利于协调上、下颌骨矢状向不调,下切牙内倾和上切牙前(唇)倾也有利于前牙反殆的纠正。有极少数患者最初可能出现下颌骨的后下旋转,上切牙唇倾、下切牙舌倾,以后上颌随着生长发育自然向前生长,然后下颌又向前上旋转,最终与上颌骨相协调,但出现这类变化的概率很小。Junji Sugawara 等人对 63 名戴用颏兜的Ⅲ类错殆儿童(7～11 岁)进行了 5 年的前瞻性研究,结果显示在治疗初期,颏兜可以起到抑制下颌向前生长的作用,并且改变下颌生长方向使其后下旋转代偿错殆畸形,同时其研究还指出在替牙列早期或晚期开始颏兜治疗效果基本相同。另外,此研究结果提示,如果在生长没有完全结束时停止戴用颏兜,可能导致复发。因此,临床应用时医生应根据患者生长发育情况决定戴用时间,适当延长以保证效果稳定。

但颏兜治疗也有其明显的副作用,使下前面高、下颌角增大,对垂直生长型、下前面高较大的患

者来说,这种影响是不利的,特别是有前牙开殆或有开殆趋势的患儿,更可能产生不可挽救的后果。此外,颏兜使下颌骨的角前切迹加深,故对于有明显遗传倾向的、严重的Ⅲ类畸形,若预测矫形治疗不能很好地控制上、下颌骨关系,成年后患者还要实行正颌外科手术矫正,则这种过深的角前切迹将会严重地影响手术实施和手术效果,因此目前不主张对有明显遗传倾向的、严重的Ⅲ类畸形使用颏兜治疗,而应按期观察,至成年后行外科正畸治疗。

颏兜矫形力也可使颞下颌关节产生适应性改建:下颌形态改变,下颌升支向后旋转;髁突颈变细,髁突向前弯曲,关节凹加深和增宽,关节间隙减少。另外,长期以来,关于颏兜治疗是否会引起颞下颌关节紊乱(TMD)一直颇具争议。但是大部分研究结果证实长期戴用颏兜与TMD症状的发生并无相关性,而年龄和压力因素才是形成TMD的首要原因。

头帽颏兜还可作为下颌发育过度或有过度趋势的Ⅲ类畸形矫治后的保持手段,一般男性保持至18岁,女性至16岁。

(二)上颌前牵引矫治器

自从Oppenhein于1944年首先使用前牵引上颌治疗Ⅲ类错殆以来,上颌前牵引被广泛应用于因上颌发育不足或位置后缩的Ⅲ类错殆畸形的治疗。

1. 矫治时机

Oppenhein认为前牵引上颌不受年龄的限制。Tinaoff、Nanda认为在生长突增期以前才能改变颌骨间关系。上颌发育不足或后缩造成的Ⅲ类错殆,目前主张宜早期进行矫治,7岁左右是前牵引上颌矫形治疗的理想年龄,这时上颌骨前移量大,而上牙列前移少;如超过最佳时期进行前牵引治疗,则主要是上牙列被拉向前,而上颌骨前移量少。

2. 前牵引矫治器设计

前牵引矫治器分为两部分,一部分是口内部分,承受牵引力;另一部分是口外部分,用做支抗。

(1)口内部分可使用活动矫治器或固定矫治器

①活动矫治器为后牙平面殆垫式矫治器,殆垫用以解除反殆。要求固位良好,能承受大于400 g的口外矫形力而不至于脱位,牵引钩位于尖牙近中龈方。

②各种固定矫治器均可为口内承力部分,同时使用唇舌弓,将所有牙结扎在唇舌弓上,每侧的牵引力可至1 000 g以上。若使用腭托可更好地将牵引力传递至颌骨。常用反向口外唇弓作为传力装置。反向口外弓由Straggers和Legan设计,作用原理与口外唇弓的后牵引是一样的,只不过上颌及上牙列移动方向是向前,而不是向后。内弓的末端弯成U形,从上第一磨牙末端的远中插入口外弓颊面管,外弓与传统的口外弓相同。

③上颌牙弓缩窄需要扩弓者,可使用快速腭弓扩展器,改正牙弓宽度不足。并也起到稳定上牙弓的作用,使前牵引力产生明显的骨移动而不是牙弓移动。有学者主张前牵引前扩大牙弓以松解周围的骨缝,可以促进上颌后部骨缝的扩大,进而促进上颌骨向前发育。2009年张晓歌等采用Cochrane系统评价的方法,评估面罩前牵引治疗骨性Ⅲ类错殆的有效性。研究认为进行快速腭扩展(RME)与否对前牵引的效果并无影响,均可以使骨性Ⅲ类错殆的患者在颌骨、牙及面部软组织侧貌等方面获得改善。这也提示我们临床上应严格把握扩弓适应证,只有对于上颌牙弓狭窄者才配合使用RME,而非将其作为常规治疗的一部分。

(2)口外支抗部分,种类较多,主要有

①改良颏兜(modified chin-cap)(图12-10):由Oppenheim于1944年提出,在颏兜上缘相对于上颌侧切牙远中处伸出两根牵引柱作为前牵引上颌的拉钩,在颏兜下缘向后伸出两根长拉钩,顺下颌骨外缘形态止于耳后,头帽作为支抗承受矫形力,着力点位于耳后。前牵引力的反作用力和长拉钩的向后矫治力通过颏兜对下颌有明显的矫形作用,故这种矫治器适于上颌发育不足伴下颌前突的Ⅲ类错殆。

②面罩(face-mask)(图12-11):由Delaire于

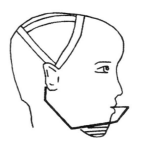

图12-10　改良颏兜

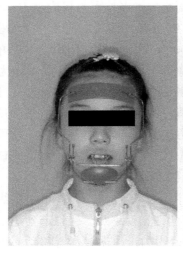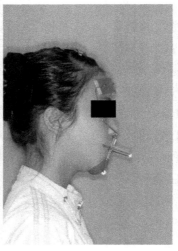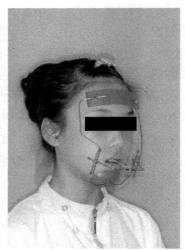

图 12-11　面罩前牵引矫治器

1972 年提出,包括额托、颏托和中间连接部分,应用相当广泛。前牵引力量为 500～1 000 g,其反作用力分散于额托和颏托,可调节中间连接部分的垂直向位置来调节前牵引方向。Grandori 对该框架进行力学分析,发现颏部承受的反作用力是前牵引力的 70％～75％,其主要作用是对上颌的前牵引作用,对下颌影响较上颌小,故适用于单纯上颌发育不足畸形的矫治。

　　③头帽-颏兜前牵引装置(图 12-12):由头帽额托、颏兜及面杆组成,在头帽额托上附一插销,可调节面杆的长度,适于不同面高的患者。

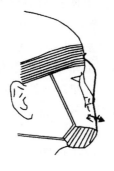

图 12-12　头帽-颏兜前牵引装置

　　④改良口外前牵引装置(图 12-13):用头帽、颏兜,将面弓的口内弓末端向前弯曲,从远中插入磨牙颊面管,橡皮筋加力在面弓口外部分的牵引钩与颏兜向上方伸出的牵引柱之间。调节外弓牵引钩垂直向位置,则可调节牵引方向:当口外弓向上弯曲超过平面,作用力方向通过阻力中心时,上颌骨

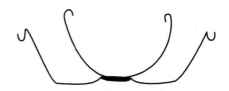

该口外弓从上颌磨牙颊面管后插入,弹性牵引从外弓后份牵至前方的装置上

图 12-13　改良口外前牵引装置的口外弓

整体前移而不发生旋转;当口外弓继续向上弯曲,作用力方向在阻力中心之上,上颌骨在向前移动的同时顺时针旋转;当口外弓向下弯曲时,作用力方向位于阻力中心之下,上颌向前移动时发生逆时针旋转。

　　⑤额-眶前牵引装置:包括额托、颏托及向下伸出的牵引柱,该装置不产生对下颌的力,主要缺点是支托部分位于面中份,可能妨碍面中份的生长改建,现较少使用。

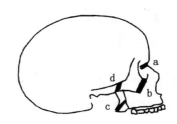

a. 鼻颌缝　b. 颧颌缝　c. 翼腭缝　d. 颧颞缝
4 条平行的骨缝隙相连结

图 12-14　上颌骨与颅骨通过鼻颌缝

3. 矫形力的使用

(1)力的大小　力量大小是决定矫形效果的关键因素。上颌骨与颅骨通过鼻颌缝、颧颌缝、翼腭缝和颧颞缝4条平行的骨缝相连接(图12-14),大于400 g的矫形力对上颌骨进行前方牵引时,使这4条骨缝得以牵张,有新骨沉积,上颌骨向前下方向生长移位。而每侧小于400 g的正牙力不足以引起这些骨缝的生长改建,上颌骨的向前移位很少,而主要是上牙弓被拉向前。目前,临床上采用的面罩前牵引上颌的力值为每侧500~1 000 g;使用改良颏兜时,上颌牵引力值为每侧300~500 g,颏兜牵引力值为每侧500~800 g。对于轻度的Ⅲ类畸形,Cozzani建议首先使用较小的力前移上牙弓,然后对上切牙进行控根,促进A点的改建,可达到矫治Ⅲ类错𬌗效果。Goldin不使用前牵引力,而单纯使用上切牙唇向控根的方法,促进A点的向前改建,同样可达到矫治轻度Ⅲ类骨性错𬌗的效果。

(2)力的方向　力的方向与鼻上颌复合体阻力中心的关系决定上颌骨前移的程度和方式。目前,对上颌骨阻力中心的位置尚不完全确定。Nanda假设阻力中心位于前磨牙根尖区。刘福祥激光全息技术研究鼻上颌复合体的阻力中心,认为由于牵引方向不同,使鼻上颌复合体周围的软硬组织的约束环境不同,上颌骨阻力中心不是惟一的,在水平牵引中,阻力中心位于眶上、下缘连线中点的水平面上,在斜牵引时,阻力中心位于向上后30°方向的牵引平面上。赵志河采用三维有限元分析发现鼻上颌复合体的阻力中心位于:正中矢状平面上,高度在梨状孔下缘,前后向在第二前磨牙和第一磨牙之间(牙弓阻力中心的位置在正中矢状平面上,高度约在双尖牙根尖处,前后位置约在第二双尖牙)。当从尖牙处牵引,力的方向(以功能𬌗平面为标准)为向下前37°时,牵引力线经过上颌阻力中心,同时也经过上颌牙弓阻力中心此时牵引力与上颌骨生长方向一致,上颌骨向前向下生长。Abmer Keles等人临床研究证实上颌骨和上颌牙弓各有阻力中心,应视为两个相对独立的单位。上颌骨在牵引力的作用下均发生向前下的生长,但随着牵引力方向的变化,产生了不同的临床效果。当牵引力方向位于尖牙处向前下30°时,𬌗平面不发生变化,但会造成上颌骨逆时针旋转,这种牵引有利于面高不足的水平生长型和面高正常的平均生长型患者的面形改善,但可能使垂直生长型患者面形的进一步恶化。若牵引力方向位于上颌𬌗平面上20mm,则上颌骨基本不会旋转,上颌平面发生顺时针旋转,上切牙出现舌倾和伸长,治疗适用于前下面高度过大合并前牙开𬌗的垂直生长型患者。其长期疗效尚须进一步研究(图12-15)。

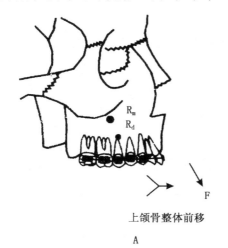
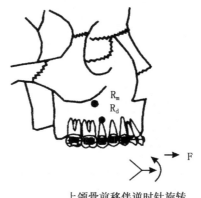

上颌骨整体前移　　　　　　　　　　上颌骨前移伴逆时针旋转
A　　　　　　　　　　　　　　　　　B

A. 牵引点位于尖牙根方,牵引方向向前下37°时,上颌骨被整体拉向前　B. 牵引点位于尖牙根方,
牵引方向为水平或向前上时,上颌骨被前移同时伴逆时针旋转,增加前下面高

图 12-15　牵引方向与上颌骨移动方式的关系

(3)力的作用点　牵引力作用点也是决定上颌骨旋转的一个因素,牵引点在上磨牙区较位于尖牙区引起的平面、腭平面的逆时针旋转更明显。对面下1/3不足的患者,上颌逆时针旋转对于打开咬

合,增加前下面高是有利的;对前下面高正常或过大的患者,为了对抗上颌逆时针旋转使前下面高增大的这种不利影响,着力点应选择在尖牙区即牙弓前份,牵引力的方向可通过阻力中心,使上颌骨整体前移。

4. 面颌结构的变化分析

(1)上、下颌矢状关系改变　ANB 角增大,平均可增大 4°左右;颌突角也明显增大(这主要是由于下颌后下旋转所造成的)。

(2)上颌基骨增长　上颌前牵引使上颌长度增加,一般 A 点前移量为 2~3 mm,最多前移 5 mm。而上颌骨位置(Ptm-S 距)一般不会发生明显改变,这可能是由于上颌骨周围骨缝的生长,在上颌骨后份骨沉积,使上颌骨长度增加而上颌骨相对于颅底的位置没有改变。李飒、许天民研究结果显示高角、低角、均角 3 组患者在改善上、下颌骨不调上均比固定组有优势,但改善机制不同。均角组上颌骨生长明显,高低角组不明显。

(3)上牙列前移　上磨牙、上前牙均有近中倾斜,𬌗平面逆时针旋转,上颌骨和上牙弓前移量与患者矫治时的年龄有关,年龄越小上颌骨的近中移动量越多,年龄越大,相应的牙弓前移量较大(同时磨牙会伸长致𬌗平面逆时针旋转,对于垂直生长型的患者应严格控制磨牙高度)。

(4)下颌的改变　面罩前牵引装置、改良颏兜均可引起下颌向后下旋转,B 点向后下移位,有利于面形的改善。下颌骨的向下后旋转程度与牵引部位和牵引方向有关。改良颏兜前牵引引起下颌后下旋转更为明显。此外,颏兜也可引起下切牙舌倾。下颌长度不会缩短,SNB 角不会发生明显改变。

(5)前下面高增大　前牵引上颌时,除了上颌前移外,都有不同程度的上颌逆时针旋转,同时下颌的后下方向旋转,均可引起前下面高增大,当力作用点位于磨牙区时这种旋转较在尖牙区者更大。

(6)软组织面形获得明显改善　面突角(G-Prn-Pg')、软组织面形角(G-Sn-Pg')减少,面中份突度(G-Sn 距)增加。

(7)气道　大部分研究结果提示,前牵引治疗后上颌骨的向前生长会增加上气道的宽度,而下颌后下旋转不会对气道的宽度产生影响。因此,前牵

引治疗后可以改善上颌骨发育不足患者的呼吸功能。

(8)有限元张量分析结果　面罩前牵引上颌后,前牵引矫形力对颅颌面结构各部分形态的影响均不相同,面形和牙的改善主要是由于颅面结构的形状变化,即通过颅面结构各部分的重新组合,达到建立协调的上、下颌关系和前牙覆𬌗覆盖关系的目的;面罩前牵引对上颌和上牙列影响明显,而对下颌影响较小。

5. 疗程

一般而言,改变及顺应生长方向的矫形力可以短期使用,而抑制生长潜力的矫形力必须长期使用。疗程长短与患者畸形程度、就诊年龄和配合程度有关,有研究报道如果每天戴 20~22 小时,疗程为 4 个月,而每天戴 15~18 小时,则疗程延长至 7~8 个月。在戴矫治器 3~4 个月以后开始出现效果。一般疗程需用半年至一年。

6. 其他

治疗中应注意鼻呼吸道的通畅和舌的姿势位。鼻呼吸道阻塞,引起舌姿势位靠前、下,使上颌发育不足,下颌发育过度。不治疗鼻呼吸道阻塞和舌姿势位,前牵引的效果不能保持。

总之,前牵引是矫治上颌发育不足的有效手段,其治疗骨性Ⅲ类错𬌗的机制为:牵张上颌周围骨缝,促进上颌向前生长改建,上牙列近中移动,下颌生长方向改变,向后下旋转,在矢状向和垂直向主要引起颅面结构的形状变化,即通过颅面结构各部分的重新组合,建立协调的上、下颌关系和前牙覆𬌗覆盖关系。适用于(单纯性)上颌发育不足、上颌发育不足伴下颌(轻度或中度)发育过度的Ⅲ类畸形。尽量避免前牵引引起上颌逆时针旋转和下颌顺时针旋转,使下前面高增大,对前下面高过大的垂直生长型患者,使用前牵引装置时应慎重,应控制力的方向在𬌗平面之上,作用点在尖牙区,以尽量减少不利的颌骨旋转产生。

(三)Ⅲ类错𬌗功能矫治器矫治原理和适应证

矫治Ⅲ类错𬌗的功能矫治器主要有Ⅲ型肌激动器、生物调节器 Frankel(FRⅢ型)和改良Frankel、Twin block 矫治器等。

其矫治作用主要是产生牙槽变化：上切牙唇倾，下切牙舌倾，上颌磨牙可向近中方向萌出，下颌磨牙受牙合支托的影响保持位置不变，从而建立前牙正常的覆牙合覆盖关系。唇挡可刺激上颌前方基骨骨质的增生改建，利于上前牙的唇侧移动，但其作用有限，不能刺激上颌体本身的生长。此外，Ⅲ型功能矫治器可增加上颌磨牙和前磨牙间的牙弓及牙槽弓间距。

Ⅲ型功能矫治器对下颌的影响尚存有争议。有学者认为Ⅲ型功能矫治器通过调节下颌骨姿势位翼外肌的活动，改变了髁突软骨的生长速率和生长方向，增加了下颌髁突的向上、前方向生长量，促进下颌支的生长，从而改变下颌骨形状，即下颌发生了向前、上方向的"下颌骨形态旋转"，协调了上、下颌骨关系。

因此，Ⅲ型功能矫治器适用于牙槽型前牙反牙合，功能性和程度较轻的上颌后缩、下颌不前突的Ⅲ类畸形，以及上颌骨前颌骨发育不良引起的上切牙舌倾、A点后移患者；若是中等程度以上的Ⅲ类畸形最好采用前牵引上颌的矫形治疗方法。

以下3点特征有助于预测乳牙列Ⅲ类错牙合功能矫治器的矫治效果（图12-16）：

（1）髁状突倾斜度　Co-Cdr/SBL的前下交角。

（2）上、下颌垂直关系　PP/MP交角。

（3）上、下牙弓水平宽度差异度　上、下牙弓水平宽度为左右第一乳磨牙远中颊尖间距离。上、下牙弓水平宽度差异度为下第一乳磨牙间距与上第一乳磨牙间距之差。

判别方程为：

患者个体判别值＝0.208 09（Co-Cdr/SBL）＋

0.119 04（PP/MP）＋0.316 04（上、下牙弓水平宽度差异度）＋0.106 03

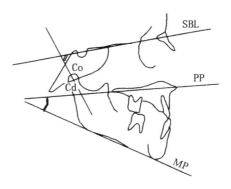

图 12-16　Co-Cdr/SBL 前下交角与 PP/MP 角

临界值为0.036 61，患者个体判别值若大于该临界值，则适于使用功能矫治器矫治；若小于该临界值，则不适于使用功能矫治器。髁状突倾斜度（Co-Cdr/SBL的前下交角）越大，髁状突生长方向向前上方向，该类患者对使用Ⅲ类功能矫治器的效果好，因为它与Ⅲ型功能矫治器引起的髁突变化相一致；Ⅲ类畸形伴骨性开牙合趋势（腭平面、下颌平面交角过大）或有过大的下牙弓（上、下牙弓水平宽度差异度过大），使用功能矫治器的预后不好。该方法同时考虑了矢状向、垂直向和水平向三维方向上颅颌面形态结构的异常，准确率高达95%。

尽管目前尚无关于替牙列和恒牙列早期的这类研究资料，但可以根据这3项指标进行简单的临床推断：前下面高过大、腭平面与下颌平面交角过大，或有下牙弓过大者，这类患者最好不要使用功能矫治器。

四、保　持

Ⅲ类畸形早期矫形治疗后，患者的颌骨仍按原来的方式生长发育，生长过度的下颌骨有继续向前生长的趋势，这种生长型的延续是复发的原因之一；此外，下颌骨的差异性生长，即生长后期，上颌骨的生长已基本停止后，下颌骨仍有相当大的生长量，也会引起矫治效果的复发。若前伸下颌、舌姿势位靠前下等使下颌前伸的不良习惯未破除，矫治效果也不能保持。因此，对于那些有遗传倾向、矫治后仍未破除不良习惯、生长预测后下颌有较大生长潜力的患者，矫形治疗后必须保持。

矫形治疗后，可使用颏兜或Ⅲ型功能矫治器保持。颏兜可作为下颌前突矫治后的保持器，特别是由于矫治后颌骨仍处在生长发育时期，对下颌的发育有一定的抑制作用。Ⅲ型功能矫治器除作为矫形治疗手段之外,还可作为保持器使用。

骨性Ⅲ类畸形保持的时间较长,颏兜或Ⅲ型功

能矫治器最好使用至生长发育基本停止阶段,女性至 16 岁,男性至 18 岁。

（白　丁）

病例展示

病例一

姓名:白煜娇　性别:女　初诊年龄:10 岁

【临床检查】

侧面见凹面形。口内见双侧磨牙近中关系。前牙反覆𬌗 4 mm,反覆盖 3 mm。

【临床诊断】

安氏Ⅲ类,骨性Ⅲ类错𬌗畸形。

【治疗过程及结果】

Ⅰ期矫治戴用面罩前牵引矫治器 8 个月。

前牵引治疗效果:ANB 角增大,wits 值增大,A 点前移,双侧磨牙中性关系,前牙反覆𬌗反覆盖纠正,下前面高未见明显增加,下颌未见明显后下旋转。

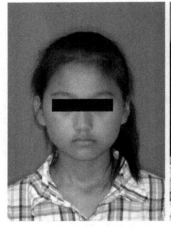 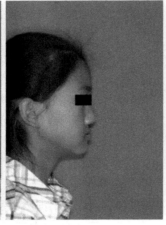 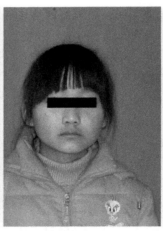 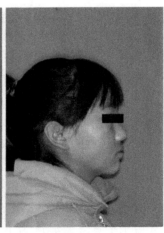

治疗前正面像　　　　　　治疗前侧面像　　　　　　治疗后正面像　　　　　　治疗后侧面像

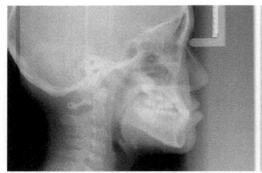 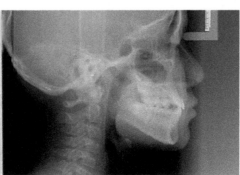 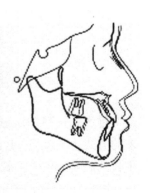

治疗前侧位片　　　　　　　　治疗后侧位片　　　　　　治疗前后头影测量重叠图

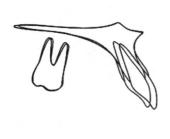

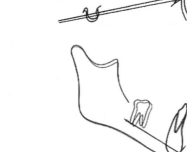

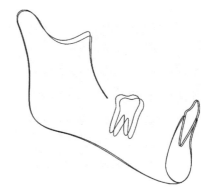

治疗前后上颌骨重叠图　　　　　　　　下颌结构重叠见 SN 平面后上旋转 2°　　　　　　治疗前后下颌骨重叠图

测量项目	治疗前	治疗后
SNA°	74.5	77.2
SNB°	78.9	78.6
ANB°	−4.4	−1.4
SN-MP°	36.2	36.9
OP-SN°	19.0	21.0
S'-Ptm'(mm)	15.6	14.4
A'-Ptm'(mm)	35.7	40.5
S-Go/N-Me	65.9	65.8
ANS-Me/N-Me	52.2	53.5
U_1-L_1°	133.1	131.2
U_1-SN°	76.3	71.6
U_6-PP(mm)	18.4	18.7
L_6-MP(mm)	23.8	26.0
Wits(mm)	−9.1	−6.1

病例二

姓名:方潇悦　性别:女　初诊年龄:8 岁

【临床检查】

侧面见凹面形。口内见混合牙列,双侧磨牙中性关系,前牙反𬌗。

【临床诊断】

安氏Ⅰ类,骨性Ⅲ类错𬌗畸形。

【治疗过程及结果】

Ⅰ期矫治戴用 Fränkel Ⅲ功能矫治器 16 个月。

Fränkel Ⅲ功能矫治效果:ANB 角增大,wits 值增大,A 点前移,双侧磨牙维持中性关系,前牙反覆𬌗反覆盖纠正,下颌轻度后下旋转,下前面高未见明显增加。

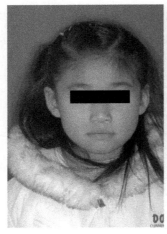 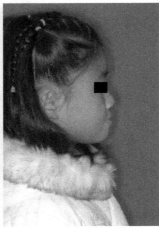 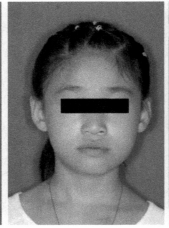 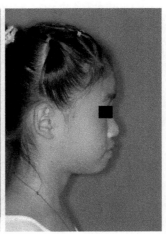

治疗前正面像　　　　　治疗前侧面像　　　　　治疗后正面像　　　　　治疗后侧面像

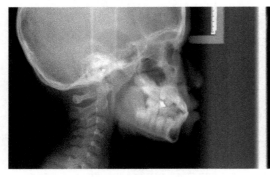 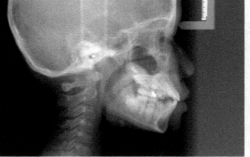 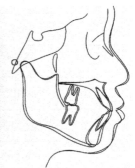

治疗前侧位片　　　　　　治疗后侧位片　　　　　治疗前后头影测量重叠图

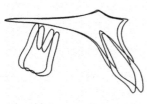 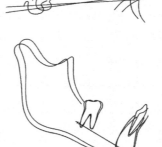 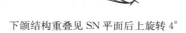 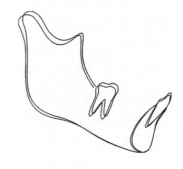

治疗前后上颌骨重叠图　　下颌结构重叠见 SN 平面后上旋转 4°　　治疗前后下颌骨重叠图

测量项目	治疗前	治疗后
SNA°	85.2	79.8
SNB°	85.1	77.9
ANB°	0.1	1.9
SN-MP°	26.3	29.3
OP-SN°	11.7	16.0
S'-Ptm'(mm)	15.1	13.9
A'-Ptm'(mm)	36.3	38.1

续表

测量项目	治疗前	治疗后
S-Go/N-Me	71.4	70.6
ANS-Me/N-Me	55.4	55.0
U_1-L_1°	112.2	112.0
U_1-SN°	63.2	61.2
U_6-PP(mm)	18.0	17.3
L_6-MP(mm)	23.6	24.9
Wits(mm)	−6.2	−3.6

病例三

姓名:黄雯　　性别:女　　初诊年龄:9岁

【临床检查】

侧面直面形。口内见双侧磨牙轻度近中关系,前牙开𬌗2mm,反覆盖2mm。

【临床诊断】

安氏Ⅲ类,骨性Ⅲ类错𬌗,伴前牙开𬌗。

【治疗过程及结果】

Ⅰ期矫治戴用面罩前牵引矫治器8个月。

前牵引矫治效果:ANB角增大,wits值增大,A点前移,磨牙中性关系,前牙开𬌗以及反覆盖纠正,下颌未见明显后下旋转,下前面高轻度增加。

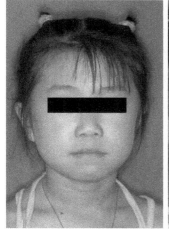

治疗前正面像

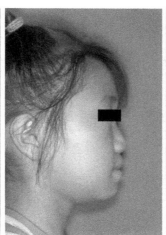

治疗前侧面像

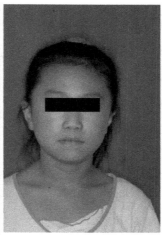

治疗后正面像

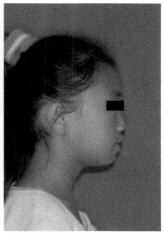

治疗后侧面像

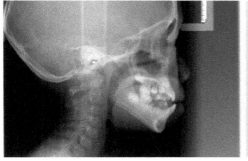

治疗前侧位片

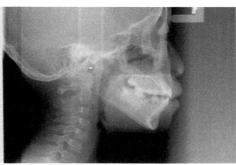

治疗后侧位片

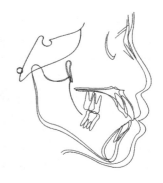

治疗前后头影测量重叠图

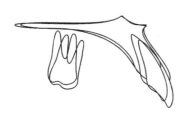

治疗前后上颌骨重叠图

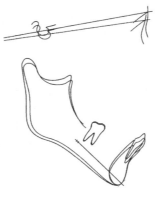

下颌结构重叠见SN平面后上旋转3°

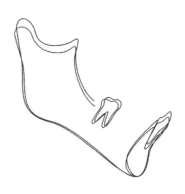

治疗前后下颌骨重叠图

测量项目	治疗前	治疗后
SNA°	75.3	76.4
SNB°	75.7	74.1
ANB°	−0.4	2.3
SN-MP°	44.6	45.9
OP-SN°	25.2	26.3
S'-Ptm'(mm)	13.7	12.6
A'-Ptm'(mm)	35.1	44.9
S-Go/N-Me	55.4	57.8
ANS-Me/N-Me	52.2	51.0
U_1-L_1°	123.7	122.5
U_1-SN°	78.7	78.4
U_6-PP(mm)	14.9	16.7
L_6-MP(mm)	23.7	25.6
Wits(mm)	−7.7	−3.2

（井　岩整理）

参 考 文 献

1　白丁,罗颂椒. 面罩前牵引上颌矫治儿童骨性前牙反𬌗的张量分析研究. 口腔正畸学杂志,1995,2(3):115

2　白丁,罗颂椒. 儿童骨性前牙反𬌗面类型的研究. 华西口腔医学杂志,1997,15(2):129

3　张伶军,段银钟,宋九余. 西安地区乳前牙反𬌗 X 线颅颌形态特征研究. 实用口腔医学杂志,1996,12(4):281

4　张伶军,段银钟. 西安地区乳前牙反𬌗颅面形态类型的比较研究. 实用口腔医学杂志,1996,12(4):284

5　张伶军等. 西安地区乳前牙反𬌗牙弓形态特征的研究. 实用口腔医学杂志,1996,12:278

6　林久祥,曾祥龙,黄金芳等. Ⅲ类牵引矫正器对早期骨性前牙反𬌗硬软组织侧貌的影响. 中华口腔医学杂志,1986,21(2):78

7　罗颂椒主编. 当代口腔正畸学原理和矫治技术. 北京:北京医科大学中国协和医科大学联合出版社,1996

8　罗颂椒等. 改良颏兜口外前牵引矫治Ⅲ类骨性前牙反𬌗. 华西口腔医学杂志,1985,3:117

9　徐芸等. 恒牙前牙反𬌗的 X 线头影测量研究. 华西口腔医学杂志,1988,6:36

10　曾祥龙、石慧俊. 前牙反𬌗颅面类型的研究. 中华口腔医学杂志,1993,28(3):170

11　曾祥龙,黄金芳. 乳前牙反𬌗的计算机 X 线头影测量研究. 口腔医学,1986,6(1):

12　曾祥龙,黄金芳. 前牙反𬌗颅面生长发育的 X 线头影测量研究. 中华口腔医学杂志,1986,21(1):8

13　曾祥龙等. 替牙期前牙反𬌗的计算机 X 线头影测量研究. 中华口腔医学杂志,1987,22:283

14　詹淑仪. 口腔活动矫治器. 北京:人民卫生出版社,1991

15　Campbell PM. The dilemma of Class Ⅲ treatment:early or late Angle Orthod,1983,53:175

16　Cozzani. Extraoral traction and Class Ⅲ treatment. Am J Orthod,1981,80:638

17　Dellinger EL. A preliminary study of anterior maxillary displacement. Am J Orthod,1973,63:509

18　Franchi L,Baccetti T,Tollaro Ⅰ Predictive variables for the outcome of early functional treatment of Class Ⅲ malocclusion Am J Orthod,1997,112:80

19　Golddin B. Labial root torque:Effect on the maxilla and incisor root apex Am J Orthod,1989,95:208

20　Graber LW. Chin cap therapy for mandibular prognathism. Am J Orthod,1977,72:23

21　Graber TM,Swain BF. Orthodontics:current principles and techniques. St Louis:CV Mosby Company,1985

22　Grandori F,et al. A mathematical model for the computation of the forces exerted by the facial orthopedic mask. Am J Orthod,1992,101:441

23　Guyer EC, et al. Components of Class Ⅲ malocclusion in juveniles and adolescents. Angle Orthod,1986,56:7

24　Haskell BS, Farman AG. Exploitation of the residual premaxillary maxillary suture site in maxillary protraction:a hypothesis. Angle Orthod,1985,55:108

25　Hickham HJ. Maxillary protraction therapy:diagnosis and treatment. J Clin Orthod,1991,115:102

26　Ishii H. Treatment effect of combined maxillary protraction and chin cap appliance in severe skeletal Class Ⅲ cases. Am J Orthod,1987,92:304

27　Mermigos J. Protraction of the maxillofacial complex. Am J Orthod,1990,98:47

28　Mitani H,et al. Effects of chin cap force on the timing and amount of mandibular growth associated with anterior reverse occlusion（Class Ⅲ malocclusion）during puberty. Am J Orthod,1986,190:454

29　Nanda R:Biomechanical and clinical consideration of a modified protraction headgear. Am J Orthod,1979,38:1

30　Oppenheim A:A possibility for physiologic orthodontic movement. Am J Orthod,1944,30:345

31　Staggers JA. The Clinical use of maxillary protraction appliance. J Clin Orthod,1992,26:87

32　Tanne K,et al. Biomechanical and clinical changes of the craniofacial complex from orthopedic maxillary protraction. Angle Orthod,1992,61:145

33　Tanne K, et al. Effects of directions of maxillary protraction forces on biomechanical changes in craniofacial complex. Eur J Orthod,1989,11:382

34　Tollaro I, Baccetti T, Franchi L. Mandibular skeletal changes induced by early functional treatment of Class Ⅲ malocclusion:A superimposition study. Am J Orthod,1995,108:525

35　William R. Contemporary Orthodontics. St Louis:CV Mosby Company,1986

36　张晓歌. 面罩前牵引治疗早期骨性Ⅲ类错殆畸形的系统评价（硕士论文）. 成都 2009

37　Ahmet Keles,et al. effects of varying the force direction on maxillary orthopedic protraction Angle Orthod,2002,72:387～396

38　Shigetoshi Hiyama, et al. effects of maxillary protraction on craniofacial structures and upper-airway dimension Angle Orthod,2002,72:43～47

39　G. D. SINGH Morphologic Determinants in the Etiology of class Ⅲ malocclusions, a review. Clin. Anat, 1999,12:382～405

40　Junji Sugawara,et al. Long-term effects of chincap therapy on skeletal profile Am J Orthod,1990,98:123～33

41　Peter Ngan,early treatment of class Ⅲ malocclusion:is it worth the burden? Am J Orthod,2006,129:S82～S85

42　陈丹鹏. 颏兜对颞下颌关节的影响. 口腔正畸学,2006,第 13 卷第 4 期

43　李飒,许天民等. 不同颅面型安氏Ⅲ类患者前方牵引双期矫治与单纯固定矫治的疗效比较. 口腔正畸学,2007,第 14 卷第 2 期

44　Malgoryala Kzlc-Michalaka, Tigiano Baccetti. Dunalion of the pubental peak in Rkeletal class Ⅰ and class Ⅲ Rubjecte

45　Angle J orthod 2010;80（1）:57～57, W. Proffit. The timing of early treatment:An overview American Journal of Orthodontics and Dentofacial Orthopedics, Volume 129,Issue 4,Pages S47～S49

46　W. Proffit, H. Fields, JR, D. Sarver. Contemporary Orthodontics 4th ed,St Low's:The C. V. Mosby Company, 2007

第十三章 垂直向错船的矫治

一、开船的矫治

开船是一类垂直向关系不调的牙颌畸形,其表现为上、下前牙或部分后牙无咬合接触。开船的形成及发展与多种因素有关,从乳牙列期到恒牙列期的各个牙颌发育阶段均可能发生开船畸形。开船对正常口颌功能以及颜面美观可造成严重影响,临床治疗应及时发现病因,针对开船形成的机制,在适当的时间用适当的手段进行干预或矫治,达到美观与功能的恢复。

由于开船是垂直向关系不调的畸形,而颌面垂直向的生长较矢状向的生长更多的受遗传控制,故早期正畸医师多把开船看作是遗传决定的牙船畸形,治疗较少采用功能矫形的方法。但随着人们对功能形态关系的认识不断深入,临床医师逐渐发现软组织及其功能因素是开船畸形产生的另一重要原因。于是,功能矫治器开始被应用于开船畸形的矫治。

20世纪40年代,有学者提出唇、舌功能异常是形成早期开船的重要原因。开船被认为与异常吞咽及吐舌习惯密切相关,功能矫治主要采用肌功能及语言训练,或在固定或活动矫治器上添加舌网(crib)的方法。20世纪60年代,Ballard发现唇的形态大小异常也是形成开船的原因,而Fränkel进一步提出唇的闭合障碍是因为唇闭合肌功能不全易造成开船。80年代,Proffit提出人体姿势的改变引起的唇、舌姿势的改变可影响开船的形态。Bosma证实头颈姿势对维持正常呼吸道形态非常重要,同时还证实舌的姿势以及口颊肌群对下颌的生长起重要作用,提示开船的形成与人体姿势、舌姿势、口咽呼吸道、口颊肌群的功能状态密切相关。基于以上研究,临床医师针对不同年龄段、不同类型的开船畸形设计了多种功能矫治器,以达到去除头颈部软组织形态功能异常,矫治开船畸形的

目的。

(一)开船的病因

从病因学上,开船的形成有遗传(genetic)因素、渐成(epigenetic)因素及环境(environmental)因素。渐成因素包括人体姿势、舌的大小及形态、上下颌骨的生长型(特别是下颌骨的生长方向)。这些因素的异常,常在上、下颌基骨及牙槽的垂直向生长量上表现出不调,从而引起开船。环境因素主要是指不良的功能和习惯。不良习惯中舌的异常在开船的形成中作用尤为突出。当呼吸道出现障碍时,呼吸方式的改变可改变舌及下颌的位置,开船由此形成。

除遗传因素外,开船的主要病因包括:

1. 不良吮吸习惯

吮拇常造成上前牙前突,上、下前牙低位,形成圆形前牙开船,同时伴有牙弓缩裂,腭弯拱,下颌后缩。吮吸下唇常造成前牙梭形开口的开船畸形。

2. 舌习惯

吐舌及伸舌者,舌体置于上、下牙之间,阻止了牙萌出及牙槽高度增长,形成开船。

3. 侧方伸舌习惯导致后牙开船。

4. 咬物及咬下唇习惯可造成局部开船。

5. 因各种原因所致的局部牙萌出不足形成开船。如牙粘连。

6. 医源性开船

即由于治疗不当形成的开船,常见的有以下几种情况:

(1)应用Activator等功能矫治器时,船重建打开咬合过大可能引起不良的舌前伸习惯,形成前牙开船。

(2)扩大牙弓时,后牙颊倾牙尖伸长形成早接

触,造成开殆。

(3)使用口外弓时,上颌第一磨牙向远中倾斜,近中尖伸长,形成早接触,造成开殆。

7. 智齿萌出的异常,即下颌智齿萌出时,紧抵第二磨牙的远中,使其伸长造成开殆。

(二)开殆的分类和形成机制

按开殆发生的部位,可分为前牙开殆和后牙开殆;按开殆发生的范围,可分为广泛性开殆和局部性开殆;按开殆的功能危害程度,可分为真性开殆(垂直向开殆)和假性开殆(水平向开殆)。临床上则常按开殆的严重程度或形成机制进行分类。

1. 根据开殆上下切缘间的垂直距离大小可分为以下3种

Ⅰ度:上、下切缘间的垂直距离小于3 mm。

Ⅱ度:上、下切缘间的垂直距离为3～5 mm。

Ⅲ度:上、下切缘间的垂直距离大于5 mm。

2. 根据开殆的形成机制分类

头影测量检查可以深入了解上、下颌骨关系及牙和牙槽情况,从而判断开殆形成的机制。从形成机制上看,开殆可分为牙性开殆及骨性开殆。

(1)牙性开殆 前牙萌出不足和/或后牙萌出过长是形成牙性开殆的主要原因。垂直生长型者,多伴有上前牙前突及下切牙舌倾;水平生长型者,多伴有上、下前牙唇倾(双牙弓前突)。侧方牙性开殆则主要是由局部后牙萌出不足造成,面部无明显畸形,颌骨的发育基本正常。

(2)骨性开殆 典型骨性开殆的特征是垂直生长型,前下面高增大,后面高减少;下颌升支短,角前切迹明显,下颌角大;上后牙槽增高,上、下前牙槽高度代偿性增加。根据上颌基底、腭平面的倾斜不同,骨性开殆有以下几种情况:

1)垂直生长型伴上颌基底、腭平面前端前上倾斜,这种离散生长型加重了开殆的严重程度(图13-1)。

2)垂直生长型伴上颌基底、腭平面前端向下倾斜,这可看做是对开殆畸形的补偿(图13-2)。

3)水平生长型,开殆的形成是因为上颌基底、腭平面前端向前上旋转造成。这一类型可以看做是对深覆殆代偿失败而形成的开殆(图13-3)。除此之外,也可能是由于颌骨的另一类旋转:腭平面正常,而下颌平面后下旋转造成。

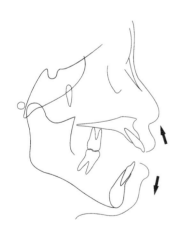
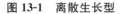

图13-1 离散生长型

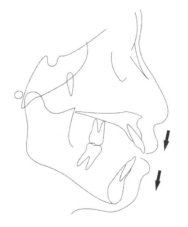

图13-2 垂直生长型

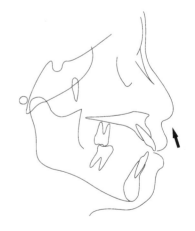

图13-3 水平生长型

(三)开殆的矫治原则和治疗计划

开殆的治疗原则取决于形成开殆的病因及机制。在牙性开殆的治疗中,针对病因去除口颌不良习惯及口周不良肌功能是必要的。而骨性开殆的治疗,在青春生长高峰前期,可对颌骨的生长进行矫形治疗。进入青春生长高峰期后,骨性开殆的治疗多通过正畸代偿治疗。严重骨性开殆需待成年后行正畸-正颌联合治疗。

在制定开殆矫治计划时,应特别注意面部生长型对矫治效果的影响。即使是牙性开殆,垂直生长型或水平生长型者对矫治的反应都会不同。

开殆的矫治时间越早越好。在可能的情况下,应尽早去除造成开殆的口颌不良习惯及异常神经肌肉功能,关闭开𬌗,阻断畸形进一步发展。

1. 乳牙列期开𬌗的矫治

乳牙列期的开𬌗主要是因口腔不良习惯引起的牙性开𬌗。治疗目标是去除不良习惯及异常功能。治疗手段多采用带屏(screen)的矫治器。绝大多数患者在纠正了不良习惯后,开𬌗能得到及时

矫正。

(1)吮指伴不良舌习惯及婴儿吞咽造成的开𬌗　纠正患儿的吮指习惯,可在患儿手指上涂带苦味的药物。不良舌习惯及婴儿吞咽者可用前庭盾或前庭盾加舌网(图 13-4)矫正。

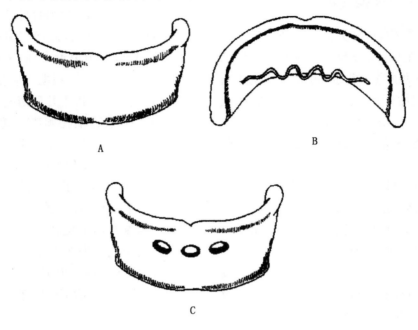

A. 前庭盾　B. 前庭盾加舌网　C. 前庭盾加呼吸孔
图 13-4　前庭盾

(2)吮颊伴舌位过低形成开𬌗,同时伴深覆盖及上牙弓狭窄后牙反𬌗　首先用扩弓矫治器(分裂簧或螺旋扩弓器)扩大上牙弓。当牙弓扩大,后牙反𬌗解除后,再用前庭盾破除吮颊习惯纠正开𬌗,或者使用 FR、生物调节器。

(3)鼻呼吸道阻塞或口呼吸习惯　首先应治疗鼻咽部疾患,然后使用前方带呼吸孔的前庭盾,逐渐减小呼吸孔的大小建立正常的鼻呼吸习惯,去除口呼吸。

2. 混合牙列期开𬌗的矫治

混合牙列期的开𬌗分为 3 类:牙性开𬌗、骨性开𬌗及混合性开𬌗。

(1)牙性开𬌗的矫治

早期牙性开𬌗的矫治目标是去除不良习惯,纠正功能紊乱。矫治方法基本类似乳牙列期,采用前庭盾、舌网、唇挡等矫治器。到混合牙列晚期,单纯去除不良习惯已难达到良好的矫治效果,因为此时

患者已形成顽固的头颈姿势及异常功能习惯。此时,在功能矫治之后还应衔接常规固定矫治,伸长前牙,压低后牙,纠正开𬌗。因不良习惯造成的开𬌗,矫治后保持的时间应延长,并在治疗过程中及保持期间进行肌功能训练,增强唇肌闭合能力,改变异常吞咽习惯,以保持疗效。

功能矫形主要采用带屏的矫治器,如前庭盾、唇挡、Bionator、FR-Ⅳ等。它们的共同特点是可去除口周肌肉对牙及牙弓的影响,重建正常口颌神经肌肉环境。其中 FR-Ⅳ最为常用。

(2)骨性开𬌗的矫治𬌗

骨性开𬌗的治疗取决于畸形的严重程度以及牙槽骨的代偿能力。骨性开𬌗主要由骨骼生长型异常所致的开𬌗,其主要成因是上颌骨垂直向发育过度。混合牙列期骨性开𬌗治疗目标是抑制上后牙/牙槽骨的垂直向生长和下颌的生长方向。主要手段是口外矫形力、功能矫治器或二者合用。骨性

开𬌗的生长型多为垂直生长型,除考虑下颌的旋转外,还应关注上颌基底的倾斜度,一般上颌的顺时针旋转能补偿下颌的后下旋。

控制后牙萌出也是一种有效措施:混合牙列期,需使用功能矫治器或口外矫形力压低后牙,以利下颌骨旋转,纠正开𬌗;恒牙列期,固定正畸的同时需使用辅助装置(如 TPA、微种植钉)继续加以控制;固定正畸结束后,需使用功能矫治器进行主动保持,直至生长完全停滞(20 岁前后)。因此,虽然有少数严重骨性开𬌗未经手术得到良好矫治的病例,但总的说来,非手术正畸治疗仅适用于轻、中度骨性开𬌗。

此外,对某些严重的骨性开𬌗,伴重度唇闭合不全、唇功能弱者,可采用手术切除部分颏肌的方法,缓解颏肌紧张。这种颏肌附着的再定位有利于下唇的伸展,帮助唇闭合,从而纠正开𬌗。手术一般选择在下尖牙萌出后进行。

(3)混合性开𬌗的矫治

由遗传及环境双重病因引起,兼有骨性与牙性因素的开𬌗,称为混合性开𬌗。其治疗的方法应主要针对环境因素,改变面部及口周的异常肌功能,减轻骨性畸形的严重程度。

混合性开𬌗的矫治中,功能矫治器可以是主体(甚至全部),也可能只是整个矫治方案的一小部分。若口周肌存在复合性功能异常(如吐舌伴唇闭合不全),功能矫形需要多种矫治附件联合应用。多数情况下,功能矫形结束后还需合并系统固定正畸治疗。因此,这类患者矫治开始的时间宜早,总疗程较长。全面矫治结束后,仍宜选用功能矫治器进行主动保持,以利于稳定疗效。功能矫治器可选择 FR-Ⅳ、Activator 或 FR-Ⅳ/Activator 与其他功能矫治器联合应用。单纯用前庭盾、舌网、唇挡去除不良习惯纠正混合性开𬌗是困难的,但可以白天戴用此类小型矫治器,与夜间戴用的 FR-Ⅳ 或 Activator 联合应用,强化对肌功能异常的调整,达到最佳疗效。

3. 恒牙列期开𬌗的矫治

当治疗进入恒牙列期后,功能矫形的作用在整个矫治设计中的比重减少,仅起辅助作用。对于这个时期的开𬌗,应采用系统固定正畸治疗。过去常拔除 4 个双尖牙,利用内收前牙的“钟摆效应”改正

开𬌗。近年来,也有学者提倡拔除第二磨牙或第三磨牙,用 MEAW 或 NITI 方丝加摇椅弓的方法通过远中倾斜、压低最后一颗磨牙矫治开𬌗。对于严重的骨性开𬌗,应留待成年后行正畸-正颌联合治疗。只有当患者仍存在功能异常时,才考虑使用功能矫治器去除不良习惯,纠正异常肌功能,辅助固定治疗。

恒牙列期开𬌗的功能治疗一般用于以下几种情况:

(1)前牙开𬌗　当前牙开𬌗系伸舌、吐舌习惯造成时,可用舌网结合可调唇弓(active labial bow)纠正舌前伸,伸长前牙,关闭开𬌗。

(2)后牙开𬌗　因舌功能紊乱、舌体习惯性置于上、下后牙间引起开𬌗,或因吮颊引起后牙开𬌗,可用舌网等附屏的矫治器去除不良颊、舌肌功能,利于后牙萌出纠正开𬌗。

这一时期是否选用辅助性功能矫治器,诊断非常重要。只有在正确的诊断下,选择适合的病例,去除不良习惯,并在固定矫治器的联合治疗下,开𬌗才能被矫治。固定正畸结束后,功能矫治器还可以作为保持器使用。后牙𬌗垫可继续阻止后牙伸长,颊屏可去除异常肌功能,利于口颌系统正常神经肌肉关系的重建,维持疗效。

(四)矫正开𬌗的功能矫治器

1. 针对不良习惯和功能因素的屏矫治器

前庭盾(vestibular screen)、前牙舌网(tongue crib)、后牙舌网(posterior tongue crib)、前庭盾带舌网、带呼吸孔的前庭盾等。

(1)前庭盾(图 13-4)

前庭盾是最基本的用于去除异常肌功能的屏矫治器。其制作很重要,只有正确的结构才能发挥足够功效。

①𬌗重建:制作前庭盾的𬌗重建,不论患者面形如何,都应前伸下颌至前牙切对切。它不需要像制作 Activator 那样对下颌的前伸量做精确预计,但应不影响下颌的后退。当异常功能去除后,下颌应能顺利的回退到正中关系。如果在患者的习惯𬌗位上制作前庭盾,矫治器会影响口颌正常功能,这种情况应避免。

②模型修整,上𬌗架:模型需充分展现颊沟及

唇黏膜转折区。在牙齿唇面上覆盖 2～3mm 蜡,以避免产生不必要的压力。

③制作:矫治器的边缘应充分伸展进入前庭沟(利于唇颊黏膜牵张),并缓冲系带及肌肉附着;远中向后伸展至最后一个萌出磨牙的远中面。前庭盾的边缘伸展应保证唇能正常闭合而无不适。在牙-牙槽区,前庭盾应做适当缓冲,除与切牙接触外,其余部分应离开牙-牙槽 2～3 mm。

前庭盾应尽量长时间戴用白天可戴 2～3 小时,夜间戴 12 小时,同时应配合唇闭合训练。唇闭合训练的方法是将一纸片放于上、下唇间,用手指抽出纸片的同时用力抿紧上、下唇加以对抗。

此外,前庭盾的制作还可根据口颌异常的不同情况加以调整,如增加舌网或附加呼吸孔,或使用单纯的下唇盾(lower lip shield)纠正颏肌功能过强等。这些改良前庭盾的制作也应遵循同样的原则及要点。

(2)前庭盾加舌(腭)网

当吮指、张口呼吸伴有不良舌习惯时,可在前庭盾上加舌网,纠正异常舌功能。

舌网用 0.8 mm 不锈钢丝制作,长度 6～12 mm,距离牙冠 2～4 mm(不影响正常咬合)。舌网应位于存在伸舌习惯并形成开𬌗畸形的区域,其高度应超过𬌗平面。根据舌网的部位可分为前牙舌网或后牙舌网,后牙舌网需要更强的固位。

舌网与前庭盾的连接方式有多种,可以用连接体通过最后一颗磨牙的远中与前庭盾相连,或者直接从颌间在尖牙、第一双尖牙区与前庭盾相连,但连接丝不能影响咬合接触。矫治器除了在晚上戴用外,白天也应戴用 2～3 小时。

(3)前牙舌网

前牙舌网可用 0.8 mm 不锈钢丝弯制或用树脂制作,置于前牙开𬌗区,离开上颌切牙舌面 2～4 mm。舌网通过联接体与腭侧基托相连,固位体采用改良箭头卡环。

前牙舌网常与其他矫治部件结合使用:附加唇弓可内收上前牙;附加𬌗垫可抑制后牙萌出;附加扩弓簧可纠正牙弓狭窄。

(4)后牙舌网

后牙舌网由腭侧基托、固位卡环、双曲唇弓及舌网组成。后牙舌网离开后牙舌面 2～3 mm,高度超过𬌗面,防止舌体置于侧方。后牙舌网不应影响口颌正常功能。

(5)带呼吸孔的前庭盾(图 13-4)

对于存在口咽部扁桃体、增殖腺增生或鼻甲肥大等呼吸道疾病的患者,应首先治疗呼吸道疾病,然后再使用带呼吸孔的前庭盾纠正口呼吸习惯。具体做法是在前庭盾前方切牙切缘水平做 3 个呼吸孔,逐步减小呼吸孔的大小直至完全封闭。

总之,屏矫治器制作简单,戴用方便,效果良好。临床上应注意加强检查诊断,根据患者的异常功能习惯对症下药,设计制作最有效的屏矫治器。同时应做好患者的思想工作,说服其坚持戴用矫治器及完成肌功能训练。

2. 针对骨性开𬌗的矫治器

对于混合牙列期轻、中度骨性开𬌗的功能/矫形治疗主要有以下几种模式:

(1)磨牙高位牵引头帽

在上磨牙粘接带环,用口外弓进行高位牵引,压低上磨牙。口外弓每天戴用 14 小时,单侧力量不小于 350 g。调节口外弓的外弓长度和方向使垂直向矫形分力更大,以产生更大的磨牙压低效果。这一方法的缺点是不能控制下磨牙的伸长。

(2)后牙𬌗垫式功能矫治器

后牙𬌗垫式功能矫治器对上、下后牙都有阻萌作用。进行𬌗重建时,下颌是否前伸取决于是否合并下颌发育不足(即是否同时伴 II 类畸形)。无论下颌是否前伸,最重要的一点是咬合打开必须超过息止颌位,否则不能产生足够的阻萌力。当下颌打开超过息止颌位时,软组织(包括肌肉,但并非仅仅肌肉)的牵引力会对后牙产生垂直向压入力。另外,𬌗垫仅覆盖后牙,前牙的正常萌出没有受到抑制,也利于开𬌗的解除。

从短期来看,这种矫治方法的效果明显。但正如前面所说,控制后牙伸长是个长期的过程。进入恒牙列期,进行固定正畸后,后牙萌出失去控制,而且固定正畸中很多生物力学机制都有伸长磨牙的副作用。因此,后续的固定正畸阶段需采用辅助措施继续控制后牙伸长,如头帽高位牵引、TPA、微种植钉等。而在固定正畸结束后,则应继续戴用此类功能矫治器进行主动保持。

(3)高位牵引头帽结合𬌗垫式功能矫治器

通过高位牵引头帽与𬌗垫式功能矫治器相结合,把垂直向的高位口外力传递到所有上后牙,理论上对上后牙的伸长有更强的抑制作用。然而,附加高外牵引头帽亦增加了对患者依从性的要求,其必要性尚有待进一步探讨。

高位牵引与𬌗垫式功能矫治器有两种结合方式:其一,类似 Van Beek 矫治器的设计,用 1.8 mm 不锈钢丝弯制口外弓,将内弓部分埋入塑料𬌗垫内,外弓部分则伸出口外与头帽相连;其二,将成品口外弓管附件埋入双尖牙区塑料𬌗垫内,仅露出金属管部分,直接将成品口外弓插入其内。对于后者,由于𬌗垫式功能矫治器与口外弓是分离的,患者可以更长时间戴用功能矫治器。此外,很多开𬌗畸形都伴有上牙弓狭窄,因磨牙尖对尖接触关系致开𬌗发生。因此,高位牵引还可与上颌扩弓相结合,即分裂上颌基托,并安装扩弓螺簧。

调节外弓的长度和方向,使矫形力通过上颌阻力中心。每次复诊注意调节头帽弹力带的位置,使单侧矫形力保持在 400 g 左右,并要求患者每天戴用口外弓至少 12 小时。为防止意外发生,务必在初戴时即确定患者本人掌握了正确的取戴方法。

3. FR-Ⅳ矫治器

(1)FR-Ⅳ的结构特征

FR-Ⅳ主要用于治疗混合牙列期开𬌗。其组成包括:上唇弓、下唇挡、颊屏、上腭弓及上、下颌后牙𬌗支托。FR-Ⅳ无上颌舌弓及尖牙卡环,其余结构如下唇挡、颊屏、上唇弓与其他 3 型 FR 矫治器一致。

上颌后牙𬌗支托置于第一恒磨牙及第一乳磨牙𬌗面,可阻止后牙萌出,稳定矫治器;上腭弓从上颌最后一个磨牙的远中面越过腭顶;上唇弓在治疗开始时不用加力;有时在后牙区上、下牙间可加一较薄的塑料𬌗垫以稳定矫治器、压低后牙。

(2)FR-Ⅳ治疗开𬌗的适应证及矫治特点

FR-Ⅳ治疗开𬌗的适应证是:患者唇肌功能下降明显,唇闭合不全,闭唇时颊肌紧张;姿势位时牵引下颌向后下旋的肌肉与向前旋的肌肉功能不平衡;呼吸道狭窄,垂直生长型,前下面高大。

FR-Ⅳ的矫治机制是针对肌功能减弱的问题进行训练,恢复口周(唇肌)及颌面肌肉正常功能,重建良好的口颌骨骼及软组织的正常结构,达到矫正畸形的目的。尤其是可以加强嚼肌的功能。

长期追踪研究发现,采用 FR-Ⅳ 治疗开𬌗后,患者的垂直向和水平向生长总量不变,但上磨牙明显压低。开𬌗的矫正主要是通过下颌升支增长所致下颌向前旋转达到。另外,FR-Ⅳ 对软组织及唇姿势的改变明显。治疗结束,患者闭唇时颊肌紧张消失,唇形回复自然且厚度增加。

4. 肌功能训练

维持息止颌间隙的正常对于神经肌肉功能至关重要。当息止颌间隙持续增大时,舌会产生类似功能矫治器的不良作用,引发或加重前牙开𬌗。肌功能训练的目标是去除不良习惯、恢复正常的息止颌间隙。抿唇训练可以加强唇肌力量,改善唇闭合不全;经常嚼口香糖可以增加咬肌力量,防止开𬌗复发;适当颈肌按摩可以消除头颈肌肉紧张所致的不良姿势位。肌功能训练应与各种矫治器的治疗相结合。

(五)用于矫正开𬌗的新型矫治器

近年来,随着理念和观点的不断更新,学者们相继发展了各种新型矫治器用于矫治开𬌗。我们对其中主要类型矫治器的原理、适应证、疗效进行了初步分析和总结,在此与读者分享。

1. 压低磨牙的矫治器

压低磨牙是最容易理解的用于矫治开𬌗的生物力学机制。口外弓高外牵引、后牙𬌗垫式功能矫治器都是基于这一原理。然而,这些传统矫治器有其自身的缺陷或不足。如口外弓只能抑制上磨牙不能抑制下磨牙,而𬌗垫式功能矫治器对患者依从性要求较高。

近年来,有文献报道了一些更为高效、舒适,对患者依从性要求更低的矫治器用于压低磨牙。

(1)活动磨牙压入器

从传统后牙𬌗垫式活动矫治器的基托伸出可加力的弹性臂(0.7 mm 不锈钢丝弯制),或者附加螺旋开大器(jackscrews)用于压低上、下磨牙,效果较单纯的𬌗垫式矫治器更为迅速、明显。此外,传统双𬌗板矫治器上可附加磁铁块,利用磁铁斥力压低上、下磨牙。

(2)固定磨牙压入器

有文献报道了一种利用上、下磨牙间相互弹性推力快速压低磨牙的装置(rapid molar intrusion appliance,RMI)。具体方法是在双侧上、下磨牙粘接带口外弓管的带环,将两个L形扣分别插入上、下磨牙口外弓管中,两个L形扣之间以弹性推簧连接(类似于Forsus矫治器的设计,图13-5)。为了防止压入力产生颊倾磨牙的负效应,上、下两侧磨牙均以舌弓相连。

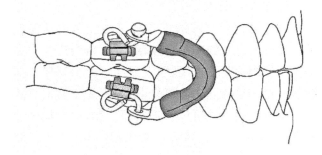

图13-5　快速压低磨牙装置RMI

2. 带舌网的四圈簧

这种改良四圈簧是在传统四圈簧的前部焊接金属丝,形成带舌网的四圈簧(quad-殆 lix/crib,Q-H/C,图13-6)。一系列研究表明该矫治器对于轻、中度开殆的矫治疗效可靠。其作用机制及主要优势体现在:

(1)四圈簧用于扩大上牙弓,消除后牙的尖对尖接触。

(2)舌网用于去除不良伸舌习惯,利于前牙的伸长和内收。

(3)采用固定式四圈簧,不存在依从性问题。

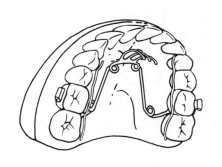

图13-6　带舌网的四圈簧

3. 高位牵引颏兜

对于垂直生长型的开殆患者,有人采用高位牵引颏兜或颏兜结合殆垫式功能矫治器进行矫治。其理论依据与高外牵引口外弓类似,都是希望通过矫形力辅助压低磨牙,并促进颌骨的逆时针旋转,惟口外弓作用于上颌骨,而颏兜作用于下颌骨。临床应用中,这一方法对改变下颌生长方向取得明显效果。如Sankey等对38例替牙期骨性垂直异常(即高角)患者,上颌用扩弓矫治器,下颌使用唇挡,再加高位头帽牵引,取得了明显的矫治效果,下颌总旋转比对照组明显向前旋转,面下高度降低,下颌前移,开殆得到矫治。

需要特别说明的是,矫治器的发展日新月异,每一种矫治器均有其特点,只要病例选择恰当、矫治原理运用正确,它们都能有助于开殆的矫治。每一位正畸医师都可以发挥自己的聪明才智对现有矫治器加以改良,甚至发明全新的矫治装置。

二、深覆殆的矫治

深覆殆亦属于垂直向关系异常,临床表现为前牙覆合加深,面下1/3过短。本节主要是从垂直向角度考虑深覆殆畸形的发生机制与矫治手段,但实际上多数深覆殆还伴有矢状向的不调,包括矢状向生长量及生长方向的不调。由于矢状向Ⅱ类畸形的矫治已有相关章节叙述,本节不再赘述。对于成人重度骨性深覆殆的矫治只能采用正畸和正颌外科的方法,本节主要讨论生长期轻、中度深覆殆的矫治。

垂直向的协调以及覆殆深浅应是正畸治疗中重点考虑的问题,因为垂直向的生长是颅面生长中生长量最大且持续时间最长的“向量”。在生长期用功能矫形措施可以引导垂直向生长可有效改善颌骨深覆殆畸形。另外,面部垂直高度的变化持续人的一生,后牙缺失或不断磨耗会减少前下面高,而其伸长或过萌则可增大前下面高。

(一)深覆殆的病因及分类

从病因学上分,深覆殆可分为遗传型深覆殆多为水平生长型(qenetic deep overbite)及获得型深覆殆多为牙性的(acquired overbite)。从机制上可分为骨性深覆殆,主要为遗传因素造成,多为水平生长型;牙性深覆殆,骨骼无明显异常,主要为牙槽异常引起,多为获得性因素造成,是功能矫形的主要适应证。

所谓获得性深覆殆是由以下原因造成的:

(1)侧方伸舌或吐舌习惯造成的深覆殆。不良舌习惯压迫使后牙萌出不足,后牙槽高度不够,造成前牙深覆殆。这类深覆殆的息止殆间隙往往较大,用功能矫治器治疗效果好。

(2)乳磨牙早失或恒后牙的过早缺失,特别当缺隙侧的邻牙倾斜进入缺隙以及下切牙先天缺失,可以造成获得性深覆殆。

(3)功能因素所引起下颌后缩,使后牙槽高度发育不足。

(4)牙磨耗过多以及殆磨损可在一些患者造成深覆殆。

深复殆按程度一般可分为 3 种类:

Ⅰ度深复殆:指上前牙牙冠覆盖下前牙牙冠唇面 1/3~1/2,或下前牙咬合在上前牙舌面切端 1/3 以上至 1/2 处。

Ⅱ度深复殆:上前牙牙冠覆盖下前牙牙冠唇面 1/2~2/3,或下前牙咬合在上前牙舌面切端 1/2~2/3 之间或舌隆突处。

Ⅲ度深复殆:上前牙牙冠覆盖下前牙牙冠唇面 2/3 以上,甚至咬在下前牙唇侧龈组织处,或下前牙咬合在上前牙舌侧龈组织或腭侧黏膜上。

(二)深覆殆的颅面结构特征及形成机制

深覆殆可以是牙性(dental type)的,也可以是骨性(skeletil type)的,畸形的形成机制决定其治疗方案。

1. 牙性深覆殆的形成机制

牙性深覆殆的形成机制是后牙萌出不够,后牙槽高度不足;前牙萌出过度,上前牙牙釉垂直或内倾前牙槽高度过大。其面部生长型是平均型或倾向于垂直生长型(图 13-7)。

2. 骨性深覆殆的形成机制及面型特征

骨性深覆殆的形成机制是水平生长型,前下面高变短,后前面高比增大。头侧位片上,各水平向平面(SN 平面、腭平面、殆平面及下颌平面)趋于平行(聚合生长型)(图 13-8)。

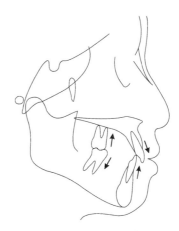

图 13-7　牙性深覆殆

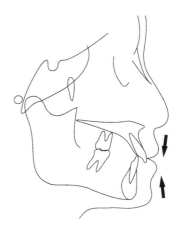

图 13-8　骨性深覆殆

(三)深覆殆的矫治原则和治疗计划

深覆殆的矫治应按照畸形形成的不同机制及病因做出相应的治疗计划。如对治疗骨性深覆殆而言,上颌平面的倾斜角度是考虑的重点。一个极度水平生长型的深覆殆,治疗时使上颌平面逆时针旋转(向前上旋)至少可部分减轻深覆殆的严重程度;反之,一个一般水平生长型的深覆殆,若加重了上颌平面顺时针旋转(向下后)这使深覆殆的畸形程度加重。矫治应针对聚合生长的上、下颌,尽可能利用各类矫治器(功能性的、固定的)特点,促进上、下颌骨的离散生长,打开咬合。而对于牙性深覆殆,则可通过前倾、压低前牙同时伸长后牙,使牙弓平整,达到打开咬合的目的。

深覆殆的治疗时机也应重视。牙的萌出可以控制,即抑制前牙萌出和刺激后牙的伸长。

对于深覆𬌗的矫治来说,治疗的方法多样,但治疗计划的安排须根据患者的发育状态、年龄,深覆𬌗形成的病因、机制等诸方面因素来综合考虑。在生长期治疗深覆𬌗,功能矫形可影响颌骨的生长区,使髁突和上颌复合体骨缝区的垂直向生长变化,在矫形力的作用下达到矫正深覆𬌗的目的。在治疗深覆𬌗的同时,伸长磨牙及双尖牙,可使下颌产生顺时针旋转,下颌向后向下生长,使前下面高变大,这对水平生长型深覆𬌗是有利的(但对于Ⅱ类伴下颌后缩的病例则应防止下颌的这种旋转,以免加重Ⅱ类患者的面凸度)。深覆𬌗的矫治应尽量利用生长潜力来刺激有利治疗的颌骨生长,功能矫形是最好的选择。对于骨性的深覆𬌗,若伴有𬌗间间隙过大,舌的功能异常,后牙的萌出不足,这时选择功能矫形是可行的。

当生长潜力停止后,功能矫形的作用下降,畸形的治疗多选择固定矫治器或活动矫治器。牙性深覆𬌗平整 spees 曲线,升高后牙,压低前牙。若后牙的伸长引起了磨牙为支点的下颌的旋转,而同时髁突及颌骨已无生长的潜力来适应这种改变,这样形成的𬌗的早接触,可使下颌骨向前或向后的旋转,造成颞下颌关节紊乱。而骨性深覆𬌗用牙代偿或正颌外科手术方法治疗畸形。

(四)牙性深覆𬌗的矫治

针对牙性畸形不同表现采取不同治疗措施。当后牙萌出不足时,治疗应以伸长后牙为主。可用 Activator 类功能矫治器打开咬合,引导后牙萌出。对伴有严重侧方吐舌习惯或侧方舌姿势位者,需增加侧方舌网(posterior tongue crib)去除不良舌习惯。对伴有吮颊习惯者,可用带改良唇弓的𬌗板延伸到后牙区起颊屏作用以去除吮颊习惯。

前牙平面导板是改正牙性深覆𬌗最常用的活动矫治器。它的主要作用是打开咬合利于后牙萌出,而压低下前牙的作用有限。前牙平导一般在固定正畸前或固定正畸中使用,它并非严格意义上的功能矫治器。对于后牙严重萌出不足的患者,平导结合后牙颌间牵引助萌是最为有效的方法。对于依从性差的患者,还可以采用固定式平导,即将平导的连接体(用 0.9 mm 不锈钢丝弯制)焊接于磨牙带环上(类似 Nance 托设计)。

一般说来,对于后牙萌出不足所致深覆𬌗的治疗并不困难,因为功能矫治器在𬌗重建时,通常都有打开咬合的作用。但对于前牙伸长造成的深覆𬌗,功能矫治器或平面导板的作用有限,可在固定矫治中使用高位牵引 J 钩、微种植钉或多用途弓等方法压低前牙。

(五)骨性深覆𬌗的矫治

骨性深覆𬌗的矫治目标是引导后牙萌出,增加后牙槽高度,诱导颌骨向离散型方向生长。矫治器可选用头帽式 Activator。以及 FR 其治疗原理如下:

(1)打开咬合,逐渐调磨 Activator 后牙𬌗面,引导后牙萌出,促进下颌顺时针旋转。

(2)口外牵引对抗聚合生长的上、下颌骨,打开咬合。口外牵引应为颈牵引,使上颌骨顺时针旋转。

(3)适当的牙-牙槽代偿是必需的。伸长及远中竖直上颌磨牙,唇倾及压低上、下切牙均有助于深覆𬌗的矫治。牙-牙槽代偿的作用,对于生长发育停止期骨性深覆𬌗的矫正更为重要。

(李小兵 李 宇)

参 考 文 献

1 徐芸.口腔正畸学——现代原理与技术.第1版.天津:天津科技翻译出版公司,1996

2 Graber TM,Rakosi T,Petrovic AG. Dentofacial orthopedics with functional appliances. 2nd ed. CV Mosby,1997

3 Proffit WR,Fields HW,Sarver DM. Contemporary Orthodontics. 4th ed. CV Mosby,2007

4 Harvold EP,Vargervik K. Morphogenetic response to activator treatment. Am J Orthod,1971,60:478~490

5 Teusc he r U. A growth-related concept for skeletal class Ⅱ treatment. Am J Orthod,1978,74:258~275

6 Calvert FJ. An assessment of Andresen t he rapy on class Ⅱ division 1 malocclusion. Br J Orthod,1982,9:149~

153

7　Pfeiffer JP,Grobety D. A philosophy of combined ortho-
pedic-orthodontic treatment. Am J Orthod, 1982, 81:
185～201

8　Frankel R,Frankel C. A functional approach to treatment
of skeletal open bite. Am J Orthod,1983,84:54～68

9　Altuna G, Woodside DG. Response of t he midface to
treatment with increased vertical occlusal forces. Treat-
ment and posttreatment effects in monkeys. Angle Orth-
od,1985,55:251～263

10　Vig PS, Vig KW. Hybrid appliances:a component ap-
proach to dentofacial orthopedics. Am J Orthod Dento-
facial Orthop,1986,90:273～285

11　Weinbach JR,Smith RJ. Cephalometric changes during
treatment with t he open bite bionator. Am J Orthod
Dentofacial Orthop,1992,101:367～374

12　Carano A,Machata W,Siciliani G. Noncompliant treat-
ment of skeletal open bite. Am J Orthod Dentofacial Or-
thop,2005,128:781～786

13　Cozza P,Baccetti T,Franchi L,Mucedero M. Compari-
son of 2 early treatment protocols for open-bite malocc-
lusions. Am J Orthod Dentofacial Orthop, 2007, 132:
743～747

14　Sankey WL,Buschang FH,English J,et al. Early treat-
ment of vertical skeletal dysplasia: the hyperdivergent
phenotype. Am J Orthod. Dentofacial Orthop, 2000,
118:317～327

第十四章　复发与保持

不论何种畸形、不管采取何种矫治手段,一个完善和成功的矫治计划必须将保持计划纳入其中。以往认为只有牙移动后需要保持,而功能矫形治疗后不需要保持的看法是不正确的。功能矫形治疗后的保持因牵涉的因素更多而更加复杂。总之,功能矫治治疗后,必须进行有效和较长期(2～5年)的保持,才能防止畸形的复发。

功能矫形治疗通过矫治器将口周肌和咀嚼肌收缩产生的力传递给牙、牙弓、颌骨、TMJ等需矫治的部位,改变了口颌系统软硬组织的异常生长,而引导面颌正常生长,使牙、牙槽骨、颌骨移动,并导致牙周组织、颌骨周围骨缝、TMJ出现组织改建,口周神经、肌肉建立新的功能平衡。通常当牙齿、颌骨的移动完成后,其周围组织的改建并未完成,新的神经、肌肉平衡尚未完全建立,且生长发育过程中继续受生长型的影响,都有可能导致畸形复发。

梁文勇等用功能矫形前伸生长发育期大鼠下颌,观察下颌长度的最终变化时发现,功能矫形前伸下颌能使下颌长度显著增加,但去除矫治器后不保持,则出现明显复发致下颌的最终长度与未矫治组无明显变化;而将功能矫形前伸下颌持续至成年,则下颌最终长度增加。提示,功能矫形治疗后,必须进行必要的保持,以防止复发。

Wiltshire最近对矫形和矫形的保持的基本原理进行了总结,提出了以下几点:

(1)功能矫形的生长引导可以影响骨骼和牙槽结构以及面部的软组织。

(2)矫形生长引导可能取得Ⅱ类错𬌗的临床改善。

(3)功能矫形的治疗效果可随时间消失,表现出牙槽比骨骼的改变更容易反弹。

(4)矫形生长引导阶段可延迟生长,但是一旦取下矫治器,上、下颌骨便恢复到原有的生长型。

(5)目前的研究表明,Ⅱ类的早期治疗并不能够减少Ⅱ期固定矫治的治疗时间。

(6)矫形治疗应开始于替牙晚期或恒牙列早期,也就是青春发育高峰期进行。

(7)第一阶段治疗后的保持措施不仅仅是要短期内维持已有的矫治效果,更应该有利于长期的疗效维持。

(8)生长引导的成功是多因素的问题,目前对这个问题的科学性预测还不清楚,对此尚需进一步研究。

可见要取得矫治的成功,正畸医师必须明确,为防止复发而进行相应的保持,是功能矫形治疗计划中的一个十分重要环节。

一、复发的主要原因

功能矫治器治疗后,牙颌畸形复发的主要原因有:

(一)继续生长过程中受生长型的影响

运用功能矫治器进行矫形治疗的患者,均为处于生长发育高峰前期或高峰期的儿童,当其矫治完成时,一般仍处于生长发育期,受不同个体特定的生长趋势(即生长型)的影响,已矫正的错𬌗畸形仍有复发的可能。如下颌后缩的患者,经运用功能矫治器进行矫形治疗,促进其下颌骨的生长,促使下颌长度、位置恢复正常,但由于患者生长发育尚未停止,如不进行有效的保持,则下颌骨长度生长率降低,下颌最终长度未能增加,下颌后缩仍有可能复发。

(二)口颌系统神经、肌肉动力平衡的改建未完成

在牙颌畸形的形成中,𬌗、颌、面的形态异常常伴以与之相适应的神经、肌肉的功能异常,当通过功能矫形治疗,矫正了牙颌畸形,建立了新的硬组织平衡后,神经、肌肉动力平衡的改建并未完成。软组织与骨骼间新的平衡关系尚未建立,软组织产生功能性回复,从而引起复发。

Moyers 认为:在不自觉的吞咽活动中,下颌的肌肉反射性闭合位与牙的𬌗位不一致,是错𬌗复发的重要原因之一。

(三)咬合平衡未完全建立

Kingsley 及许多早期的学者都认为:良好的𬌗关系是矫治结果稳定的关键。

功能矫形改变了上、下颌牙、牙弓和颌骨的位置,建立了新的𬌗关系。当上、下颌牙齿的牙尖斜面关系未达到较好的吻合时,错𬌗有复发的趋势。这时必须通过不断的𬌗调整(包括𬌗的自然磨耗和人工调𬌗)而建立新的咬合平衡。

(四)牙周组织、骨缝、颞颌关节的改建未完成

随着牙、颌、面畸形的矫正,牙周组织、骨缝、颞颌关节等进行相应的组织改建。当畸形矫正后,这些组织的改建仍在进行,且需要一定的时间才能完成,在此期内,畸形容易复发。

(五)口腔不良习惯未破除

口腔不良习惯是引起牙颌畸形的重要病因之一。如果牙颌畸形矫治后,口腔不良习惯仍未破除,则矫治效果不稳定,易引起复发。如口呼吸习惯导致的上前牙前突、牙弓狭窄,当矫正错𬌗畸形后。口呼吸习惯未得到有效破除,则虽通过保持器进行保持,但畸形仍容易复发。

二、常用的保持器

保持器是防止复发的一种装置。功能矫治器治疗后所用保持器一般有以下几种。

(一)功能性保持器

用于功能矫形治疗的矫治器如斜面导板、FR、Activator、Bionator、前庭盾、唇挡等均可作为功能性保持器,原则上继续运用到患者生长发育基本完成时为止。

运用功能矫治器治疗后的病例,在治疗结束后,将原功能矫治器做适当的改良处理(也可不加改动),并逐步减少戴用时间,即可作为该病例的保持器使用。这在临床上是比较常用的。如用 FRⅡ矫治的下颌后缩 AngleⅡ病例,当治疗结束后,继续戴原矫治器至生长发育期基本结束。可保持疗效。

保持时间应视患者骨性畸形的严重程度而定。一般刚开始保持时,除夜间戴用外,白天仍须戴用 2~3 小时,持续半年,然后改为夜间戴用 2 年以上。

运用功能保持器进行保持时,还应配合其他一些保持的方法,如肌功能训练,调𬌗等来加快肌肉、牙齿对新位置的适应,以尽早建立新的神经、肌肉动力平衡和新的咬合平衡,以利于矫治结果的稳定性。

(二)Hawley 保持器及其改良型

Hawley 保持器由一对磨牙单臂卡环,前牙区双曲唇弓、腭(舌侧)基托组成。单臂卡环应位于已萌的最后一个磨牙上,不锈钢丝从其远中通过,钢丝直径 0.8~0.9 mm,双曲唇弓位于前部 6 个前牙的唇面,钢丝与 6 个前牙轻轻接触无压力,钢丝直径 0.7~0.8 mm,基托由自凝塑料构成,厚约1.5~2 mm(图 14-1)。

Hawley 保持器是临床上最常用的保持器,多用于双期治疗的病例(即先用功能矫治器,再用固定矫治器矫正的病例)。为了适应不同的需要,Hawley 保持器有各种不同的改良型。

图 14-2A 为一种改良 Hawley 保持器。在第一

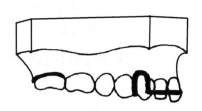
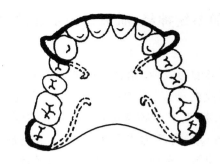

图 14-1　Hawley 保持器

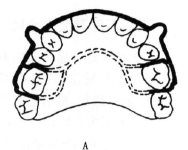
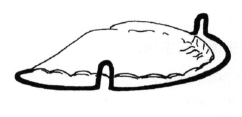

A　　　　　　　　　　　　　B

图 14-2　改良 Hawley 保持器

恒磨牙上做改良箭头卡,并在其颊侧桥体上焊一根带曲的大唇弓,以适用于拔除第一双尖牙的病例。但改良箭头卡的连接体通过第一恒磨牙的近远中殆外展隙,常造成殆干扰及第一恒磨牙近远中食物嵌塞,是其缺点。

图 14-2B 是 Hawley 保持器的又一种改良型,其长唇弓是用直径 0.9 mm 硬不锈钢丝弯制。这种保持器对上、下牙咬合紧及有少量间隙需关闭者最为有益。但由于唇弓丝过长,弯制及调整均较为困难。

Hawley 保持器的其他改良型还有在其上前牙腭侧基托上附平面导板或斜面导板,以适应于深覆殆或安氏Ⅱ类错殆矫正后的保持。

(三)Kesling 正位器

Kesling 正位器是用软橡胶或弹性塑料制成的一种保持器,其上、下颌连成一个整体,并覆盖所有的牙冠(图 14-3),对有一定生长潜力的患者矫治后的保持较为有益。适用于治疗后尚有轻微错位的牙齿矫治。正位器保持的殆关系好,但制作复杂,需取蜡殆记录、转移殆关系、在殆架上排牙等一系列步骤才能完成。

(四)固定保持器

固定保持器一般用于牙列、牙弓不稳定,计划长期保持或拟做固定桥修复的病例。主要有以下 3 种。

1. 切牙舌侧的固定舌弓的舌丝(图 14-4)

无论是否接受过正畸治疗,在 16～20 岁期间,都可能因第三磨牙萌出和下颌骨发育时的旋转引起的下切牙舌侧倾斜导致下切牙拥挤,特别是通过功能矫治的病例就更容易复发。因为多数功能矫治器的一种副作用就是可以使下前牙唇倾。此时可设计切牙舌弓,将舌弓黏结或用带环焊结固定于两侧尖牙或第一磨牙上。以防止下切牙的舌向移动。也可用较易弯曲的 0.44mm 的多股细丝,按舌侧弓形弯制尖牙间密贴的支持丝,将其在舌侧与前牙黏结在一起以防复发。

2. 牙间隙矫治后的固定保持丝(图 14-5)

多用于在关闭中切牙间隙矫治后的长期保持。临床常用 0.44 mm 的多股细丝做保持丝,将其黏结在两中切牙腭侧不影响咬合处,其功能在于既允许在功能运动中牙齿有生理动度,又可防止局部间隙的复发。

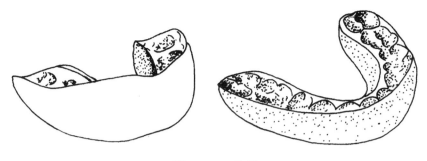

图 14-3　正位器

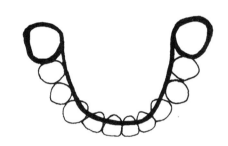

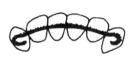

图 14-4　第一恒磨牙间的固定舌弓及尖牙间的保持舌侧丝

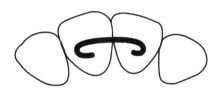

图 14-5　两中切牙腭侧的固定保持丝

3. 固定桥保持器

在患者有缺失牙或畸形牙时，矫治后做固定桥修复是一种较好的保持方法。但在制作永久固定桥修复前，应先做固定丝的暂时性牙冠保持器（图14-6），这种暂时修复应保持数月或 1 年以上，以利于以后的永久固定修复保持。

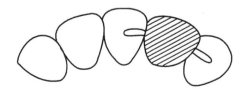

图 14-6　固定丝暂时牙冠保持

（五）口外力保持装置

由于运用功能矫治器治疗完成后的病例，其生

长发育尚未完成。如 AngleⅡ错𬌗，上颌可能仍有向前下生长的潜力，则保持时可在夜间戴用 Rloehn 颈带（图14-7），以抑制上颌向前下生长。而骨性Ⅲ类错𬌗矫治后，可配合夜间戴用头帽、颏兜以抑制下颌的前下生长，但使用时必须注意，由于头帽、颏兜的作用有可能使下颌向后下旋转，因而只适用于面形较短的病例。

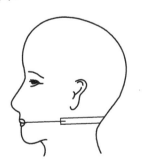

图 14-7　Kloehn 颈带

临床上选用口外力做辅助保持手段的病例，应严格把握适应证，并特别注意控制口外力的大小和方向，其保持期一般应至生长发育停止。

三、各类常见牙颌畸形矫治后的保持

（一）Angle Ⅰ 类错𬌗

选择功能矫治器治疗的 Angle Ⅰ 类错𬌗一般为轻度拥挤病例。由于上、下颌骨之间的位置关系基本正常，口周肌肉力比较协调，故一般仅需用功能矫治器稍扩大基骨弓即可取得较好的矫正效果，且矫正后只要上、下颌牙能达到理想的尖窝相对关系，其稳定性也好，故可选用原来的功能矫治器或一般的活动保持器如 Hawley 保持器即可，保持期限一般为 1 年以上。

（二）Angle Ⅱ 类错𬌗

功能矫治器常用于矫正 Ⅱ 类错𬌗。导致 Angle Ⅱ 类错𬌗矫治后复发的主要原因：

（1）牙周纤维的张力，引起上牙弓、牙齿前移和下牙弓、牙齿后移。

（2）上、下颌骨在继续生长过程中受生长型影响，引起颌骨长度、宽度及位置改变。

（3）口周神经，肌肉平衡未改建完成，引起上、下颌骨及上、下牙齿间位置关系的改变。

由于上、下颌骨生长发育的不协调，在一些 Ⅱ 类错𬌗患者中会出现持续时间较长的复发。临床和动物实验均证实：受功能矫治器刺激而增加的下颌生长量，会由于矫治器的去除而导致下颌生长率降低，使下颌最终长度无明显变化。出现 Ⅱ 类𬌗的复发。因而尽可能使保持时间延长至生长发育完成后，可以有效地防止复发。

过度矫正是防止复发的有效方法。对伴有前牙深覆𬌗，深覆盖者，矫治后应达到前牙浅覆𬌗、浅覆盖，即过度矫正 1～2 mm，以预防牙周张力引起的牙弹性回位。

防止复发可选择以下两种保持方法：

（1）在戴用一般保持器保持牙位的同时，夜间配合戴用 Kloehn 颈带，以抑制上颌向前生长。这种方法可用于双期治疗的病例。

（2）继续戴用原功能矫治器，以有效地保持𬌗位。本方法可用于仅经功能矫治器矫治的病例。

固位器一般戴 12～24 个月，对于有明显骨性畸形的患者应戴到生长发育基本停止。

功能矫治器主要针对 Ⅱ 类错𬌗的矫治。有关矫治的疗效，近期有大量的文献报道，尤其是关于 RCT 的系统评价，对 Ⅱ 类错𬌗进行了科学而激烈的探讨。

（三）Angle Ⅲ 类错𬌗

对于轻、中度或功能性的 Angle Ⅲ 类错𬌗。由于功能矫治器主要使下颌向后下旋转，使其面部高度增加，下颌后退，故对面下 1/3 高度不足者，有利于改善面部垂直高度，但对于面下 1/3 高度明显过高的中度 Angle Ⅲ 错𬌗，则极为不利，一般后者不适于功能矫形治疗。故治疗前对适应证的选择对防止复发也至关重要。轻、中度的 Ⅲ 类错𬌗一般均可用原功能矫治器做保持器，也可加头帽颏兜以抑制下颌的继续向前、下方向的生长。

Ⅲ 类错𬌗经功能矫形治疗达中性𬌗后，一般需保持较长时间（2～3 年，甚至达青春期结束）。在保持期间，如存在个别牙的扭转或拥挤等错𬌗，可用固定矫治器同时进行治疗。

而对于较严重的 Ⅲ 类错𬌗或长面形的 Ⅲ 类错𬌗，由于下颌骨继续向前发育导致复发的可能性较大，而且这种生长发育趋势很难控制，故不宜选择功能矫形治疗，而应在生长发育结束后使用外科正畸方法来治疗。

（四）前牙深覆𬌗

对于前牙深覆𬌗，一般在矫治时应常规做到过度矫正，并使上、下前牙有正常的唇舌向倾斜度，以减少复发。

保持时，可选用带上颌平面导板的活动保持器。在正中咬合时，使下切牙均匀咬在上颌平面板上，而上、下后牙仍有咬合接触，以防止下前牙过度伸长至深覆𬌗复发。

深覆𬌗的保持应至患者垂直向生长发育基本结束时为止，一般为 18～20 岁。

（五）前牙开𬌗

前牙开𬌗矫治后的复发可能是由于前牙的伸长和（或）磨牙的压低回弹所造成。颌骨垂直向的异常生长，特别是后牙段牙槽骨高度的增加，常致磨牙伸长，是导致前牙开𬌗复发的主要因素。所以防止上、下颌骨垂直向过度生长是前牙开𬌗矫治后保持的关键。同时，一些口腔不良习惯未去除，如吮拇、吐舌、伸舌吞咽等，均可压低前牙，同时使颌骨位置发生改变，导致后牙伸长，则前牙开𬌗肯定会复发。

故前牙开𬌗矫治后的保持，首先是彻底破除口腔不良习惯，为矫治后的稳定创造条件。其次需较长期地戴用保持器，直到颌骨后段垂直向生长及后牙持续萌出过程基本结束，一般为 20 岁左右。开𬌗保持最常用的方法，是高位头帽配合活动保持器。另一种方法是用后牙带𬌗垫的活动保持器，它们均可不同程度地防止磨牙伸长，保持切牙的正确位置不被压低。目前，多数学者和临床报道利用咀嚼口香糖，增加咀嚼肌的功能，尤以垂直生长型患者效果良好。

虽然防止开𬌗复发较为困难，但只要患者认真配合，保持较长时间，也能达到令人满意的保持效果。

（张孟平）

参 考 文 献

1　詹淑仪等．口腔活动矫治器．北京：人民卫生出版社，1992

2　罗颂椒等．当代实用口腔正畸技术与理论．北京：北京医科大学中国协和医科大学联合出版社，1996

3　罗颂椒等．功能矫形前伸下颌对幼年大鼠颅面颌生长发育影响的研究．华西口腔医学杂志，1992，10（3）：205

4　Graber TM. Dentofacial Orthopedics with Functional Appliances. St Louis：The CV Mosby Co，1985

5　宋宇，于燕玲，沈红等．3 种功能矫治器矫治骨性 Ⅱ 类错𬌗的临床疗效对比研究．华西口腔医学杂志，2008，26（4）：406

6　傅民魁等．口腔正畸专科教程．北京：人民卫生出版社，2007，10

7　William A. Wiltshire and Suran Tsang：A modesn Rationale for orthopedics and asthopedic Retention seminars in orthodontics，2006，12（1）：60～66